Dr. Kirsten Eckhardt
NATURHEILKUNDE

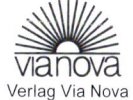
Verlag Via Nova

Dr. Kirsten Eckhardt

NATUR
HEILKUNDE

Therapievorschläge
für über 200 Krankheiten zur
Selbstbehandlung zu Hause

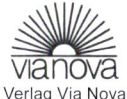

via nova
Verlag Via Nova

Die Rezepturen und Empfehlungen haben sich größtenteils in meiner Praxis seit vielen Jahren bewährt. Eine Garantie kann jedoch nicht gegeben werden. Eine Haftung des Verlages, des Autors und aller Mitwirkenden für Personen-, Vermögens- und Sachschäden ist ausgeschlossen.

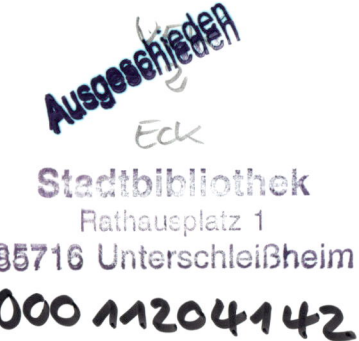
1. Auflage 2012
Verlag Via Nova, Alte Landstr. 12, 36100 Petersberg
Telefon: (06 61) 6 29 73
Fax: (06 61) 96 79 560
E-Mail: info@verlag-vianova.de
Internet: www.verlag-vianova.de / www.transpersonale.de
Umschlaggestaltung: Guter Punkt, München
Satz: Sebastian Carl
Druck und Verarbeitung: Appel und Klinger, 96277 Schneckenlohe

ISBN 978-3-86616-233-4

Für Andreas

Inhalt

Vorwort

Bestrebungen der letzten Jahre, ein besseres Gesundheitsbewusstsein zu erzielen, sind leider nur begrenzt umgesetzt worden. In der Umwelt achten viele auf Alternativ-Lösungen: Bio-Diesel, Bio-Gas, Abgase und alternative Energien beschäftigen aktuell die Politik. Viele Supermarktketten führen inzwischen Produkte aus biologischem Anbau.

Aber wer achtet bei seiner Gesundheit auf „Natur-Produkte"? Wie schnell bekommt man ein Antibiotikum oder ein Cortison verschrieben? Nur wenige beachten, dass die schulmedizinischen Medikamente auf lange Sicht wieder andere Erkrankungen fördern oder den Nährboden dafür bilden können. So werden oft Kopfschmerzen mit Kopfschmerztabletten behandelt, die dann Magenschmerzen verursachen, gegen die man wiederum Magentabletten verordnen kann.

Die meisten naturheilkundlichen Methoden dagegen sind völlig nebenwirkungsfrei. Ein weiterer Vorteil, den die Naturheilkunde bietet, ist die Ganzkörperbehandlung. Man konzentriert sich nicht, wie in der Schulmedizin, auf ein einziges Symptom, sondern behandelt immer ganzheitlich, d.h., man sucht die Ursache der Erkrankung. So wird z.B. eine Teerezeptur gegen Hämorrhoiden immer auch die Leber stärkende Kräuter enthalten, da Hämorrhoiden auf eine Störung in der so genannten Leberenergiebahn zurückzuführen sind.

Nicht nur, dass die Gesundheitspolitik die Naturheilkunde nicht fördert, sie behindert sie sogar: Seit ein paar Jahren bezahlen die gesetzlichen und zunehmend auch die privaten Krankenkassen für Jugendliche ab zwölf Jahren und Erwachsene keine naturheilkundlichen Medikamente mehr. Viele, die sich der Naturmedizin zugewandt hatten, wurden von dieser Maßnahme abgeschreckt. Mir fiel in meiner Sprechstunde auf, dass sich ursprünglich naturheilkundlich orientierte Patienten aus Kostengründen Antibiotika verordnen ließen, da diese nach wie vor von den Krankenkassen bezahlt werden. Andere baten mich, da sie nicht auf die Naturheilkunde verzichten wollten, um Tee- oder Kräuterrezepturen.

So entstand auf Anregung meiner Patienten hin dieses Buch. Es soll allen Gesundheitsbewussten einen „bezahlbaren" Weg für naturheilkundliche Therapien bieten.

Dieses Buch umfasst eine Zusammenstellung verschiedener Kräuterrezepturen, Homöopathika, Bachblütenempfehlungen und Akupressuranleitungen, die auf einer 20-jährigen Tätigkeit in meiner eigenen Naturheilkundepraxis beruhen.

Um mit diesem Buch arbeiten zu können, werden im **ersten Kapitel** verschiedene naturheilkundliche Therapiemöglichkeiten vorgestellt – angefangen von der Akupressur über die Moxaakupunktur, Aromatherapie, Bachblütentherapie, Wasser- und Kneippanwendungen, Wickel- und Kompressenbehandlungen, Kräutertherapie bis hin zur Homöopathie.
Bei der Beschreibung der einzelnen Therapiemethoden gehe ich auf Fragen ein, die mir in der Praxis immer wieder gestellt werden, wie z.B.: „Wann setze ich welche homöopathische Potenz ein?" „Wie finde ich welchen Akupressurpunkt?" „Wie führe ich die verschiedensten Wickel richtig durch?" „Wie bereite ich ein Kräuterheilbad?"

Das **zweite Kapitel** des Buches gibt einen Überblick, was man zur Selbsttherapie an naturheilkundlichen Mitteln zu Hause haben sollte. Wenn man krank wird, hat man weder die Zeit noch die Lust, verschiedene Mischungen herzustellen oder zu holen. Oft benötigen auch die Apotheken längere Zeit für die Herstellung spezieller Mixturen.
Das Buch gibt Ihnen eine Übersicht über eine kleine homöopathische Hausapotheke. Danach folgt eine Zusammenstellung der wichtigsten Kräuter, die man im Haus haben sollte. Es werden auch Tipps zum Anlegen eines Kräutergartens sowie zur Konservierung der Kräuter gegeben. Hier gehe ich auch auf häufig gestellte Fragen ein, wie z.B.: „Wie mische ich Kräutersalben und Teerezepturen?" „Wie stelle ich Tinkturen, Therapieöle oder Nasentropfen aus Kräutern her?"

Das **dritte Kapitel** dieses Buches zeigt Ihnen schließlich für über 200 Krankheiten verschiedenste Therapievorschläge. Dabei beschreibe ich zunächst die für die jeweilige Erkrankung typischen Symptome und gebe Ihnen dann eine Vielzahl von Therapieempfehlungen (angefangen von Homöopathika über Teemischungen, Diätempfehlungen bis hin zu Akupressurpunkten). Entgegen der Meinung von Kollegen, dass man Homöopathie nicht mit anderen Therapieformen kombinieren kann, habe ich selbst mit Kombinationstherapien nie negative Erfahrung gemacht und möchte Ihnen dies hier weitergeben.

Bitte bedenken Sie aber immer, dass schwere Erkrankungen einer eingehenden Diagnostik bedürfen. Bitte wenden Sie sich bei geringsten Zweifeln immer an Ihren Arzt, er wird Ihnen bei der richtigen Diagnosefindung helfen.

In diesem Buch können Sie sich informieren, ob und welche naturheilkundliche Therapie angezeigt ist. Sie sollten sich aber auch darüber im Klaren sein, dass man manche Krankheiten nicht mit Naturheilverfahren heilen, sondern nur unterstützend therapieren kann.

Das Zeichen   am Schluss der Therapieteile soll Ihnen einen Hinweis geben, wenn Sie sich unbedingt einem Arzt vorstellen sollten. Darüber hinaus sollten Sie dies immer tun, wenn die naturheilkundliche Therapie nicht in angemessener Zeit anspricht, wenn Sie hohes Fieber bekommen oder wenn Komplikationen zu befürchten sind.

Naturheilkundliche Anwendungen und Therapieformen

1. Akupunktur/Akupressur

Die Akupunktur ist eine jahrtausendealte Behandlungsmethode. Sie wurde uns aus China überliefert. Am Ohr sind über 150 Punkte und am Körper über 750 Akupunkturpunkte bekannt. Einige davon findet man bis heute in keinem Buch beschrieben, sie werden von Generation zu Generation mündlich weitergegeben.

Die Chinesische Medizin basiert auf der Annahme, dass es im Körper zwei Energien gibt, YIN und YANG, die sowohl gegeneinander als auch miteinander wirken. Im gesunden Organismus sind diese beiden Energien im Einklang. Kommt es zu einem Ungleichgewicht, entsteht eine Krankheit. Die Traditionelle Chinesische Medizin versucht nun über bestimmte Punkte diese Energien zu stärken oder abzuschwächen, um beide Energieformen wieder in ein Gleichgewicht zu bringen. Man kann Punkte durch das Einstechen von Nadeln, durch Wärme oder durch Druck mit dem Finger anregen.

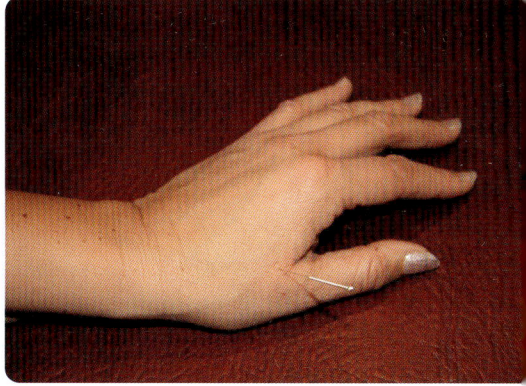

(Foto 1, Nadelakupunktur)

Eine Akupunkturart, die man zu Hause durchführen kann, ist die Moxa-Akupunktur. Bei dieser führt man dem System Energie durch Wärme zu. Dazu benutzt man so genannte Moxa-Zigarren, eine chinesische Kräutermischung, die u.a. Schöllkraut enthält. Durch die Wärmezufuhr werden der jeweilige Akupunkturpunkt und damit dessen Energiebahn gestärkt.

Dazu brennt man ein Ende der Moxa-Zigarre mit einem Feuerzeug an, bis der

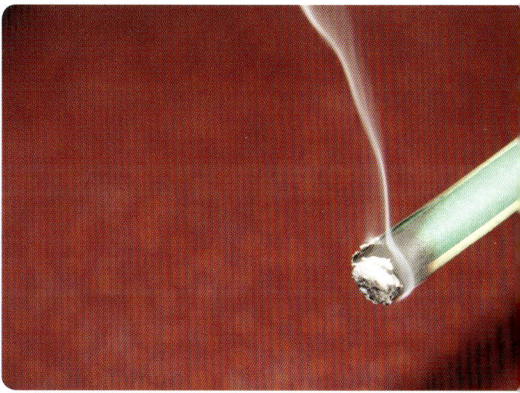

(Foto 2, Moxaakupunktur)

gesamte Querschnitt der Zigarre rot aufleuchtet. Nun hält man die Zigarre zirka einen Zentimeter von der Hautoberfläche entfernt senkrecht über den jeweiligen Akupunkturpunkt, bis die Haut darunter stark erwärmt ist. Diesen Vorgang wiederholt man fünfmal.

Überwiegend benutzen wir die Moxa-Akupunktur, um so genannte Störherde zu beseitigen: Im Körper hat man 26 Hauptenergiebahnen, die, ähnlich einer Stromleitung, Energie durch den Körper transportieren.

Manche Menschen neigen zu einer extremen Narbenbildung. Liegt eine Narbe genau auf einer solchen Energiebahn, dann kann es sein, dass zu wenig Energie durch diese Narbe hindurchfließen kann und Gebiete fernab der Narbe energetisch nicht ausreichend versorgt werden. Eine Patientin hatte z.B. nach einem Tierbiß mehrere Narben am Unterarm. Ihr war es nicht möglich, den Arm über 90° zu heben. Nach einer Akupunktur der entsprechenden Narben konnte sie innerhalb von Sekunden den Arm wieder vollständig anheben. Diese so genannte Narbenentstörung können Sie auch mit einer Moxa-Zigarre – wie oben beschrieben – zu Hause selbst durchführen.

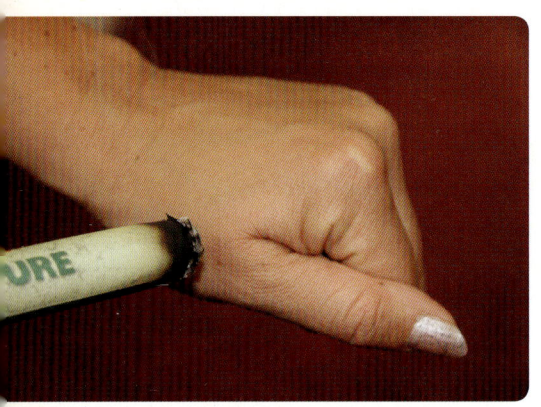

(Foto 3, Moxaakupunktur)

Eine andere Reizung auf Akupunkturpunkte erzielt man mit Akupressur. Wollen Sie dem Punkt Energie zuführen, dann drücken Sie den Punkt in kleinen kreisenden Bewegungen mit dem Fingernagel. Wollen Sie von dem Punkt Energie abführen, so zupfen Sie mit Daumen und Zeigefinger die Haut über dem Akupunkturpunkt in kurzen, ruckartigen Bewegungen vom Körper weg.

Anwendung:

Eines der wirkungsvollsten Anwendungsgebiete der Akupressur ist die Therapie der Migräne.

(Foto 4 rechts, Akupunkturmodelle mit Energiebahnen)

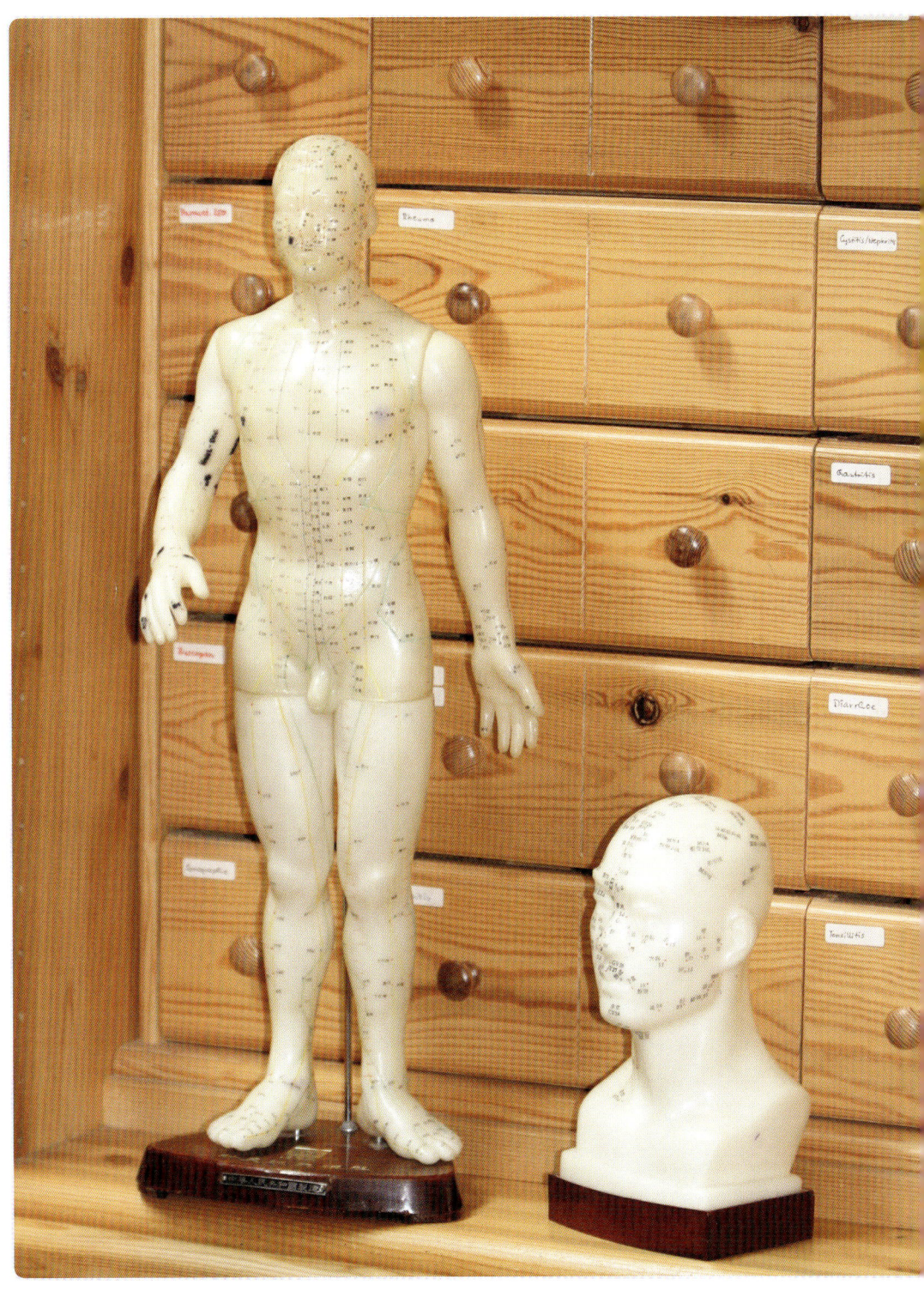

2. Aromatherapie

Bereits im alten Ägypten war die Kunst verbreitet, ätherische Öle herzustellen, und man verwendete diese pur oder in Salben.

Über Drüsen im Kopfbereich kommt es durch die Einatmung der verschiedenen Aromaöle zu Wirkungen im Körper, u.a. auf den Stoffwechsel und das Nervensystem oder über die Schleimhäute zur Aktivierung des Immunsystems.

Geben Sie auf eine Duft- oder Aromalampe zwei bis drei Tropfen des jeweiligen Öles.

Wenn Sie die Aromatherapie während Ihres Arbeitsalltags weiterführen möchten, aber keine Aromalampen aufstellen können, so benutzen Sie alternativ ein Stofftaschentuch. Betropfen Sie es mit einem Spritzer des Öles und riechen Sie mehrfach täglich daran.

Anwendung:

Aromatherapie kann man hervorragend bei Erkältungen einsetzen.

(Foto 5, Kräuteröle)

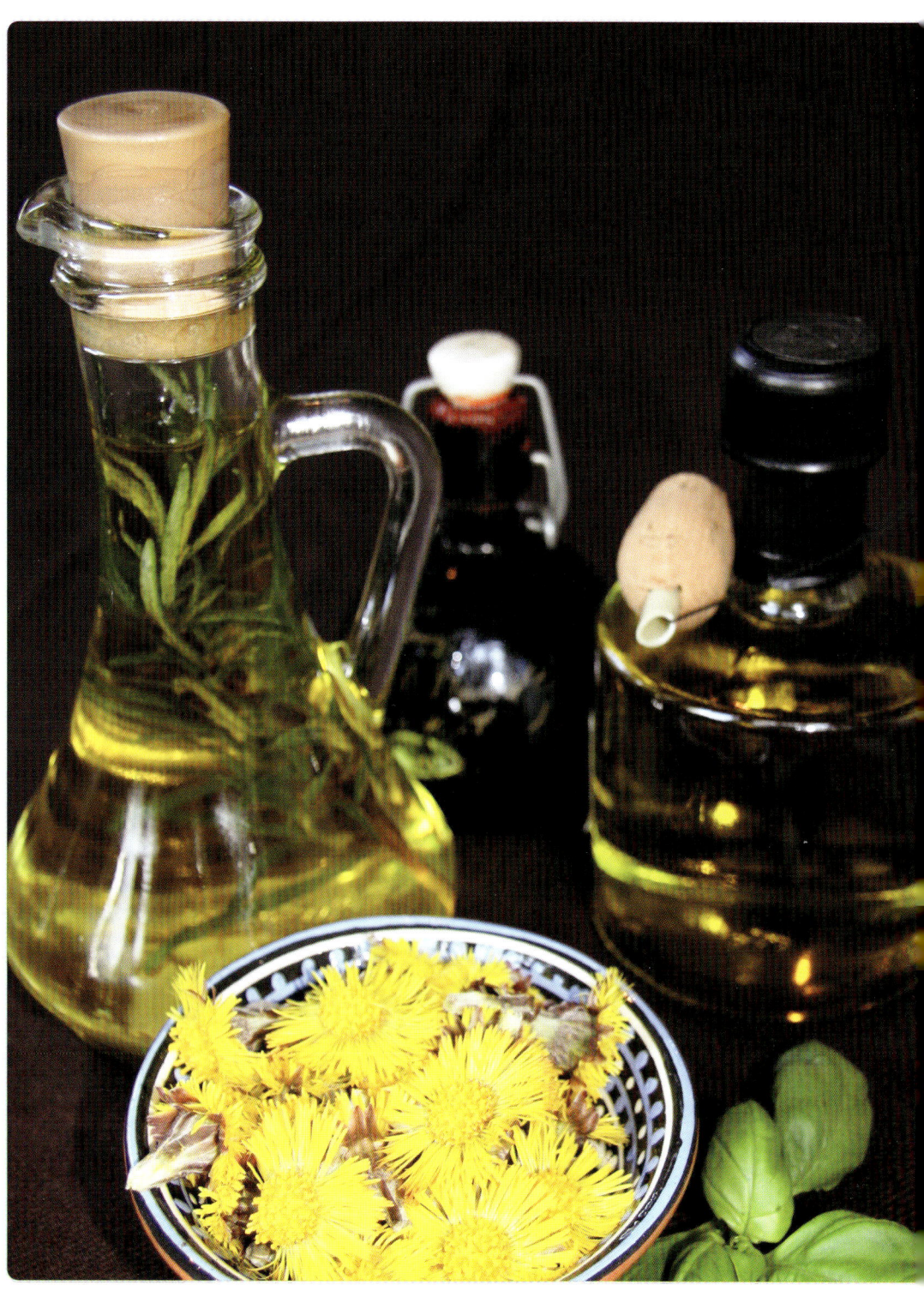

3. Bachblütentherapie

Der Londoner Arzt Dr. Edward Bach entdeckte 1928 die ersten seiner später welt-
berühmt gewordenen Bachblüten. Diese 38 Pflanzen erforschte er überwiegend in
Selbstversuchen.

Die im Text jeweils angegebenen Bachblüten kann Ihnen die Apotheke zu einer
gebrauchsfertigen Mischung zusammenstellen. Teilen Sie Ihrem Apotheker bitte
mit, wenn es sich bei der Anwendung um Kinder handelt, da dann die Bachblüten
anders konserviert werden.
Von der gebrauchsfertigen Mischung nehmen Sie viermal täglich vier Tropfen in
einem Glas Wasser (stilles Mineralwasser oder Leitungswasser) nüchtern, d.h. vor
dem Frühstück, vor dem Mittagessen, vor dem Abendessen und vor dem Schlafengehen. Eine Wirkung sollte innerhalb von drei bis vier Wochen eintreten.

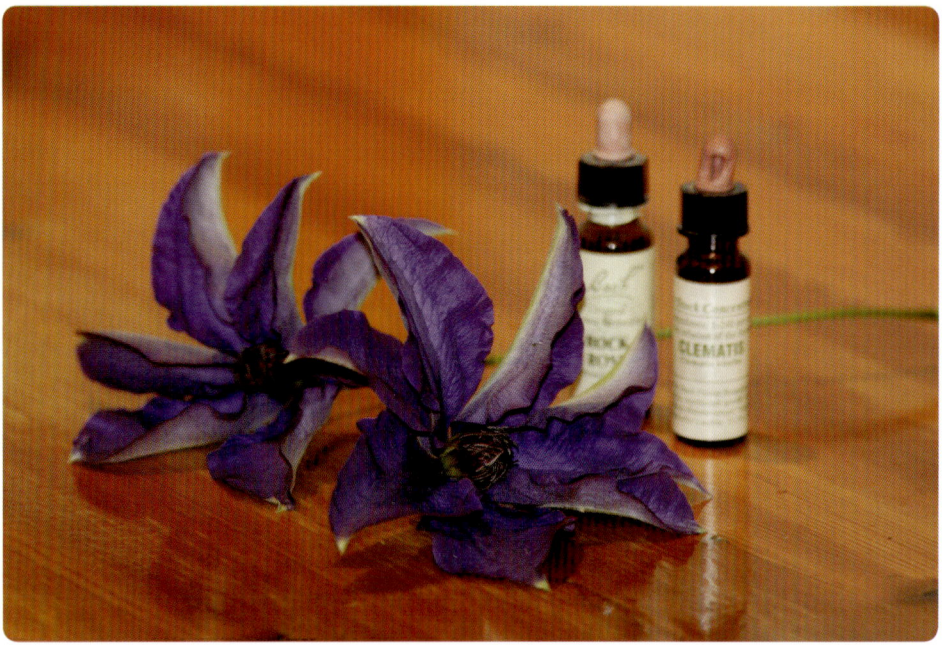

(Foto 6, Bachblüte Clematis)

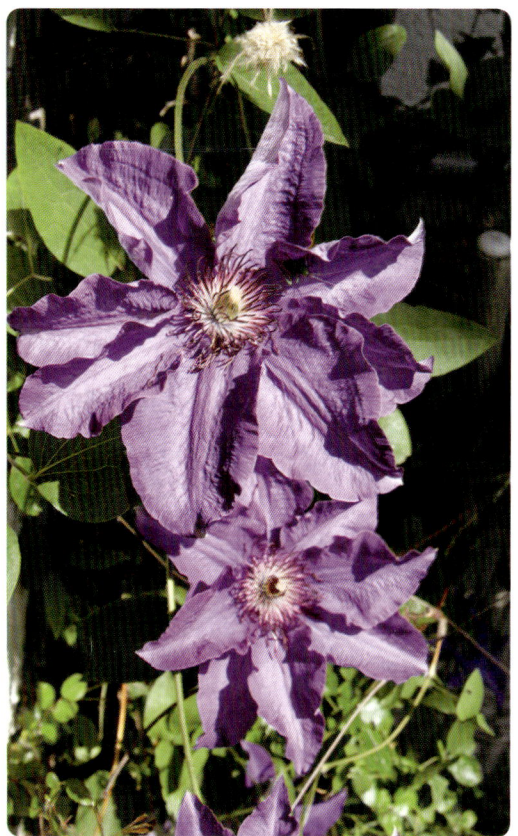

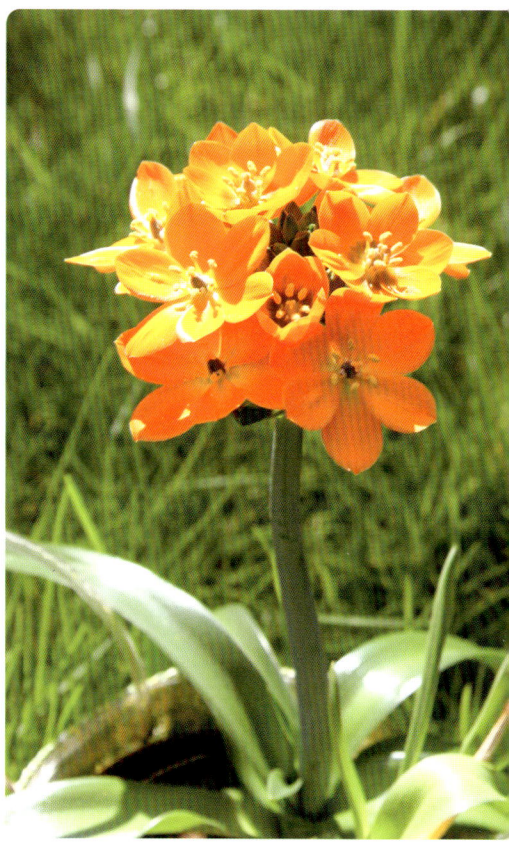

(Foto 7, Bachblüte Clematis)

(Foto 8, Bachblüte Star of Bethlehem)

Bachblüten dienen insbesondere dazu, vorübergehende negative Gemütsstimmungen zu verändern. Es ist falsch, anzunehmen, dass man mit Bachblüten Krankheiten heilen kann. Aber man kann Gemütslagen, die auf bestimmte Krankheiten zurückzuführen sind oder die Ursache für Erkrankungen sind, verändern und damit Krankheiten beeinflussen. Da Bachblüten nur auf die Psyche einwirken, ersetzen sie nicht die notwendigen Medikamente für eine Krankheit.

Anwendung:

Sie sind müde und abgespannt?
Sie entdecken bei Ihrem Partner einen gewissen Jähzorn?
Sie können sich in der Arbeit nicht mehr konzentrieren?
Dann haben Sie mit einer Bachblütenmischung die richtige Therapie gewählt.
Die Erfahrung in meiner Praxis hat gezeigt, dass Bachblüten bei Kindern oft erstaunliche Wirkungen zeigen. Bei Erwachsenen ist die Anwendung solch feinstofflicher Methoden nicht ganz so erfolgreich, da Erwachsene mehr Schadstoffe in sich tragen (Alkohol, Kaffee, Umwelttoxine etc.), die die Wirkung von Bachblüten unterdrücken.

4. Diätempfehlungen

Viele Erkrankungen kann man durch Einhalten einer bestimmten Diät beeinflussen. Außerdem können Nahrungsmittel zugleich heilende Kräfte haben und können direkt die Behandlung einer Krankheit unterstützen. Schon in den vergangenen Jahrhunderten wurden viele Lebensmittel bewusster genutzt als jetzt. So ist es kein Zufall, dass, einer alten Tradition entsprechend, im Winter Glühwein getrunken wird. Alle Glühweingewürze – Anis, Nelken, Zimtrinde, Zitrone, Honig – könnte man auch zur Therapie einer Grippe nutzen. Man entdeckte relativ schnell die entzündungshemmende Wirkung dieser Gewürze auf die oberen Luftwege. Es war allgemein üblich, dass man zur Prophylaxe von Erkältungen im Winter heißen Tee mit Anis, Zimt, Nelken, Zitrone und Honig trank oder daraus einen Glühwein brühte. So wurden früher viele Lebensmittel gezielt eingesetzt, aber leider wurde dieses Wissen nur in Fragmenten an die folgenden Generationen überliefert. In China hat sich z.B. bis heute erhalten, dass man bei schweren Erkrankungen Longanen isst, das sind sehr energiereiche Früchte.

Verloren ging auch das Wissen um die Getreidebreie, welches ebenso erst in den letzten Jahren wieder durch andere Kulturen bei uns auflebte. Eine Reihe von verschiedenen Getreidebreien kann eine Therapie sinnvoll unterstützen. Und gewürzt mit Süßem oder Herzhaftem, muss man sie auch nicht als Diät empfinden. Getreidebreie lassen sich besonders gut herstellen aus Buchweizen, Dinkel, Gerste, Hafer, Hirse, Mais, Reis und Weizen. Zur Verwendung kommen Getreidekörner, Getreideschrot und Flocken. Man kann die Breie entweder herzhaft würzen mit Gemüse, Gemüsebrühe oder Salz oder süß mit Früchten, Honig, Mandeln, Nüssen, Nussmus, Rosinen, Trockenfrüchten und Zitrone.

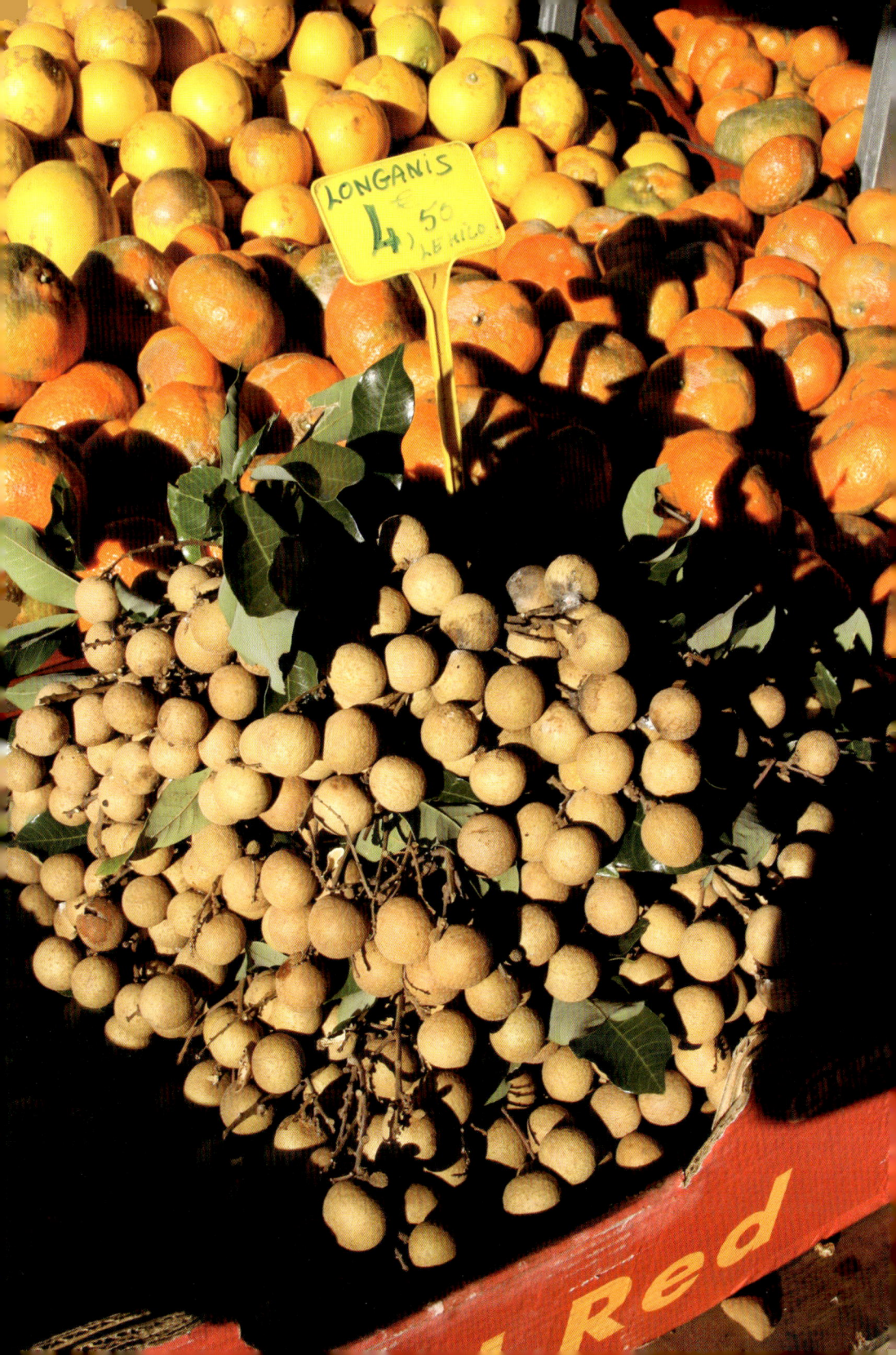

Zur Herstellung eines Getreideflockenbreies übergießen Sie eine Tasse Getreideflocken mit einer Tasse kochendem Wasser. Lassen Sie die Flocken eine Viertelstunde weichen.

Um einen Getreideschrotbrei herzustellen, übergießen Sie eine Tasse Getreideschrot mit zwei Tassen kaltem Wasser. Kochen Sie den eingeweichten Brei auf kleiner Flamme weich. Essen Sie den Brei noch warm.

Für einen Getreidekornbrei setzt man abends eine Tasse Getreidekörner mit reichlich kaltem Wasser an und lässt das Ganze über Nacht quellen (Hirse und Buchweizen brauchen nicht am Abend vorher angesetzt zu werden). Kochen Sie den Getreidebrei am Morgen auf, lassen Sie ihn je nach Körnerart eine halbe bis eine ganze Stunde auf kleiner Flamme köcheln. Danach sollte der Brei noch etwas nachquellen. Essen Sie Körnerbreie immer warm.

Anwendung:

Getreidebreie unterstützen die Therapie bei Magengeschwüren, Magenschleimhautentzündungen, Gallensteinleiden, Schwächezuständen und Pilzerkrankungen des Darmes.

5. Kräutertherapie

Eine der ältesten Aufzeichnungen über Heilwirkungen von Kräutern ist ein Papyrus aus dem alten Ägypten (1550 v. Chr.). Im 5. Jh. v. Chr. stellte Hippokrates eine Auflistung und Beschreibung der bekannten Heilpflanzen zusammen. Bereits im Mittelalter gab es in unserer Gegend eine ausgezeichnete Kräuterheilkunde, die in Klöstern gelehrt wurde. Aber mit der Einführung der Antibiotika wurde dieses Wissen verdrängt. Dabei kann die richtige Kräutermischung oft eine gleiche oder ähnliche Wirkung wie eine schulmedizinische Behandlung erzielen. Deshalb gebe ich als Therapieempfehlung auch Rezepturen für Kräuter in Form von Teezubereitungen, Badezusätzen, Salben usw.

5.1. Kräutertees

Bereiten Sie Kräutertees immer frisch.
Folgende Pflanzenbestandteile sind für die Zubereitung
der Tees zu verwenden:

Blätter:	Bärentraube, Basilikum, Birke, Brombeere, Espe, Frauenmantel, Heidelbeere, Himbeere, Löwenzahn, Majoran, Melisse,Pfefferminze, Rosmarin, Salbei, Sennes, Spitzwegerich, Thymian, Zitronenmelisse, Weißdorn
Blüten	Holunder, Kamille, Königskerze, Linde, Malve
Blätter, Blüten:	Eisenkraut, Huflattich, Lavendel, Ringelblume, Salbei
Blätter, Stängel:	Brennnessel, Feldstiefmütterchen, Johanniskraut, Mistel, Petersilie, Quendel, Schachtelhalm, Schafgarbe, Taubnessel, Wermut
Ganze Pflanze:	Eibisch, Hirtentäschel
Samen:	Anis, Dill, Fenchel, Kümmel
Früchte:	Hagebutte, Heidelbeere, Holunder, Hopfen, Weißdorn
Rinde:	Eiche, Faulbaum, Weide
Schalen:	Bohnen
Wurzelstock:	Baldrian, Enzian, Hauhechel, Primel

Richten Sie sich bei der Zubereitung nach folgenden Mengenangaben:

Verwenden Sie einen gehäuften Esslöffel **getrockneter** Kräuter auf eine Tasse Wasser:

Brennnessel, Feldstiefmütterchen, Fenchel, Frauenmantel, Hauhechel, Heidelbeere, Hirtentäschel, Holunder, Hopfen, Huflattich, Johanniskraut, Kamille, Königskerze, Linde, Löwenzahn, Malve, Melisse, Mistel, Pfefferminze, Quendel, Salbei, Schafgarbe, Spitzwegerich, Taubnessel, Weißdorn.

Verwenden Sie einen gehäuften Teelöffel **getrockneter** Kräuter oder Samen auf eine Tasse Wasser:

Anis, Bärentraube, Baldrian, Bibernelle, Birke, Bohnen, Enzian, Erdrauch, Faulbaum, Kümmel, Primel, Sennes, Thymian, Veilchen, Wegwarte, Weide, Wermut.

Pro Tasse kochendes Wasser benötigt man drei bis vier Teelöffel **frische** Kräuter. Sind im Text keine speziellen Angaben zur Zubereitung gemacht worden, so richten Sie sich nach folgender Anwendungsvorschrift:

Übergießen Sie die Kräuter mit einer Tasse kochendem Wasser. Lassen Sie im Allgemeinen die Teesorten abgedeckt zehn bis 15 Minuten ziehen. Seihen Sie den Tee danach ab.

Ausnahmen:

Setzen Sie Hagebutten immer zerquetscht in kaltem Wasser an, lassen Sie die Mischung 12 Stunden bedeckt stehen, erhitzen Sie den Ansatz, seihen Sie ihn ab und trinken diesen warm.

Auch Baldrianwurzelstock und Bärentraubenblätter müssen Sie nach dieser Rezeptur bereiten.

Für einen Heidelbeertee setzen Sie fünf Esslöffel getrocknete Heidelbeeren mit einem Liter Wasser an, lassen Sie den Tee 10 Minuten kochen.

Johanniskrauttee und Thymiantee lassen Sie nur kurz überbrühen, nicht ziehen. Seihen Sie den Sud sofort ab.

Trinken Sie den Tee stets warm. Zur Verbesserung des Geschmacks bieten sich bei den meisten Teesorten Honig und Zitrone an. Trinken Sie von den jeweiligen Sorten ein bis drei Tassen pro Tag. Teesorten, die für die gleiche Krankheit angewendet werden, können untereinander gemischt werden.

Anwendung:

Die Wirkungen der verschiedenen Kräuter als Teezubereitung sind sehr vielseitig:

Anis:	Husten lindernd, entblähend
Baldrian:	beruhigend
Bärentraube:	harntreibend, desinfizierend
Basilikum:	anregend
Bibernelle:	bei Heiserkeit, Bronchitis
Birkenblätter:	harntreibend
Bohnenschalen:	harntreibend
Brennnesselkraut:	harntreibend, bei Rheuma, Gicht
Brombeere:	entspannend
Feldstiefmütterchen:	Husten lindernd, schweißtreibend
Fenchel:	Husten und Schleim lösend, entblähend
Faulbaumrinde:	abführend
Frauenmantel:	krampflösend
Hagebutten:	Vitamin C-haltig, bei Erkältung

Heidelbeerblätter:	stopfend
Hirtentäschel:	bei starker Menstruation
Holunder:	schweißtreibend, bei Erkältung
Hopfen:	beruhigend
Huflattich:	Husten stillend
Johanniskraut:	beruhigend
Kamille:	entzündungshemmend, krampflösend
Kümmel:	entblähend
Lavendel:	beruhigend
Lindenblüten:	schweißtreibend
Löwenzahn:	harntreibend, bei Gallen- und Leberleiden, Rheuma, Gicht
Malve:	Husten lindernd
Melisse:	beruhigend
Mistel:	Blutdruck senkend
Odermennig:	entzündungshemmend
Petersilie:	harntreibend
Pfefferminze:	krampflösend
Primel:	Schleim lösend
Rosmarin:	muskelentspannend
Quendel:	Husten stillend
Salbei:	entzündungshemmend
Schachtelhalm:	harntreibend
Schafgarbe:	krampflösend
Sennesblätter:	abführend
Spitzwegerich:	bei Krampf- und Reizhusten, Keuchhusten
Taubnessel:	bei Menstruationsschmerzen
Thymian:	entzündungshemmend
Veilchen:	entzündungshemmend
Waldmeister:	beruhigend, schweißtreibend
Wegwarte:	bei Gallen- und Leberleiden
Weißdorn:	unterstützend bei Herzschwäche
Wermut:	appetitanregend
Zitronenmelisse:	entspannend

5.2. Kräuterbäder

Kräutervollbad:

Für ein Vollbad kann man sich aus frischen Kräutern einen Badesud herstellen oder aber Kräuter in Form von Ölen anwenden. Die Öle wiederum kann man frisch herstellen oder über längere Zeit konservieren (s. Kapitel II, 2.3. Konservierung der Kräuter). In Apotheken gibt es auch Therapieöle als Fertigprodukte.

Wenn Sie ätherische Öle pur verwenden, spritzen Sie diese erst in die volle Badewanne. Sie würden ansonsten verdunsten.
Einfacher dagegen ist es, ein paar Spritzer des Öles mit etwas Sahne zu erwärmen (nicht über 40°C, da sonst die Öle verdampfen). Das Öl allein würde sich nicht richtig mit dem Wasser mischen. Mit Sahne dagegen entsteht eine Emulsion, die sich ganz leicht im Badewasser löst.
Wenn Sie sich den Badezusatz selbst direkt aus Kräutern herstellen wollen, so zerstampfen Sie die Kräuter, füllen diese in einen alten Dederonkniestrumpf und hängen ihn ins Badewasser (nur hautfarbene Strümpfe benutzen). Sie können aber auch 50-100g Kräuter in einem Liter Wasser auskochen, eine halbe Stunde ziehen lassen und den Sud dem Badewasser zusetzen. Für intensivere Wirkungen, wie z.B. bei Haferstrohbädern oder Heublumenbädern, übergießen Sie ein Pfund Haferstroh oder Heublumen mit heißem Wasser und bereiten das Bad wie oben beschrieben.

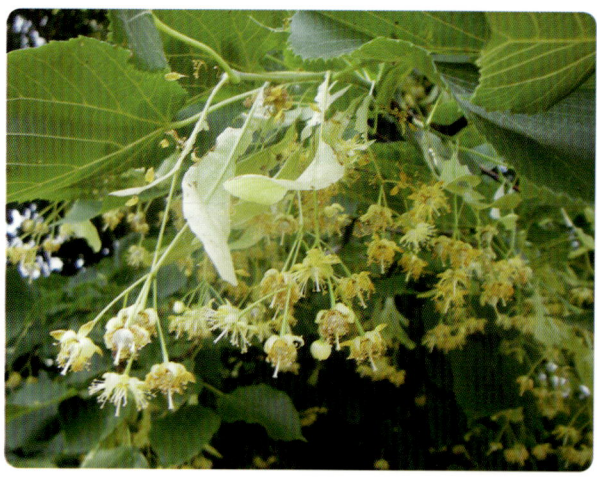

(Foto 10, Lindenblüten)

Ausnahmen:

Manche Pflanzen muss man kalt ansetzen und zwölf Stunden ziehen lassen, wie z.B. Baldrian: Setzen Sie einen Esslöffel Baldrianwurzeln morgens mit einem viertel Liter kaltem Wasser an, lassen Sie den Ansatz tagsüber ziehen und gießen Sie den Ansatz abends in ein Vollbad.

Wollen Sie, dass das Wasser etwas weicher wird, setzen Sie der Kräutermischung einen Esslöffel Haferflocken zu.
Ein Vollbad nehmen Sie etwa eine halbe Stunde, angenehm warm. Führen Sie dabei Bürstenmassagen am gesamten Körper durch. Dies unterstützt die Wirkung der Kräuter. Trocknen Sie sich danach gut ab. Halten Sie nun mindestens eine halbe Stunde Bettruhe.

Anwendung:

Die Wirkung der Badezusätze ergibt sich aus deren Zusammensetzung:

Zur Beruhigung:	Hopfen, Lavendel, Melisse
Bei Erschöpfung:	Heublumen, Olive, Zypresse
Bei Nervosität, Stress:	Melisse, Lavendel, Rosmarin, Wildrose, Zitronenmelisse
Bei Antriebslosigkeit:	Basilikum, Bergamotte, Pfefferminze, Quitte
Bei Muskelverspannungen:	Rosmarin, Wacholder
Bei Muskelkater:	Lavendel
Zur Entspannung:	Blutorangenschalen, Brombeerblätter, Jasminblüten, Kardamom, Malvenblüten, Mandarinenschalen, Rose
Bei Erkältungen:	Eukalyptus, Fichte, Kiefer, Lavendel, Wacholder
Bad mit erotischer Anregung:	Jasmin, Kardamom, Orangenschalen, Rose, Sandelholz, Ylang- Ylang
Zur Rheumatherapie:	Heublumen, Haferstroh, Birkenblätter, Schachtelhalmkraut, Kiefernnadeln, Rosmarin, Wacholderbeeren

Kräuterdampfbad:

Als Dampfbad benutzen Sie ein bis zwei Esslöffel Kräuter auf eine mittelgroße Schüssel Wasser.

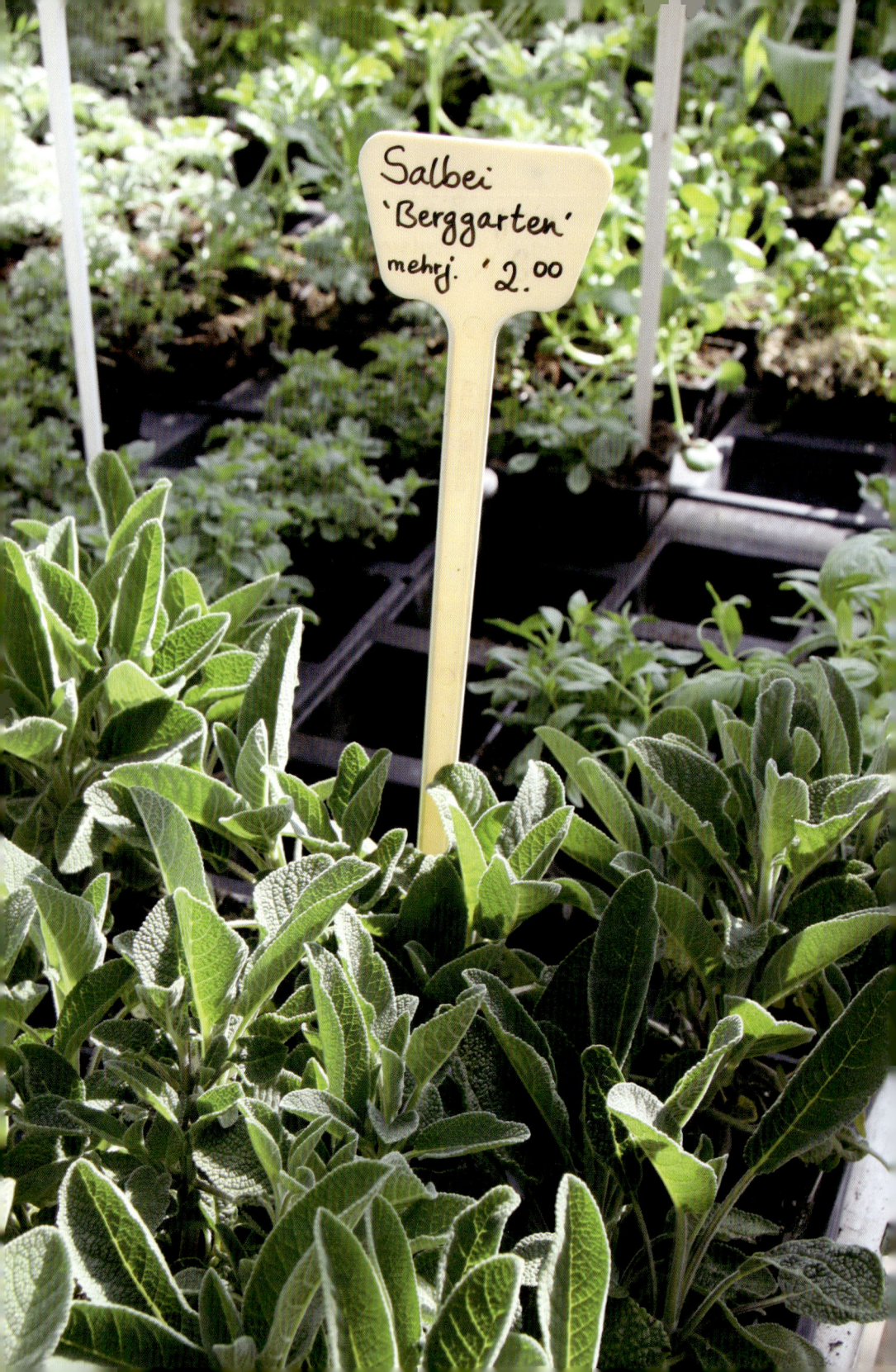

Dampfbäder sollte man zur Stärkung der Abwehrkräfte in der kalten Jahreszeit durchführen. Man kann sie aber auch zur Behandlung der Gesichtshaut verwenden, u.a. bei Akne oder bei trockener Haut. Auch vorbeugend gegen Faltenbildung im Gesicht helfen Dampfbäder.

Kräutersitzbad:

Für ein Sitzbad übergießen Sie 50g Kraut mit einem Liter kochendem Wasser und lassen Sie alles 20 bis 30 Minuten ziehen. Seihen Sie den Ansatz ab und geben Sie den Sud dem Sitzbad bei.

Ausnahme:

Für ein Eichenrindensitzbad übergießen Sie zwei Esslöffel Rinde mit je einem Liter kochendem Wasser.

Anwendung:

Sitzbäder sind weit verbreitet für die Therapie von Hämorrhoiden, schmerzhaften Regelblutungen und Unterleibsbeschwerden.

5.3. Kräuterinhalationen

Übergießen Sie in einer Schüssel ein paar Tropfen eines Kräuteröles bzw. eine Handvoll Kräuter mit heißem Wasser. Halten Sie den Kopf über die Schüssel und decken Sie Kopf und Schüssel mit einem Handtuch ab. Nun atmen Sie durch die Nase ein und den Mund aus. Führen Sie die Inhalationen so lange durch, wie der Wasserdampf angenehm warm ist.

Anwendung:

Inhalationen sind sehr hilfreich bei der Behandlung von Erkältungen, Halsschmerzen, Husten, akuter und chronischer Bronchitis und Nasennebenhöhlenentzündungen.

(Foto 11, Salbei)

5.4. Kräutersalben

Einreibungen sind eine der ältesten Anwendungen in der Kräutertherapie. Die Salben werden dünn auf die Haut aufgetragen und leicht einmassiert. Es kommt zu unterschiedlichen Reaktionen in der Haut, wie z.B. Durchblutungsverbesserung, Gefäßerweiterung u.ä.

Anwendung:

Arnika-, Beinwell- und Ringelblumensalben benutzt man bei Verletzungen. Mischungen aus Beinwell, Rosmarin, Lavendel und Sumpfporst finden breite Anwendung in der Rheumatherapie.

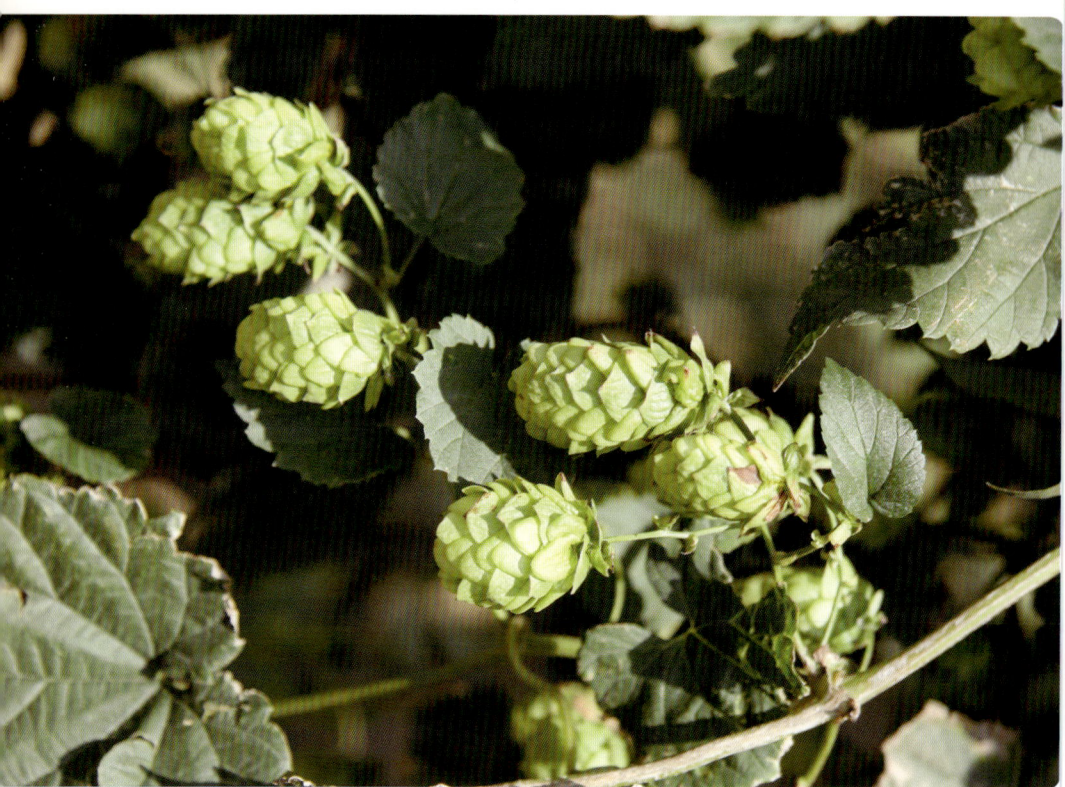

(Foto 12, Hopfen)

5.5. Kräuternasentropfen

Statt chemischer Nasentropfen kann man sich aus einfachen Hausmitteln sehr schnell Nasentropfen auf einer naturheilkundlichen Grundlage selbst herstellen (s. Kapitel II, 2.3. Konservierung der Kräuter).

Anwendung:

Leichter Schnupfen, Tubenkatarrh

5.6. Kräuterkompressen

Füllen Sie zerhackte und zerstoßene Kräuter in ein kleines Leinensäckchen. Die Größe des Säckchens richtet sich nach der zu behandelnden Region. Tauchen Sie das Säckchen ins kochende Wasser, belassen Sie die Kräuter so lange im heißen Wasser, bis sie weich sind. Nun legen Sie das Kräutersäckchen in ein trockenes Handtuch und wringen es aus. Legen Sie das Kräutersäckchen so heiß, wie es Ihnen angenehm ist, auf die Region und belassen Sie es, bis es abgekühlt ist.

Anwendung:

Kräuterkompressen werden z.B. bei Nebenhöhlenentzündungen aufgelegt.

5.7. Kräutersirup

Wer mag schon gern schlecht schmeckende Medizin einnehmen? Da kann man sich mit einem kleinen Trick behelfen: Viele Kräuter lassen sich als Sirup anwenden (s. Kapitel II, 2.3. Konservierung der Kräuter).

Anwendung:

Auf diese Art können Sie z.B. aus den jungen Fichtentrieben einen Sirup herstellen, der hervorragend zur Schleimlösung bei Husten, Bronchitis und Mucoviszidose eingesetzt werden kann.

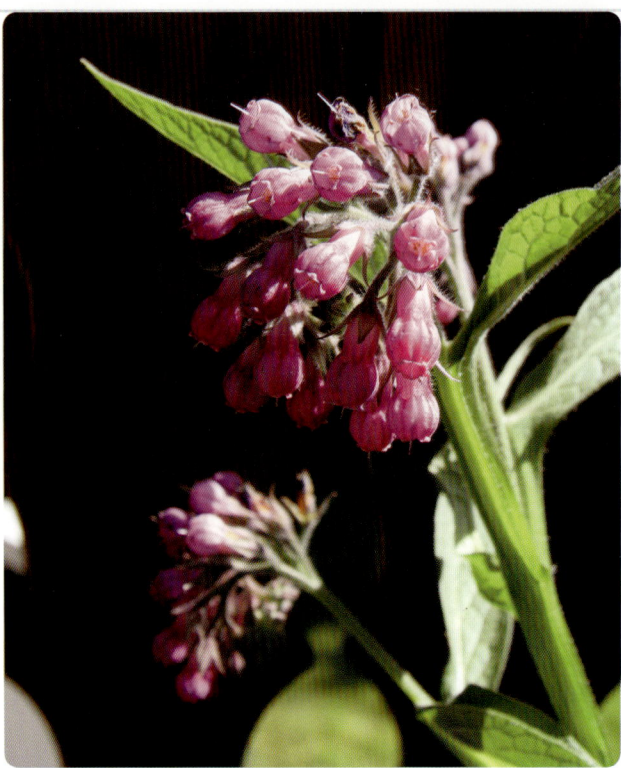

(Foto 13, Beinwell)

5.8. Kräutertinkturen

Einreibungen mit Tinkturen sind oftmals eine sehr wirkungsvolle Unterstützung anderer Therapien. Tinkturen wirken sehr unterschiedlich: Manche sind durchblutungsfördernd, manche kühlen, andere wirken abschwellend oder entzündungshemmend.

Tinkturen dürfen nur äußerlich für Einreibungen oder Umschläge angewendet werden, sie sind nicht zum Trinken oder Inhalieren geeignet!

Eine allgemeine Herstellungsanweisung für die wichtigsten Tinkturen finden Sie im Kapitel II, 2.3: Konservierung der Kräuter. Davon abweichende Mischungen werden in den einzelnen Therapieabschnitten direkt beschrieben.

Anwendung:

Die Fliederblütentinktur setzt man z.B. in Russland für die Behandlung von Rheuma in den kleinen Fingergelenken an.

Eine Arnikatinktur kann verdünnt für Umschläge und Einreibungen bei Verstauchungen und Verrenkungen verwendet werden.
Die Pfeffer-Tabak-Tinktur wendet man bei Arthrose, d.h. Gelenkverschleiß, an.
Blutwurztinkturen helfen bei Frostbeulen.

5.9. Kräuteröle

Erhitzen Sie einen Esslöffel frisch geschnittener Kräuter in etwas Olivenöl in einer Pfanne. Die Kräuter dürfen sich dabei nicht braun verfärben. Lassen Sie das Öl abkühlen, seihen Sie es ab. Tragen Sie das Öl auf die entsprechende Körperpartie auf, bedecken Sie die Haut mit einer Haushaltsfolie und wickeln Sie nun ein dickes Tuch oder einen Wollschal darüber. Belassen Sie den Umschlag, bis er abgekühlt ist. Wiederholen Sie ggf. die Prozedur mehrfach.
Man kann aber auch angesetzte Öle verwenden (s. Kapitel II, 2.3. Konservierung der Kräuter).

Anwendung:

- *Man benutzt Johanniskrautöl als Einreibung bei Rheuma und schmerzenden Gelenken und für Umschläge bei Prellungen und Verstauchungen.*
- *Ringelblumenöle finden Anwendung bei Kopfschuppen.*
- *Einreibungen mit Rosmarinöl bringen schnell eine Linderung bei lästigen Muskelverspannungen.*
- *Kümmelöleinreibungen auf dem Bauch lindern Blähungen.*
- *Melissenöleinreibungen auf dem Bauch und dem Unterleib lindern schmerzhafte Regelblutungen.*
- *Rheumatische Beschwerden in den großen Gelenken kann man mit einer Mischung aus Wacholderbeer- und Orangenschalenöl behandeln.*
- *Rheumatische Beschwerden in den kleinen Gelenken dagegen wird man eher mit Olivenöl-Zimt-Mischungen behandeln.*
- *Bei Prellungen kommen Rosmarin-Lavendel-Einreibungen zum Einsatz.*
- *Bei Wadenkrämpfen kann man sich mit Japanischem Pfefferminzöl behelfen.*
- *Auch Hauterkrankungen lassen sich mit Öleinreibungen behandeln, so z.B. das Ekzem durch Rosmarin-Thymian-Mischungen.*

6. Physikalische Therapie

Zur Physikalischen Therapie gehören Wasseranwendungen, Inhalationen, Anlegen von Wickeln, Kompressen, Packungen, Bäder u.v.m.

6.1. Kneipp- und Wasseranwendungen

Die Wasseranwendungen, so genannte „Kneipp-Kuren", gehen auf einen Pfarrer zurück, der Mitte des 19. Jahrhunderts in Deutschland lebte. Während einer schweren Erkrankung erprobte er an sich selbst die heilende Wirkung des Wassers.

Bei den Wasseranwendungen sind ein paar wichtige Dinge zu beachten:

- **Führen Sie niemals Kaltwasseranwendungen durch, wenn Ihnen kalt ist.**
- **Das Nervensystem kann nur reagieren, wenn sich der Körper entspannen kann. Führen Sie also Kneipp-Kuren nur durch, wenn Sie nach den Anwendungen Bettruhe halten können.**

Einige Anwendungen sind leicht zu Hause durchzuführen:

Aufsteigendes Arm- und Fußbad

Geben Sie Ihre Hände oder Füße in lauwarmes Wasser und lassen Sie alle paar Minuten heißes Wasser zulaufen. Es ist wichtig, dass Sie nicht gleich mit heißem Wasser beginnen. Die Temperatur muss langsam ansteigen. Beginnen Sie bei etwa 37°C und steigern Sie innerhalb einer Viertelstunde auf zirka 41°C. Beenden Sie das Arm- oder Fußbad, wenn Sie eine weitere Erwärmung als unangenehm empfinden. Nun ziehen Sie sich Handschuhe (beim Armbad) oder Socken (beim Fußbad) an und legen sich für eine Stunde ins Bett. Beim aufsteigenden Fußbad sollten Sie im Bett zusätzlich eine Mütze aufsetzen.
Die aufsteigende Temperatur führt zu einer Anregung des Kreislaufs, zum Schwitzen und damit zur Ausscheidung von körperschädigenden Schlackenstoffen.

(Foto 14, Flieder)

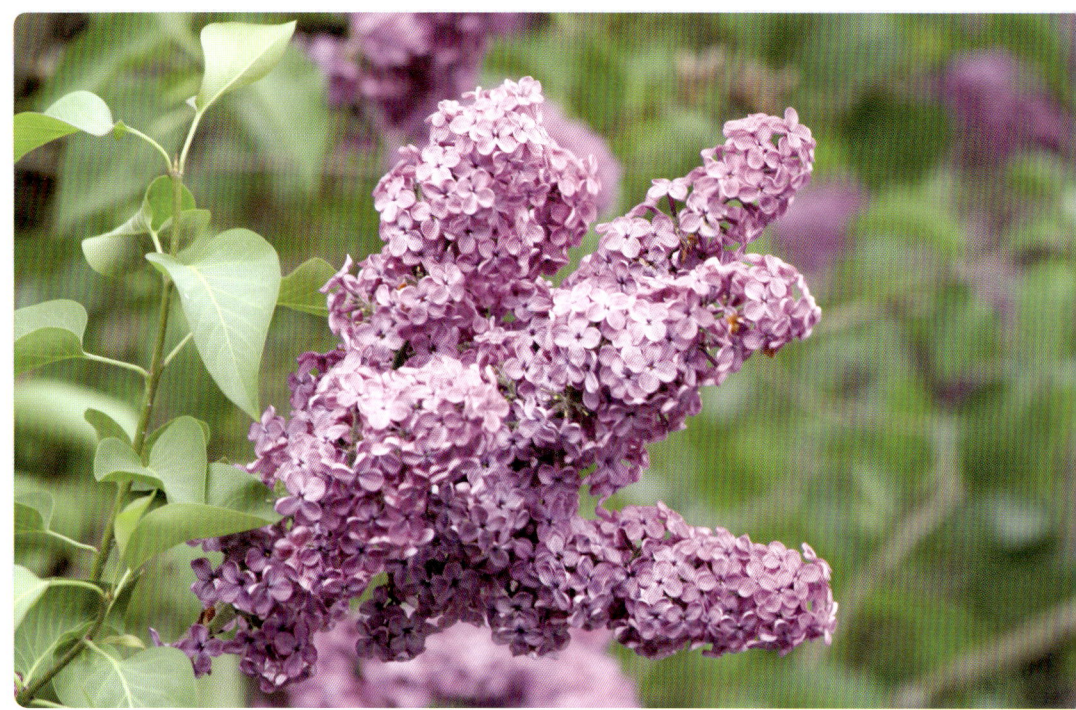

Anwendung des aufsteigenden Armbades:

Bluthochdruck, Gelenkrheuma, Kopfschmerzen, Schlafstörungen, Wechseljahresbeschwerden.

Anwendung des aufsteigenden Fußbades:

Asthma, Bluthochdruck, Bronchitis, Durchblutungsstörungen, Erkältungen, Hexenschuss, Husten, Kopfschmerzen und Rheuma.
Setzt man dem aufsteigenden Fußbad noch zwei Esslöffel Senfmehl zu (in Apotheken erhältlich oder Selbstherstellung in einer Pfeffermühle oder mit dem Mörser aus Senfkörnern), so kann man damit einen beginnenden Schnupfen therapieren.

Bürstenmassagen

Führen Sie Bürstenmassagen mit einem harten Schwamm oder noch besser mit einer harten Bürste durch. Beachten Sie dabei, dass Sie immer von den Fußzehen und den Fingerspitzen aus zum Herzen hin massieren, d.h. zum Körper hin.

Anwendung:

Mit der regelmäßigen und täglichen Anwendung von Bürstenmassagen kann man einen zu niedrigen Blutdruck anheben. Auch Krampfaderleiden kann man mit Bürstenmassagen vorbeugen bzw. sie im Anfangsstadium behandeln.

Eisanwendungen

Heute ist es modern, so genannte Cool-packs aufzulegen. Dabei geht es mit einem alten Trick viel besser:
Frieren Sie Erbsen in einer Plastiktüte in der Tiefkühltruhe ein. Umhüllen Sie nun die Plastiktüte mit einem Stofftuch und legen das Ganze auf das zu kühlende Gelenk. Die Erbsen schmiegen sich viel besser an die Hautoberfläche an als jedes Kühlgel. (Berühren Sie niemals mit eingefrorenen Gegenständen direkt die Haut! Legen Sie immer ein Tuch dazwischen!)

Anwendung:

Prellungen, Entzündungen in Gelenken

Ganzkörperwaschungen

Reiben Sie sich in folgender Reihenfolge mit einem groben Schwamm und kaltem Wasser ab:
Zunächst reiben Sie vom Handrücken der rechten Hand bis zur Schulter, dann von der Achsel bis in die Handfläche, danach den Hals, die Brust, den Bauch und die Seiten bis hinab zur Hüfte in senkrechten Streifen von oben nach unten, nun den linken Arm, beginnen Sie wieder auf dem Handrücken bis zur Schulter, dann von der Achsel bis in die Handinnenfläche. Zuletzt massieren Sie den Rücken von oben nach unten in Streifen.
Gehen Sie nun mit dem Schwamm vom Fußrücken des rechten Fußes an der Außenseite des Beines nach oben bis zur Hüfte und an der Innenseite des Beines wieder zurück bis zum Fußrücken. Nun führen Sie kreisende Waschungen der Fußsohle durch. Auch am linken Fuß waschen Sie vom Fußrücken an der Außenseite des Beines nach oben bis zur Hüfte und von dort auf der Innenseite des Beines zurück zum Fußrücken. Waschen Sie auch hier die Fußsohle in kleinen kreisenden Bewegungen. Zuletzt waschen Sie die Lenden, den Bauch und das Steißbein.
Waschen Sie nach jedem Körperteil den Schwamm unter fließend kaltem Wasser aus (Über die Haut werden Gift- und Schadstoffe abgegeben, die aus dem Schwamm ausgewaschen werden müssen).

Trocknen Sie sich nach der Waschung nicht ab. Ziehen Sie einen Jogginganzug o.ä. an und legen Sie sich für eine Stunde ins Bett.

Das kalte Wasser lässt die Gefäße zusammenziehen. Wenn Sie dann im warmen Bett schwitzen, dehnen sich die Gefäße wieder aus und werden so trainiert.

Anwendung:

Führen Sie die Waschungen nur am Oberkörper durch, so unterstützen Sie damit die Behandlung von Bronchialinfekten.

Dehnen Sie die Waschungen auf den gesamten Körper aus, so trainieren Sie Ihren Kreislauf (z.B. bei niedrigem Blutdruck). Außerdem werden die Abwehrkräfte gestärkt und Schadstoffe über die Haut ausgeleitet. Auf diese Weise können Sie z.B. ein Asthma unterstützend behandeln.

Heiße Dampfauflagen und feucht- heiße Kompressen

Durch heiße Auflagen wird mehr sauerstoffreiches Blut in die gewünschte Region transportiert. Daher können Schlackestoffe und Entzündungszellen besser abgeleitet werden.

Tauchen Sie ein Tuch in heißes Wasser, wringen Sie es aus. Legen Sie das feuchte Tuch (Temperatur so heiß, wie gerade noch vertragen wird) auf die zu behandelnde Stelle. Legen Sie ein trockenes Tuch darüber. Wenn die Kompresse nicht mehr wärmt, muss sie abgenommen werden.

Anwendung:

Heiße Dampfauflagen eignen sich zur unterstützenden Behandlung von Blasenentzündungen, Nasennebenhöhlenentzündungen, Tubenkatarrh, Halsschmerzen, Abszessen, Furunkeln, bei Rheuma, bei Appetitmangel, Aufstoßen, Magengeschwür oder Bauchschmerzen. Mit heißen Kompressen kann man kleine Gerstenkörner eröffnen.

Feucht-heiße Kompressen wendet man auch bei Brustdrüsenentzündungen an.

Heißes Fußbad

Heiße Fußbäder macht man vorzugsweise am späten Nachmittag zwischen 17 und 19 Uhr.

Anwendung:

Zur Prophylaxe von Erkältungen

Heißes Kartoffelfußbad

Benutzen Sie das Wasser, was beim Kochen von Pellkartoffeln entsteht (wichtig ist die Schale!). Die Wirkung kann man noch verstärken, wenn man eines oder mehrere folgender Kräuter hinzufügt: Enzianwurzel, Hopfenblüten, geriebener Knoblauch, zerstoßene Nelken oder zermörserte Wacholderbeeren.

Anwendung:

Mit dem heißen Kartoffelfußbad kann man Frostbeulen behandeln.

Heiße Rolle

Geben Sie ein Päckchen Salz in einen Topf, füllen Sie so wenig Wasser hinzu, dass ein dicker Brei entsteht. Erhitzen Sie diesen. Füllen Sie nun den heißen Salzbrei auf ein Tuch und rollen Sie dieses zusammen. Mit dieser „heißen Rolle" können Sie nun im Muskelverlauf auf- und abrollen. Dies lockert sehr stark die Verspannungen in der Muskulatur (Vorsicht vor Verbrennungen! Eventuell außen ein weiteres Tuch umschlagen!).

Anwendung:

Die heiße Rolle ist eine sehr wirksame Anwendung bei Muskelverspannungen. Sind Migräneattacken durch verhärtete Muskulatur ausgelöst, so kann man mit der heißen Rolle auch eine Migräne beeinflussen. Mit der Anwendung der heißen Rolle über dem Brustbein können Sie chronische Bronchialinfekte lindern.

Kaltes Armbad

Tauchen Sie mehrfach hintereinander Ihre Arme in kaltes Wasser (zirka 15°C). Beginnen Sie mit einer halben Minute und steigern Sie bis zu zwei Minuten. Beenden Sie das Bad, wenn ein Hitzegefühl oder ein Prickeln in den Händen oder Füßen auftritt.

Das kalte Armbad verwendet man bei den so genannten funktionellen Herzbeschwerden, d.h., wenn Ihr Arzt zwar keine Herzkrankheit festgestellt hat, Sie aber dennoch unter Herzklopfen und einem Druckgefühl über der Brust leiden.

Kaltes Fußbad

Für das kalte Fußbad halten Sie am besten Ihre Füße mehrfach hintereinander in kaltes Wasser, möglichst in freier Natur: In Bäche, Teiche, Seen (weil dann die unterstützende Wirkung des Sauerstoffs noch hinzukommt). Laufen Sie nun durch die Wiesen, bis die Füße abgetrocknet sind. Erst dann ziehen Sie die Socken und Schuhe wieder an und laufen noch weiter, bis die einsetzende Durchblutung in den Beinen zu spüren ist.

Anwendung:

Kreislaufstörung (kalte Hände, kalte Füße), Bluthochdruck, Kopfschmerzen, Schwere der Beine, beginnende Krampfaderleiden

Salzbäder

Man kann Salzbäder sowohl an den Händen als auch an den Füßen durchführen. Für ein Salzhandbad tauchen Sie den gesamten Unterarm in warmes Wasser, dem Sie Salz zugesetzt haben (ein Esslöffel Salz auf einen Liter Wasser).

Für das Salzfußbad tauchen Sie zunächst die Füße in heißes Wasser, dem Sie Salz zusetzen (zwei Esslöffel auf zwei Liter Wasser). Anschließend brausen Sie wie folgt den Unterschenkel mit kaltem Wasser ab: Von der Ferse über die Außenseite der Wade zur Kniekehle und von dort auf der Innenseite zurück zur Ferse. Nun brausen Sie mit kaltem Wasser vom Fußrücken aufwärts an der Außenseite des Beines bis zur Kniescheibe, umrunden Sie diese mehrfach, gehen Sie auf der Innenseite wieder zurück zu den Zehen. Nun wiederholen Sie die gleiche Reihenfolge am linken Bein. Legen Sie sich in der Dusche etwas unter die Füße, damit Sie nicht die ganze Zeit im kalten Wasser stehen. Laufen Sie etwas im Bad umher, bis die Beine trocken sind, dann ziehen Sie sich Socken an und legen sich eine Stunde ins Bett.

Anwendung:

Salzbäder wendet man allgemein bei Entzündungen an: Das Salzhandbad ist eine sehr gute Unterstützung der Behandlung von einem Karpaltunnelsyndrom. Mit dem Bad können relativ schnell die Schmerzen reduziert werden.
Eine andere Anwendung finden Salzbäder bei Pilzinfektionen der Scheide.
Das Salzfußbad ist besonders für Entzündungszustände durch Fußverformungen (wie z.B. Senkfüße, Spreizfüße u.ä.) hilfreich.
Man kann es aber auch zur Behandlung der Migräne nutzen oder bei geschwollenen Beinen oder Krampfaderproblemen.

Sitzbäder

Sitzbäder führt man bei lauwarmem Wasser über zirka fünf Minuten durch. Man kann verschiedene Zusätze benutzen wie Eichenrinde, Kamille, Schafgarbe. Sitzbäder mit Fichtennadelextrakt werden warm ausgeführt.

Anwendung:

Sitzbäder haben sich bei der Behandlung von Hämorrhoiden bewährt.

Wassertreten, Tau- und Schneegehen

Wassertreten können Sie in einer Schüssel. Gehen Sie aber besser in die freie Natur (Bäche, Seen). Auch hier haben Sie zusätzlich wie bei den kalten Bädern noch den Effekt der frischen Luft, und außerdem macht es viel mehr Spaß, sich im Freien zu bewegen und die Natur zu genießen.
Treten Sie bis zu drei Minuten im Wasser, bis zu einer Viertelstunde im frischen Morgentau auf der Wiese oder drei bis vier Minuten im Schnee und heben Sie dabei die Knie bis 90° an. Danach ziehen Sie Socken und Schuhe an und laufen weiter, bis Sie die verbesserte Durchblutung in den Beinen als angenehmes Kribbeln spüren.

Anwendung:

Wassertreten, Tau- und Schneegehen kann man hervorragend zur Steigerung der Abwehrkräfte anwenden. Auch Krampfaderleiden und kalten Füßen kann man damit vorbeugen bzw. diese im Anfangsstadium behandeln. Durch Wassertreten wird niedriger Blutdruck angehoben.

Wechselbäder

Tauchen Sie die Beine abwechselnd für drei Minuten in heißes Wasser (zirka 40°C) und eine halbe Minute in kaltes Wasser (zirka 20°C). Schließen Sie die Behandlung mit dem kalten Wasser ab. Nun reiben Sie sich die Beine gut mit einem harten Handtuch ab. Halten Sie danach eine Stunde Bettruhe.

Anwendung:

Diese Behandlung benutzt man bei Durchblutungsstörungen sowie zur Vorbeugung von Erkältungen. Durch Wechselbäder kann man sowohl einen zu niedrigen als auch einen zu hohen Blutdruck positiv beeinflussen.

6.2. Wickel, Kompressen, Packungen

Ein weiteres großes Gebiet der Physikalischen Therapie sind Wickel, Kompressen und Packungen. Beachten Sie, dass diese Anwendungen stets nur im Liegen durchgeführt werden, da es zu Kreislaufreaktionen kommen kann. Legen Sie die Auflagen stets so heiß oder so kalt wie möglich auf. Sie sollten entfernt werden, wenn die Auflage nicht mehr wärmt oder Ihnen kalt wird. Lassen Sie Packungen oder Wickel nie über Nacht aufliegen. Die Wirkung von heißen Packungen und Kompressen kann man verstärken, wenn man dabei heiße Getränke zu sich nimmt.

Fango-, Moor- und Lehmpackungen

Bereits Avicenna und Hippokrates berichteten über die Heilung von Krankheiten durch das Auflegen von Erde. Besonders Muskelverspannungen, Rückenschmerzen und rheumatische Erkrankungen kann man mit Moorpackungen heilen.
Zu beachten ist, dass man sich immer in eine Decke einwickeln sollte, um genügend Wärme zu erzeugen.

So sollte man sich z.B. bei Schmerzen im Lendenwirbelsäulenbereich eine Decke auf den Fußboden legen, darauf eine warme Fango-Packung platzieren. (Fango-Packungen sind in Apotheken erhältlich. Man kann sie mit warmem Wasser oder im Backofen erwärmen.) Nun legt man sich mit der schmerzenden Stelle auf die Fangopackung. Anschließend schlägt man die Decke vollständig um den Körper, Füße eingeschlossen. Nur der Kopf sollte herausschauen. Eine Fango-Packung sollte nie länger als zwanzig Minuten durchgeführt werden, da durch die Wärme der Kreislauf belastet wird.
Für Patienten mit starken Krampfadern ist diese Therapieform ungeeignet!

Fango- und Moorpackungen verwendet man bei Muskelverspannungen und Hexenschuss, Lehmpackungen gegen Gelenk- oder Krampfaderentzündungen.

Feuchte Wickel

Bei einem fieberhaften Infekt (z.B. Bronchitis, Keuchhusten) legen Sie den feuchten Wickel kalt an. Legen Sie eine Wolldecke auf das Bett, darüber ein nasses, kaltes Tuch. Mit diesem Tuch wird die Brust eingehüllt, so dass die Arme frei bleiben. Danach schlägt man die Wolldecke darüber. Den Wickel kann man bis zu zwei Stunden belassen. Er muss eher entfernt werden, wenn man friert.
Bei fieberlosem Infekt wird der Wickel heiß angelegt. Z.B. kann man bei Halsschmerzen feucht- warme Wickel am Hals anlegen.

Anwendung:

Bronchitis, Keuchhusten, Halsschmerzen, Krampfaderentzündungen

Getreidekompressen

Kochen Sie eine Tasse voll Leinsamen oder Weizenkörnern zu einem dicken Brei. Die Körner müssen noch zu spüren sein. Füllen Sie den Brei in ein Leinensäckchen und legen dieses so heiß wie möglich auf. Für großflächige Anwendungen werden Sie etwa ein Pfund Körner benötigen.

Anwendung:

Muskelverspannungen, Bauchschmerzen, Magengeschwür

Heublumensack

Für die Behandlung von Entzündungen in den Gelenken (wie z.B. Arthrose der Fingergelenke, Rheuma) hat sich seit Jahren die Anwendung von Heublumen bewährt. Manche Kureinrichtungen oder neuerdings auch Wellness-Hotels bieten Heubäder oder Übernachtungen im Heu an.
Für zu Hause füllen Sie einen kleinen Leinensack (zirka 20 mal 30 Zentimeter) luftig mit den Blüten, Samen und Blättern von Heublumen, so dass der Beutel etwa fünf Zentimeter dick wird. Erhitzen Sie den Sack im Wasserdampf (z.B. Dampfentsafter

oder Einwecktopf), dämpfen Sie ihn ungefähr eine halbe Stunde. Zur Not kann man auch den gefüllten Heublumensack in einem Topf mit kochendem Wasser übergießen und 10 Minuten zugedeckt stehen lassen. Wringen Sie den Sack nun aus (Vorsicht vor Verbrennungen!). Wickeln Sie den Heublumensack in ein Tuch ein und legen ihn auf die zu behandelnde Stelle. Sie sollten die Temperatur so wählen, dass Sie den Heublumensack gerade aushalten. Decken Sie den Heublumensack von oben mit einer Plastikfolie ab, damit die Feuchtigkeit nicht so schnell entweicht. Nehmen Sie den Heublumensack ab, wenn er nicht mehr wärmt. Nun waschen Sie die Region kalt ab. Legen Sie sich ins Bett. Halten Sie mindestens eine halbe Stunde Bettruhe.

Zur Behandlung von Rheuma in den kleinen Fingergelenken kann man die Heublumenkompresse in einem Waschlappenhandschuh durchführen. Tauchen Sie einen Waschlappenhandschuh in einen Heublumensud, den Sie wie folgt zubereiten: Kochen Sie eine Handvoll Heublumen auf einen Liter Wasser eine halbe Stunde aus. Wringen Sie den Handschuh aus und ziehen Sie ihn so heiß wie möglich an. Darüber tragen Sie einen zweiten Waschlappenhandschuh. Außen herum wickeln Sie ein Wolltuch. Wechseln Sie die Wickel aus, wenn diese abgekühlt sind.

Anwendung:

Heublumensäcke sind krampflösend und schmerzstillend. Man verwendet sie bei Bronchitis, Bauchschmerzen, Hexenschuss, Koliken, Rheuma, Schiefhals, Schnupfen, schmerzhafter Menstruation.

Ingwer- Kompressen

Geben Sie drei Esslöffel frisch geriebenen Ingwer in etwas heißes Wasser. Tauchen Sie ein Tuch ein, wringen Sie es aus und legen Sie dieses so warm wie möglich auf die entsprechende Region auf. (Vorsicht! Nicht in die Augen wischen!)

Anwendung:

Nebenhöhlenentzündungen

Kartoffelkompressen

Kochen Sie ein paar Kartoffeln mit der Schale (die Schale enthält die wichtigen Substanzen). Pürieren Sie alles. Füllen Sie die Masse in ein kleines Leinensäckchen und legen Sie dieses so warm wie möglich auf die gewünschte Stelle auf. Decken Sie einen Wollschal darüber. Entfernen Sie den Kartoffelwickel, wenn er nicht mehr wärmt. Wiederholen Sie den Wickel mehrfach am Tag.

Kartoffelwickel sind bei der Therapie von Ohrenschmerzen, Kopfschmerzen und Bauchschmerzen eine gute Unterstützung. Man kann aber auch einen Husten durch Kartoffelwickel lindern.

Kräuterkompressen

s. Kapitel I, 5.5. Kräuterkompressen

Leinsamenbreiumschläge

Kochen Sie aus zwei Tassen Leinsamen und etwas Wasser einen dicken Brei, streichen Sie diesen auf einem Tuch aus und falten Sie das Tuch auf die Hälfte zu einem Wickel.

Leinsamenbreiumschläge bringen Linderung bei Bauchschmerzen und können begleitend zur Therapie von Magengeschwüren benutzt werden.

Luvos-Wickel

Rühren Sie die Luvos-Heilerde (in Apotheken erhältlich) in Wasser an, dem Sie ein paar Spritzer Essig und ein paar Eiswürfel zugesetzt haben. Verrühren Sie alles zu einem Brei, streichen Sie diesen auf ein Tuch und klappen Sie es zu einem Wickel zusammen.

Venenentzündung

Meerrettich-Quark-Kompressen

Mischen Sie 10g nicht zu scharfen Meerrettich mit 100g Quark und streichen Sie dies auf ein Tuch. Klappen Sie es auf die Hälfte zusammen und legen es auf die entsprechend zu behandelnde Region auf.

Akute und chronische Nebenhöhlenentzündungen, Kopfschmerzen

Petersilie-Weinraute-Kompressen

Erhitzen Sie vier Esslöffel Weinraute und zwei Esslöffel Petersilie in etwas kalt gepresstem Olivenöl in einer Pfanne. Reiben Sie mit der noch warmen Masse das betroffene Gelenk ein. Decken Sie alles mit einer Kompresse ab und stellen Sie das Gelenk durch einen Verband ruhig.

Anwendung:

Diese Kompressen legt man bei akuten Gichtanfällen an.

Quark- oder Topfenpackungen

Verrühren Sie Quark mit sehr wenig Wasser. Bestreichen Sie eine Hälfte eines Tuches einen Zentimeter dick mit dem Quark, klappen Sie die andere Hälfte um und legen die Packung auf die betreffende Stelle auf. Für Anwendungen im Halsbereich wählen Sie ein entsprechend schmales Tuch, ähnlich einem Schal. Es sollte etwa handbreit sein. Legen Sie das Tuch auf die betreffende Stelle auf bzw. wickeln Sie es um den Hals. Legen Sie ein weiteres, trockenes Tuch darüber. Entfernen Sie die Packung, wenn der Quark bröselig ist. Wiederholen Sie dies mehrfach am Tag. Quarkwickel können aber auch gut an Gelenken angewendet werden. Dann wählen Sie das Tuch so groß, dass das gesamte Gelenk eingeschlossen ist.
Für Augenkompressen können Sie ebenfalls ein Tuch (wie oben beschrieben) benutzen oder aber handelsübliche Abschmink-Wattepads einseitig mit Quark bestreichen.

Anwendung:

Anwendung finden kalte Topfenpackungen bei Heiserkeit, bei
Entzündungen wie Rachenentzündung, Kehlkopfentzündung,
Lungenentzündung, Gelenkentzündung, Rippenfellentzündung,
Venenentzündung, Bindehautentzündung, bei Fieber und Gürtelrose.

Quark-Schwarzkümmel-Kompressen

Zerstoßen Sie einen Teelöffel Schwarzkümmel und mischen Sie diesen in drei Esslöffel Quark ein, bestreichen Sie damit die Hälfte eines Tuches, klappen Sie dieses zu einem Wickel zusammen.
Schwarzkümmel darf nur äußerlich angewendet werden!

Anwendung:

Akute Bronchitis

Rhizinuskompressen

Tränken Sie ein Tuch mit kalt gepresstem Rhizinusöl und legen Sie dieses auf die betroffene Körperstelle auf. Decken Sie diese Kompresse mit einer Plastikfolie ab und legen Sie eine Wärmflasche außen auf.

Anwendung:

Rhizinuskompressen verwendet man bei Brustdrüsenentzündungen.

Salzkompressen und -anwendungen

Erhitzen Sie eine Tasse Salz in einer Pfanne, füllen Sie das heiße Salz in ein Baumwollsäckchen und legen dies so warm wie möglich auf die betreffende Stelle auf. Besonders gut lassen sich so das Karpaltunnelsyndrom und Nebenhöhlenentzündungen behandeln.
Möchten Sie eine Sehnenscheidenentzündung behandeln, dann wickeln Sie nach der oben beschriebenen Behandlung ein Tuch, welches Sie in heißes Wasser getaucht haben, um den Unterarm und den Oberarm bis zur Achselhöhle. Darüber binden Sie außen noch ein trockenes Tuch. Belassen Sie den Wickel, bis er erkaltet ist, und wiederholen Sie ihn mehrfach.

Man kann Salzanwendungen auch wie folgt durchführen: Tauchen Sie ein T-Shirt in Salzwasser (25g Salz auf einen Liter Wasser), wringen Sie es aus. Ziehen Sie nun dieses T-Shirt der kranken Person an, darüber ein trockenes und dann wickeln Sie sie in eine Decke. So sollte dann eine Stunde Bettruhe gehalten werden.

Anwendung:

Mit Salzkompressen lassen sich das Karpaltunnelsyndrom, Nasennebenhöhlenentzündungen und Sehnenscheidenentzündungen therapieren. Sie lindern Bauchschmerzen.

Schmalzwickel

Intensiv wirkt ein Brustwickel, wenn man Schweineschmalz dazu verwendet. Erwärmen Sie ein normales Schmalz, das man beim Fleischer kaufen kann. Streichen Sie mit dem erwärmten Schmalz Rücken und Brustbereich ein. Nun wickeln Sie ein altes Tuch um den gesamten Brustkorb, von den Achseln bis unten an die Rippenbögen. Die Arme bleiben frei. Anschließend wickeln Sie noch ein Wolltuch oder einen Wollschal außen darüber. Halten Sie mehrere Stunden Bettruhe. Der Wickel sollte nach einer halben Stunde entfernt werden, er kann mehrfach wiederholt werden.

Anwendung:

Bronchitis, Keuchhusten

Senfmehlwickel

Zermahlen Sie Senfkörner im Mörser oder der Gewürzmühle. Mischen Sie Wasser dazu, so dass ein dünnflüssiger Brei entsteht. Diesen streichen Sie auf ein Tuch. Bei Arthrose legen Sie den Senfmehlwickel um das jeweilige Gelenk an.
Ein Senfmehlwickel auf der Brust aufgelegt, unterstützt den schleimlösenden Effekt einer Therapie bei chronischer Bronchitis und Asthma.
Zur Behandlung von Nebenhöhlenentzündungen binden Sie den Senfmehlwickel um die Waden. Belassen Sie die Wickel zirka zehn Minuten. Es entsteht eine Hitzeentwicklung, die gewollt ist. Eventuell auftretende Rötungen sind nur Hautreizungen und verschwinden nach zwei bis drei Tagen wieder.

Anwendung:

Nasennebenhöhlenentzündungen, Gelenkverschleiß, chronische
Bronchitis, Asthma.

Wadenwickel

Tauchen Sie ein Tuch in eine mittelgroße Schüssel kaltes Wasser, dem Sie eine Tasse Essig (keine Essigessenz!) und eventuell noch ein paar Eiswürfel zugefügt haben. Wringen Sie das Tuch gut aus und wickeln Sie es um die Waden. Darüber wickeln Sie noch ein trockenes Tuch, am besten darüber noch einmal ein Wolltuch. Beachten Sie, dass die Füße trotzdem warm gehalten werden sollten, benutzen Sie dazu eventuell eine kleine Wärmflasche. Wenn der Wadenwickel warm ist, wiederholen Sie ihn.

Anwendung:

Kalte Wadenwickel wendet man bei Fieber, Mandelentzündungen und
Venenentzündungen an,
warme Wadenwickel bei Muskelzerrungen.

Zwiebelwickel

Schneiden Sie eine Zwiebel klein und dünsten sie die fein geschnittene Zwiebel in einer Pfanne mit etwas Öl glasig. Geben Sie die Zwiebelstücke warm auf ein Tuch und klappen dieses zu. Benutzen Sie Zwiebelwickel stets warm.

Für Halsschmerzen wickeln Sie dieses Tuch um den Hals, bei Ohrenschmerzen legen Sie den Wickel auf das Ohr auf.

Anwendung:

Zwiebelwickel eignen sich zur Behandlung von Ohrenschmerzen und Halsschmerzen.

7. Ausleitungsmethoden

7.1. Entschlackung und Entgiftung

Mit einer richtig durchgeführten Entschlackungs- und Entgiftungskur werden der Stoffwechsel angeregt und Schlackestoffe aus dem Körper ausgeleitet.

1. Beginnen Sie die Entschlackungskur mit einem Fastentag. Die Darmentleerung fördern Sie mit drei bis vier gehäuften Teelöffeln Mannitol (in Apotheken erhältlich) auf einen halben Liter Wasser.

2. Während der Entschlackungstage trinken Sie Gemüsebrühen aus einem Pfund Gemüse und zwei Litern Wasser: Brokkoli, Karotten, Kartoffeln, Lauch, Paprika, Tomaten, Zwiebeln. Zusätzlich sollten Sie in dieser Zeit ein Multivitaminpräparat einnehmen, welches Sie in Apotheken erhalten. Die eigentliche Fastenperiode sollte ein bis drei Wochen dauern.

3. Zum Fastenbrechen beginnen Sie beim Frühstück mit einem reifen Apfel, zu Mittag trinken Sie Gemüsebrühe und essen Gemüse. Am Nachmittag können Sie einen Magerjoghurt verzehren und den Abend beschließen Sie nochmals mit Suppe und Gemüse.

Anwendung:

Entschlackungen und Entgiftungen empfehlen sich bei allen chronischen Erkrankungen zweimal jährlich. Insbesondere sollte man aber auf eine Entschlackung bei rheumatischen Erkrankungen achten.

7.2. Schröpfkopftherapie

Bei Muskelverspannungen und Neuralgien hat es sich bewährt, Schröpfköpfe zu setzen. Heute ist die Anwendung sehr einfach geworden. Den Unterdruck, den man zum Aufsetzen der Gläser braucht, erzeugte man früher mit Spiritus, Feuerzeug und Watte. Heute gibt es zur einfachen Anwendung zu Hause Schröpfköpfe mit einem Gummiball.

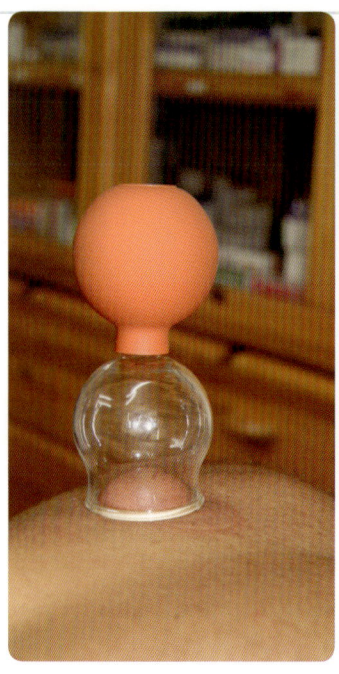 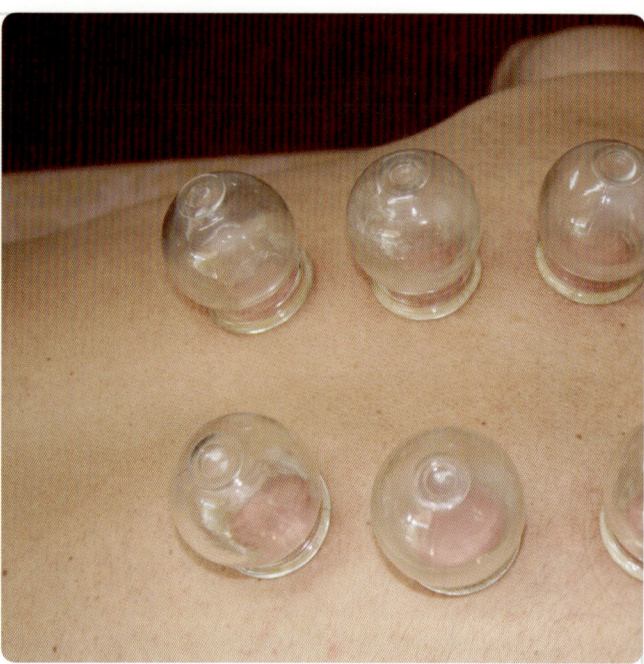

(Foto 15, Schröpfkopf) (Foto 16, Schröpfkopfbehandlung)

Reiben Sie das zu behandelnde Gebiet mit einer wärmenden Salbe ein (zum Beispiel: Finalgon, Hot Thermo, Thermo-Rheumon-Salbe, Vipratox o.ä.). Dann setzen Sie einen Schröpfkopf auf. Wählen Sie je nach zu behandelnder Fläche große Schröpfköpfe für große Areale und kleine dementsprechend für kleine Areale. Nun reiben Sie mit dem Schröpfglas auf der vorher mit der Wärmesalbe behandelten Fläche immer entlang des Muskelverlaufes auf und ab. Die Behandlung sollte nicht länger als fünf Minuten dauern. Mit der Zeit lösen sich Verspannungen und Verquellungen. Bei der Schröpfkopftherapie entstehen bei Patienten mit empfindlicher Haut leicht blaue Flecken. Führen Sie daher diese Therapie nur alle zwei bis drei Tage durch. Nach etwa fünf bis sechs Behandlungen sollten sich die Verspannungen gelöst haben. Nur selten ist eine längere Therapie notwendig.

Anwendung:

Die Massage mit Schröpfköpfen ist hervorragend geeignet zum Lösen von Muskelverspannungen.

8. Lichttherapie

8.1. Rotlichttherapie

Infrarotlicht verbessert die Durchblutung. Durch die Ausdehnung der Blutgefäße können Schadstoffe und Schleim besser abtransportiert werden. Führen Sie die Bestrahlung der jeweiligen Region aus einem Abstand von zirka 30 bis 40 Zentimetern über eine Viertelstunde durch.

Anwendung:

Zur Behandlung von Heiserkeit und zur Lösung von Schleim bei Nasennebenhöhlenentzündungen und Tubenkatarrh haben sich seit Jahrzehnten Rotlichtlampen durchgesetzt. Von vielen Augenärzten wird die Erweichung von Gerstenkörnern mit Rotlicht empfohlen.

8.2. UV-Bestrahlung

UV-Strahlung wirkt keimabtötend.

Anwendung:

Die UV-Bestrahlung kann daher besonders gut bei entzündlichen Hauterkrankungen, wie Akne, verwendet werden.

9. Homöopathie

Es ist das Verdienst des Arztes Samuel Hahnemann (1755- 1843), heute eine Homöopathische Lehre vorliegen zu haben. Er beobachtete, welche Symptome ein Mittel bei einem gesunden Menschen erzeugt, und schlussfolgerte daraus, bei welchen Erkrankungen man es zur Heilung einsetzen kann. In einem heroischen Selbstversuch nahm er Chinarinde, die man damals zur Therapie der Malaria verwendete, in homöopathischer Dosierung ein und bekam malariaähnliche Symptome, die bei jeder erneuten Einnahme wieder auftraten. So zog er seine Schlussfolgerung, dass man Gleiches mit Gleichem heilen kann.

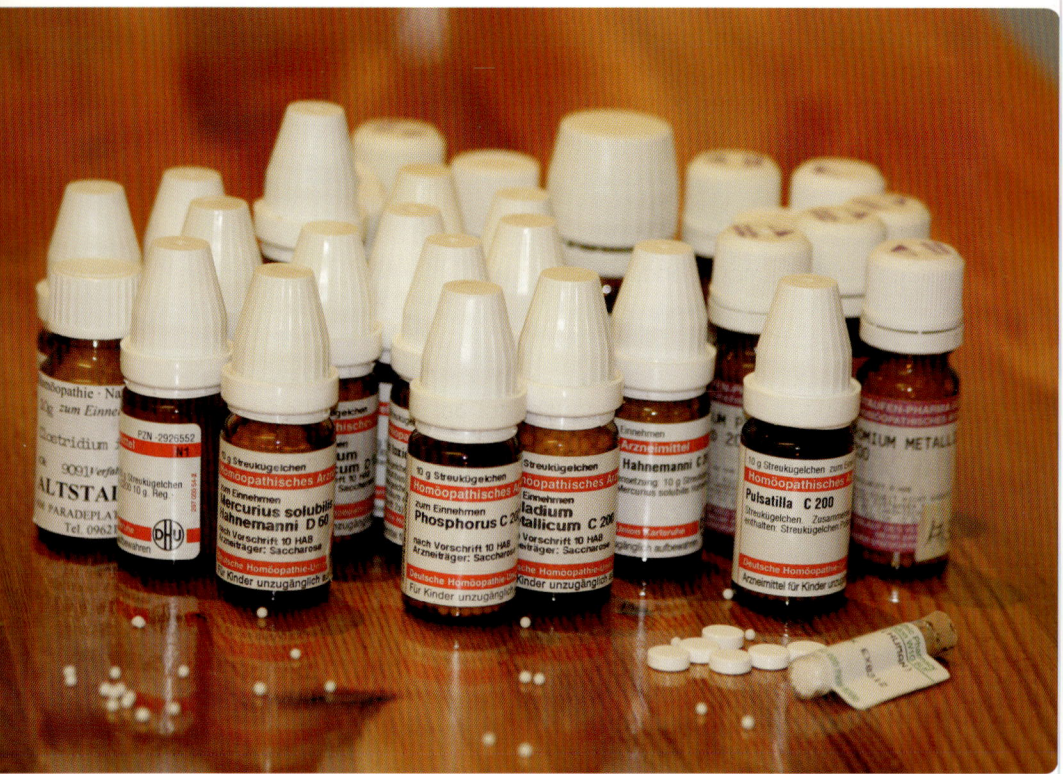

(Foto 17, Homöopathische Arzneimittel)

Homöopathische Mittel liegen in verschiedenen Potenzen (Verdünnungen) vor. Eine Potenz von Bellis perennis D6 wird z.B. wie folgt hergestellt:

Ein Tropfen der Urtinktur des Gänseblümchens (Bellis perennis) wird mit neun Tropfen Alkohol gemischt und zehnmal geschüttelt. So entsteht die Potenz Bellis perennis D1. Wird nun ein Tropfen dieser Mischung mit neun Tropfen Alkohol versetzt und zehnmal geschüttelt, so entsteht die Potenz Bellis perennis D2 usw. Daraus ist ersichtlich, dass in höheren Potenzen, wie z.B. der D200, so gut wie

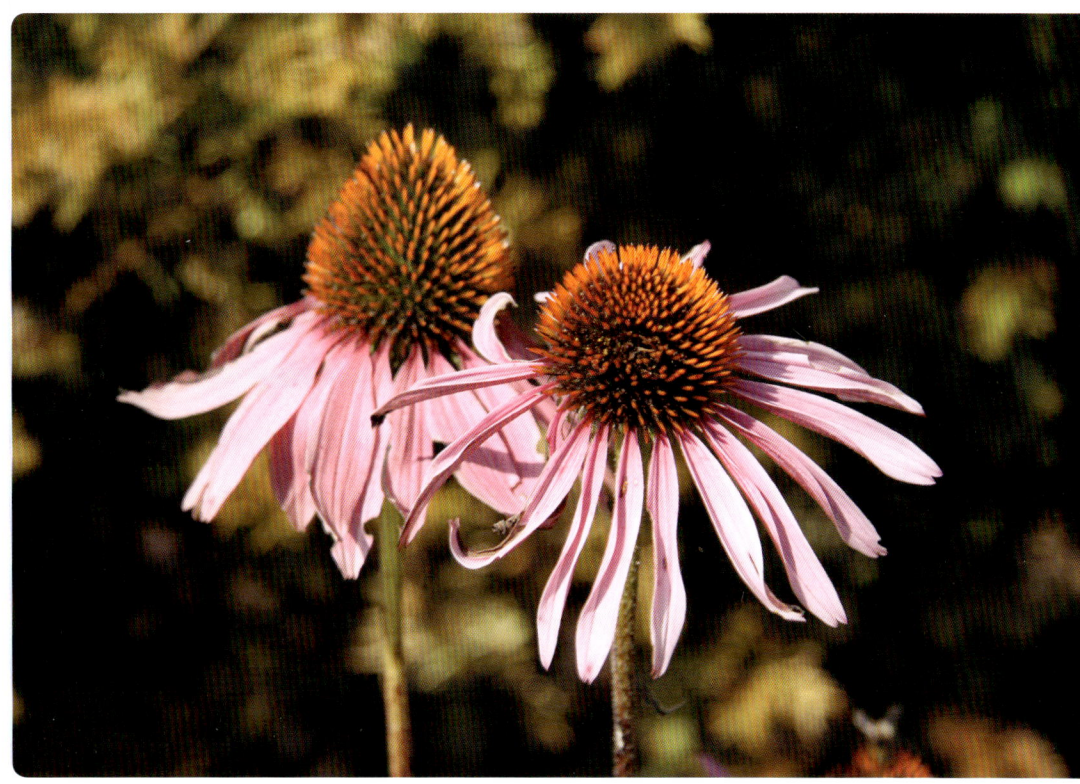

(Foto 18, Echinacea)

nichts Stoffliches mehr enthalten ist. Die dennoch im Körper erzielte Wirkung kann man sich am ehesten erklären als eine Art „Informationsweitergabe".

Tabletten und Kügelchen werden nach dem gleichen Prinzip hergestellt, nur dass sie mit Milchzucker verdünnt werden.

Ziel der homöopathischen Therapie ist es, den abgeschwächten Organismus so zu stützen, dass er durch Aktivierung seiner Selbstheilungskräfte genesen kann.

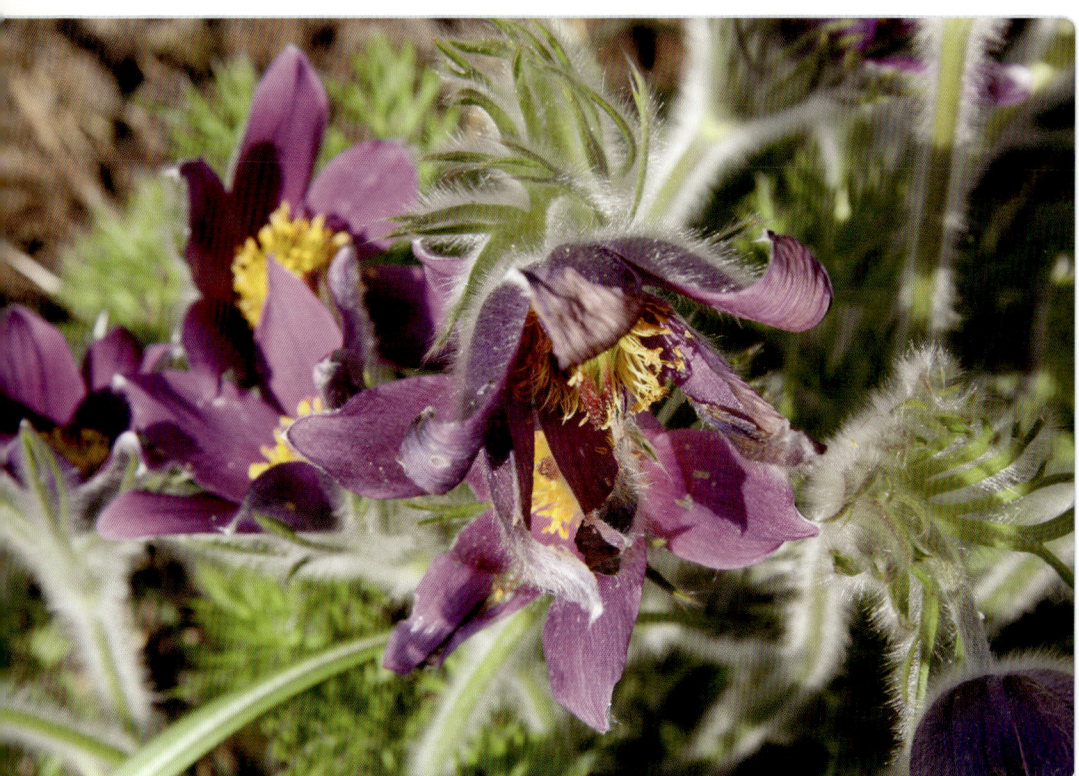

(Foto 19, Pulsatilla)

Die tiefgreifendere Homöopathie macht sich die Konstitutionsbehandlung zu Nutze. Dies würde aber in meinem Buch zu weit führen und sollte auch nicht in Selbstbehandlung, sondern durch einen erfahrenen Homöopathen erfolgen.

Ich benenne Ihnen in meinem Buch lediglich einzelne Homöopathika, die sich bei bestimmten Erkrankungen bewährt haben. Da man mit homöopathischen Mitteln den gesamten Organismus behandelt, beachten Sie bitte bei den einzelnen Erkrankungen auch die angegebenen weiteren Unterscheidungsmerkmale. So muss man z.B. bei einigen Homöopathika nach der Ursache therapieren, bei anderen nach der Schnelligkeit des Eintretens der ersten Symptome, bei wieder anderen nach Charaktereigenschaften des Patienten.

Dosierung:

Je akuter eine Erkrankung ist, desto kürzer wählen Sie die Abstände der Einnahme: Bei sehr plötzlich eingetretenen Erkrankungen nehmen Sie das Mittel im Abstand weniger Minuten, bei plötzlich aufgetretenen Zuständen im Abstand von einer viertel bis zu einer halben Stunde. Eine Besserung sollte dabei nach spätestens zwei, bei halbstündiger Einnahme nach spätestens fünf Stunden eingetreten sein. Tritt keine Besserung ein, vergewissern Sie sich noch einmal über die Richtigkeit des Mittels. Bei Besserung der Beschwerden gehen Sie auf die übliche Dosierung zurück:

D6:   dreimal täglich fünf Kugeln oder fünf Tropfen oder eine Tablette
D12:   einmal täglich fünf Kugeln oder fünf Tropfen oder eine Tablette
C30:   einmal wöchentlich fünf Kugeln oder fünf Tropfen oder eine Tablette
C200:   einmal monatlich fünf Kugeln oder fünf Tropfen oder eine Tablette. Bei
        der Einnahme entspricht eine Tablette fünf Tropfen oder fünf Kugeln.

Im Therapieteil richten Sie sich nach den o.g. Anweisungen, sofern nicht eine abweichende Dosieranleitung gegeben wird.

Wahl der Potenz:

Nehmen Sie bei sehr plötzlich eingetretenen Zuständen eine höhere Potenz (C30, C200), bei eher langsam einsetzenden Symptomen eine mittlere Potenz (D12) und bei chronischen Erkrankungen eher eine niedrige Potenz (D4, D6).

Bei diesen Empfehlungen muss man sich darüber im Klaren sein, dass dieses eigentlich nicht dem Ursprung der Homöopathie entspricht, denn die Mittel sollten immer individuell auf jeden einzelnen Organismus angepasst sein. Es ist ein Zugeständnis, das wir uns für die kurze Einführung der Homöopathika in diesem Buch geben müssen.

Nehmen Sie homöopathische Mittel stets nüchtern ein, am besten eine halbe Stunde vor einer Mahlzeit. Lassen Sie die Homöopathika stets so lange wie möglich unter der Zunge zergehen. Meiden Sie während einer homöopathischen Therapie Alkohol, Kaffee, Schwarztee und pfefferminzhaltige Mischungen. Denken Sie auch an pfefferminzhaltige Kaugummis.
Bewahren Sie Homöopathika niemals zusammen mit schulmedizinischen Medikamenten in einem Schrank auf. Die Wirkung kann dadurch beeinträchtigt werden.

10. Eigenurintherapie

Eine Eigenurintherapie kann man leicht zu Hause durchführen. Benutzen Sie immer Mittelstrahlurin (zunächst etwas Urin lassen und erst dann die Urinmenge auffangen).

Filtern Sie Urin durch einen Papierkaffeefilter. Am ersten Tag trinken Sie 0,5ml Urin, verdünnt auf ein Glas Wasser. Nach einem Tag Pause trinken Sie 1,0ml Urin, verdünnt auf ein Glas Wasser. Steigern Sie die Menge alle zwei Tage um 0,5ml maximal bis 3,0ml pro Tag. Die Symptome, die Sie behandeln wollen, verschwinden meist bereits nach der dritten Behandlung.

Die Behandlung ist am wirksamsten, wenn der Urin entnommen wird, wenn die Beschwerden am ausgeprägtesten sind.

Anwendung:

Eigenurintherapien kann man zur Behandlung der Akne sowie allergischer Erkrankungen nutzen. Auch zur Steigerung der Infektabwehr ist eine Eigenurintherapie sinnvoll.

Hausapotheke

Krankheiten treten meist plötzlich auf und immer ungelegen. Deshalb sollten Sie immer eine kleine Hausapotheke bereit haben.

Manchmal benötigt man spezielle homöopathische Medikamente, die die Apotheke nicht vorrätig hat. Aber ebenso wichtig wie eine kleine homöopathische Hausapotheke ist ein kleines Kräutergärtchen. Man muss zu jeder Zeit auf die Kräuter zurückgreifen können, wenn man damit heilen möchte. Bei plötzlich aufgetretenen Erkrankungen wird man kaum losfahren wollen oder können, um Kräuter einzukaufen. Hinzu kommt, dass nicht alle Kräuter das ganze Jahr über in den Geschäften vorrätig sind. Sie dagegen können die im Sommer in Ihrem Kräutergarten geernteten Pflanzen konservieren und jederzeit auf diese zurückgreifen.

1. Vorrat an homöopathischen Hausmitteln

Folgende Homöopathika sollte man sich zu einer Hausapotheke zusammenstellen: Aconitum, Apis, Arnika, Belladonna, Bellis perennis, Borrelien-Nosode, Bryonia, Cantharis, Caulophyllum, Causticum, Chamomilla, Cocculus, Colocynthis, Drosera, Dulcamara, Echinacea, Euphrasia, Gelsemium, Hepar sulfuris, Hypericum, Ignatia, Ipecacuanha, Lachesis, Lycopodium, Mercurius, Natrium chloratum, Phosphorus, Phyto lacca, Podophyllum, Pulsatilla, Rhus toxicodendron, Silicea, Staphylococcus, Streptococcus, Sulfur, Symphytum, Thuja, Zeckenbißfiebernososde

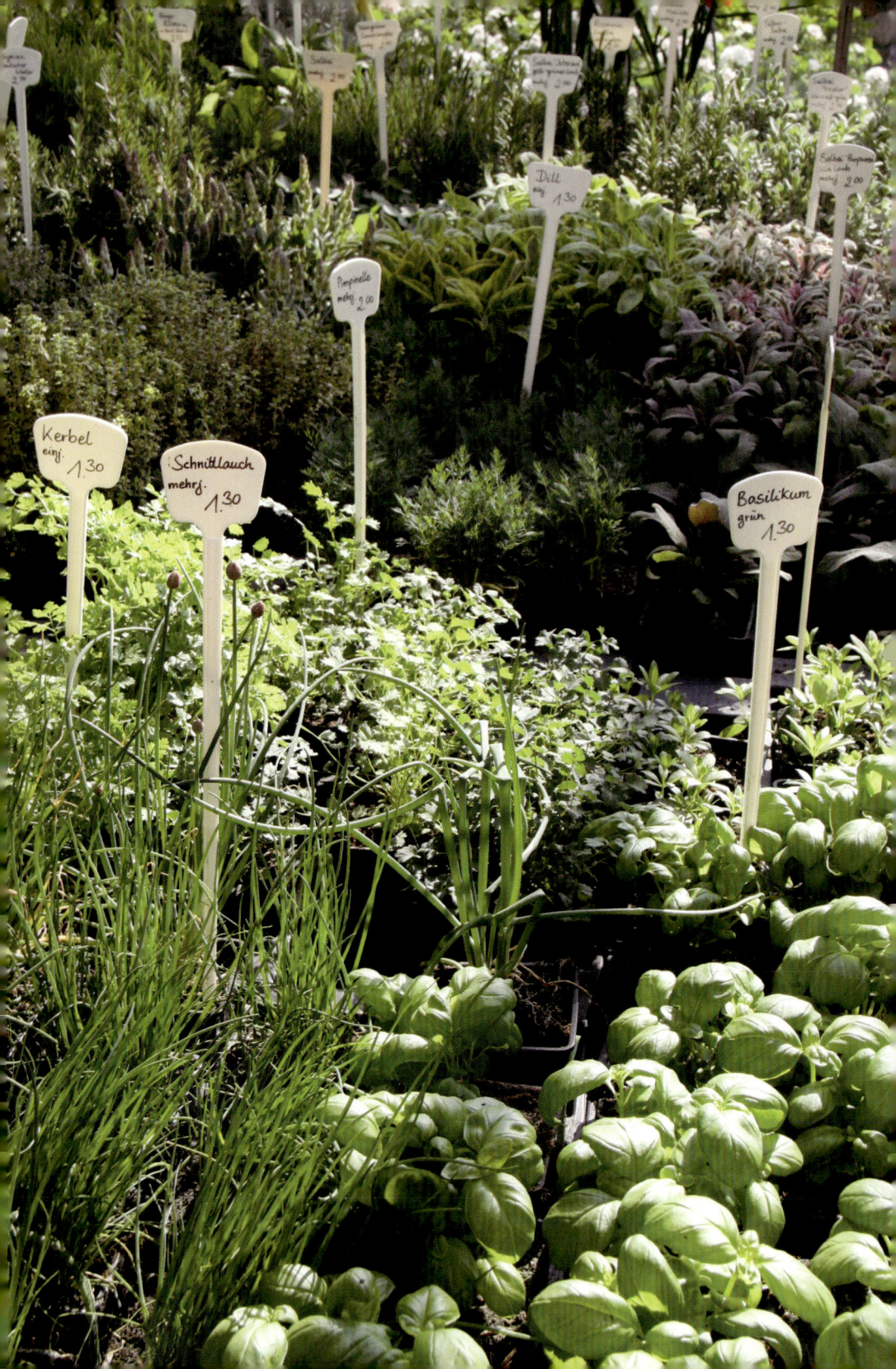

2. Vorrat an Kräutern

2.1. Anpflanzen von Kräutern

Kräuter sind wie Unkräuter sehr anspruchslose Pflanzen, sie gedeihen nahezu überall: in Kübeln auf der Terrasse, im Balkonkasten, im Garten. Im Allgemeinen brauchen Kräuter keine Pflege.

Beachten sollten Sie nur, dass die Kräuter viel Sonne benötigen (Ausnahme: Minze sollte im Schatten stehen). Das hängt mit ihrem Ursprung zusammen: Die meisten unserer heimischen Kräuter stammen aus den sonnenreichen südlichen Regionen (Frankreich, Spanien, Italien, Griechenland, Jugoslawien). Wer schon einmal die Macchia in diesen Regionen gerochen hat, wünscht sie sich gern auf die Terrasse oder in den Balkonkasten, weil sie ein kleines bisschen Urlaubsatmosphäre schaffen. Außerdem sind Kräuter nicht nur medizinisch sinnvoll, sondern auch noch dekorativ.

Legen Sie ein kleines Beet an, bepflanzen Sie Kübel, Schüsseln, Schalen, Töpfe u.ä. Vermeiden Sie aber Metallkästen, da die Kräuter ja sehr viel Sonne brauchen und sich das Metall zu stark aufheizen würde. Die Kübel müssen unten Löcher haben. Die Höhe sollte zirka 30 Zentimeter betragen. Bepflanzen Sie die Kübel oder das Beet nicht zu dicht. Das beeinträchtigt das Wachstum und auch das Aroma der Pflanzen. Man verschätzt sich anfangs oft mit dem Platz. Pflanzen Sie daher als erste mehrjährige Kräuter an und dazwischen einjährige. Dann kommen Sie später nicht in Platzkonflikt, wenn die mehrjährigen Kräuter sich ausbreiten. Rechnen Sie für jeden Topf etwa 30 Zentimeter Breite.

Schützen Sie die Kräuter über den Winter vor direkter Kälte. In unserer Gegend überwintern einige Pflanzen nicht, da es ihnen zu kalt ist.

Wenn Sie Kräuter zu Heilzwecken züchten, schneiden Sie die Blüten ab, damit die ganzen Wirkstoffe in den Blättern bleiben. Düngen Sie nie künstlich und benutzen Sie nie Schädlingsbekämpfungsmittel.

(Foto 20, Kräuteranpflanzung)

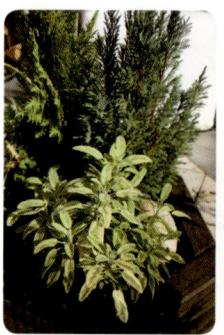 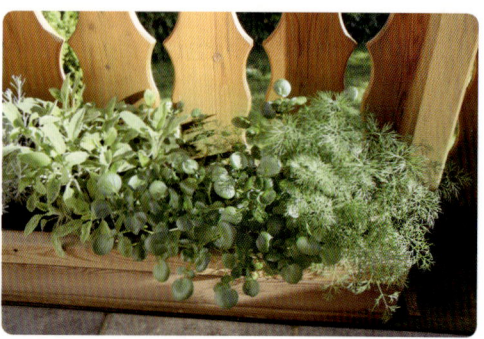

Die folgende Tabelle gibt eine Übersicht über Kräuter, die man ganz einfach im Balkonkasten, auf der Terrasse oder im Garten anpflanzen kann:

Kräuter	ein- oder mehrjährig	verwendbare Teile	Erntezeit
Anis (Pimpinella anisum)		Früchte	Spätsommer
Basilikum (Ocimum basilicum)	einjährig im Kräutertopf	Blätter	Frühjahr, Sommer
Bohnen (Faba)	Garten	Hülsen	Sommer
Dill (Anethum graveolens)	einjährig im Garten	Kraut	Sommer
Fenchel (Foeniculum vulgare)	mehrjährig im Kräutergarten	Früchte	Sommer, Herbst
Knoblauch (Allium sativum)	mehrjährig Garten	Wurzelknolle	Spätsommer
Kümmel (Carvum carvi)	Garten	Samen	Sommer
Lavendel (Lavendula)	mehrjährig	Blüten, Blätter	Sommer
Liebstöckel (Levisticum officinale)	Kräutergarten	Kraut	Sommer
Majoran (Origanum)	einjährig im Kräutergarten	Blätter	Sommer
Melisse (Melissa officinalis)	Kräutergarten	Blätter	Sommer

Meerrettich (**Armoracia**)	mehrjährig im Kräutergarten	Wurzel	Winter
Petersilie (**Petroselinum crispum**)	mehrjährig Garten	Blätter, Stängel	Frühjahr - Herbst
Pfefferminze (**Mentha piperita**)	einjährig Garten	Blätter	Frühjahr - Herbst
Ringelblume (**Calendula**)	einjährig Garten	Blütenblätter, Blätter	Sommer
Rosmarin (**Rosmarinus officinalis**)	mehrjährig im Kräutergarten	Blätter	Frühjahr - Sommer
Salbei (**Salvia officinalis**)	mehrjährig im Kräutergarten	Blüten, Blätter	Sommer
Schnittlauch (**Allium schoenoprasum**)	mehrjährig Garten	Stängel	Frühjahr - Herbst
Thymian (**Thymus vulgaris**)	mehrjährig im Kräutergarten	Blätter	Frühjahr - Sommer
Zitronenmelisse (**Melissa officinalis**)	mehrjährig im Kräutergarten	Blätter	Frühjahr - Sommer

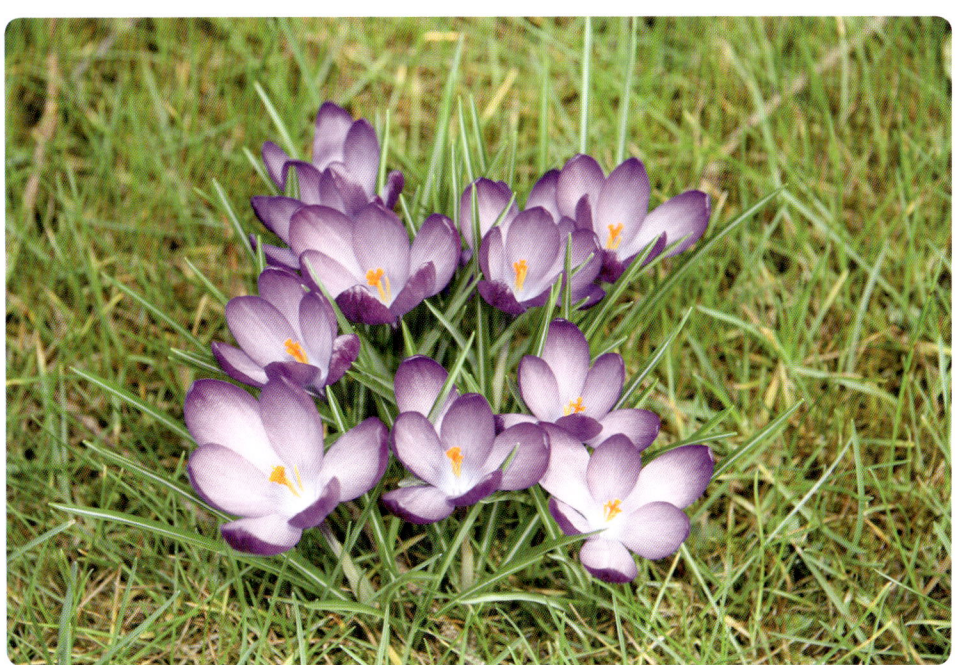

(Foto 21, Herbstzeitlose)

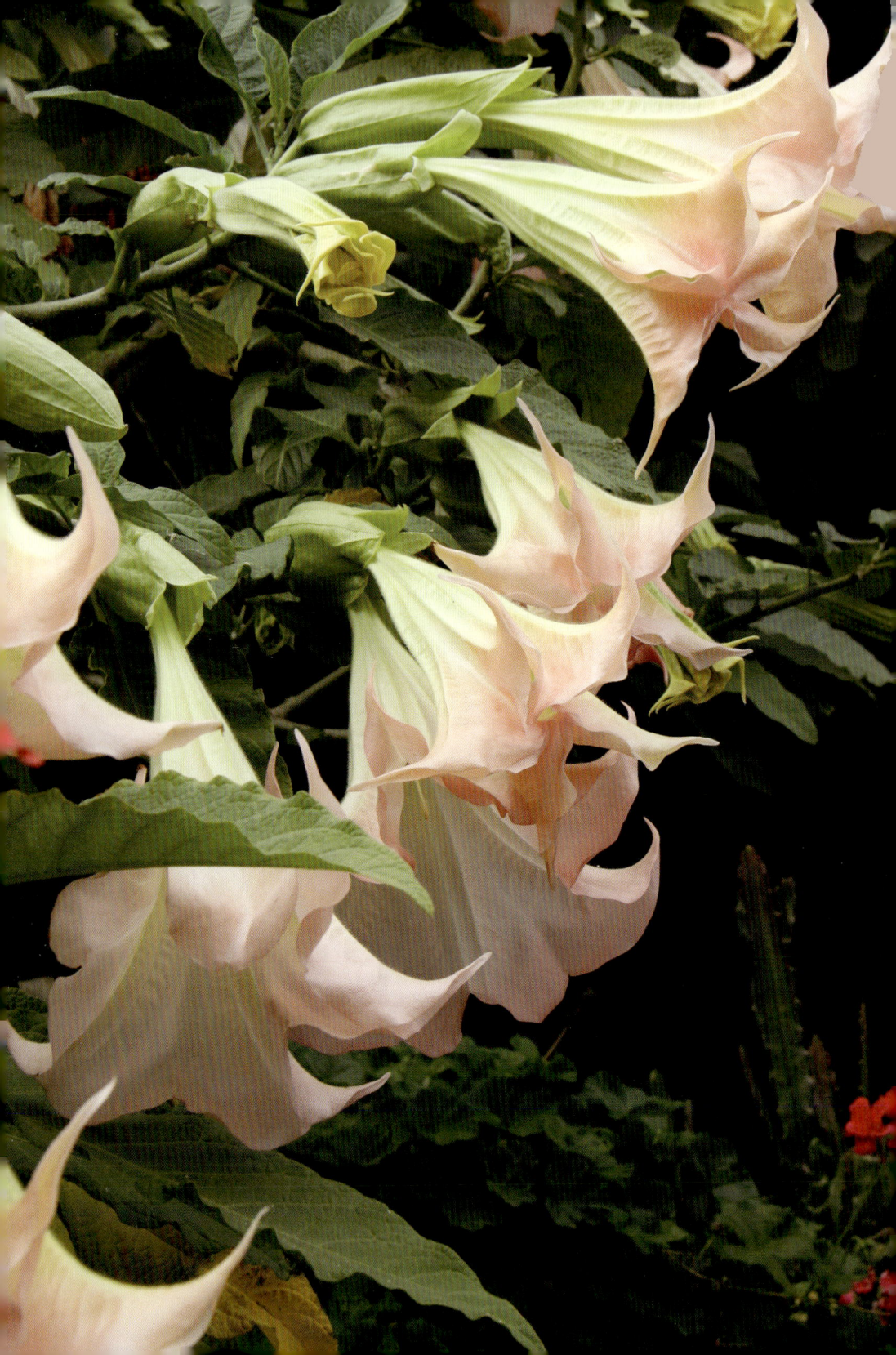

2.2. Sammeln von Kräutern

Viele Kräuter findet man aber auch in der Natur. Wenn Sie Kräuter für medizinische Zwecke sammeln wollen, ist es unbedingt erforderlich, diese genau zu kennen, da es auch in unserer Gegend giftige Pflanzen gibt (z.B. Eibe, Fingerhut, Goldregen, Herbstzeitlose, Maiglöckchen, Tollkirsche, Trompetenblume u.v.a.). Benutzen Sie daher nur Ihnen bekannte Pflanzen!

Die folgende Tabelle gibt eine Übersicht über Kräuter und Pflanzen, die Sie in freier Natur sammeln können:

Kräuter	Vorkommen	verwendbare Teile	Erntezeit
Arnika (Anica montane)	Gebirgswiesen Moore	Blüten	Naturschutz!
Baldrian (Valerians officinalis)	feuchte Wiesen, Wälder	Wurzeln	Herbst
Bärentraube (Arctostaphylos)	Felsen, Steinhänge	Blätter	Naturschutz!
Beinwell (Symphytum)	feuchte Wiesen Auwälder	Blätter, Wurzeln	Herbst
Benediktenkraut (Cnicus benedictus)	sandige Böden	Kraut	April-Juli
Berufskraut (Conyza canadensis)	Wiesen	Blätter, Triebe	Sommer, Herbst
Bibernelle (Sanguisorba)	Sonnenhänge, Felsen, Wiesen	Wurzel	Frühjahr
Birke (Betula)	Wälder, Heiden	junge Blätter	Frühjahr
Brennnessel (Urtica dioica)	Wegränder	Blätter, Stängel	Frühjahr, Sommer
Brombeeren (Rubus caesius)	Waldränder	Blätter	Mai/Juni
Brunnenkresse (Nasturtium officinale)	Bachufer	ganze Pflanze	Frühjahr
Efeu (Hedera helix)	Wald, Mauern	junge Blätter	Spätsommer
Eibisch (Althae officinalis)	feuchte Böden	ganze Pflanze	Herbst

(Foto 22, Trompetenblume)

Kräuter	Vorkommen	verwendbare Teile	Erntezeit
Eiche (Quercus robur)	Wald, Parkanlagen	Rinde	Frühjahr
Eisenkraut (Verbena officinalis)	Weiden	Blüten, Blätter	Juli-September
Enzian (Gentiana)	Wiesen im Gebirge	Wurzel	Naturschutz!
Erdbeeren (Fragiola)	Garten	Blätter	
Erdrauch (Fumaria)	Hecken, Äcker	Kraut	Sommer
Espe (Populus tremula)	Parkanlagen	Blätter	Frühjahr
Fichte (Picea)	Wälder	junge Triebe	Naturschutz!
Frauenmantel (Alchemilla vulgaris)	Wälder, Wiesen	Kraut	Frühjahr
Gänseblümchen (Bellis perennis)	Wiesen	Blüten	Frühjahr
Goldrute (Solidago)	Gärten, Waldränder	Triebspitzen	Herbst
Hagebutten (Rosa canina)	Hecken	Schalen der Früchte	Herbst
Hauhechel (Ononis)	trockene Steinböden	Wurzel	Herbst
Heide (Erica)	felsige, trockene Hänge	Kraut	
Heidelbeeren (Vaccinium myrtillus)	Heiden, Wälder	Kraut, Früchte	Sommer
Himbeeren (Morum idaeum)	Waldränder, Gärten	Blätter	Sommer
Hirtentäschel (Capsella bursa pastoris)	Schutthalde, Acker	Kraut	Frühjahr-Herbst
Holunder (Sambucus nigra)	Wälder, Gärten	Blüten Früchte	Frühjahr Spätsommer
Hopfen (Humulus lupulus)	Waldränder	Blüten, Früchte	Herbst
Huflattich (Tussilago farfara)	Wegränder	Blüten Blätter	Frühjahr, Sommer

Kräuter	Vorkommen	verwendbare Teile	Erntezeit
Jasmin (Jasminum officinalis)	Gärten, Parkanlagen	Blüten	Mai-September
Johanniskraut (Hypericum)	Waldränder	Blüten, Blätter	Sommer
Kalmus (Acorus calamus)	Ufer	Wurzel	Sommer
Kamille (Chamomilla)	Wiesen	Blüten	Frühjahr, Sommer
Klette (Arctium tomentosum)	Wegränder	Wurzeln	Sommer, Herbst
Kornblumen (Centaurea cyanus)	Felder	Blüten	Juni-Oktober
Linde (Tilia)	Parkanlagen	Blüten („Flügel")	Juni
Löwenzahn (Taraxacum officinale)	Wiesen	Blätter, Wurzeln	Frühjahr
Lungenkraut (Pulmonaria officinalis)	Wälder	Blätter	Frühjahr, Sommer
Mädesüßkraut (Filipendula)	feuchte Wiesen, Ufer	Kraut	Sommer
Malve (Malva)	trockene Böden	Blüten	Juli/August
Minze (Mentha)	feuchte Wiesen	Blätter	Frühsommer
Mistel (Viscum album)	Schmarotzerwachstum	junge Triebe	ganzjährig
Mönchspfeffer (Vitex agnus castus)	Ufer		Juni-September
Odermennig (Agrimonia eupatoria)	sonnige Hänge, Waldrand		
Preiselbeere (Vaccinium vitis- idaea)	Wälder, Heiden, Berghänge	Blätter	Mai-Juli
Primel (Primula)	Waldränder, Wiesen, Felsen	Wurzeln	Naturschutz!
Quendel (Thymus pulegioides)	Wegränder	Kraut	Mai-August
Rainfarn (Chrysanthemum vulgare)	Wegränder	Blüten, blühende Triebspitzen	Juni-Oktober

Kräuter	Vorkommen	verwendbare Teile	Erntezeit
Rosen (Rosa canina)	Hecken	Früchte Blüten	Sommer, Herbst
Sauerampfer (Rumex acetosa)	Wiesen	Blätter, Wurzel	Frühjahr-Sommer
Schachtelhalm (Equisetum)	Wälder	junge Triebe	Sommer
Schafgarbe (Achillea millefolium)	trockene Böden, Felsen	Blätter, Blüten	Spätsommer
Spierstaude (Filipendula)	feuchte Böden, Ufer	Blüten	Juni-September
Spitzwegerich (Plantago lanceolata)	Wegränder	Blätter	Frühjahr
Stiefmütterchen (Viola tricolor)	Wiesen, Äcker	Kraut	Sommer
Tanne (Ables)	Wald	Nadeln	Frühjahr
Taubnessel, weiß (Lamium)	Wald, Wegränder	Kraut	April-Oktober
Tausendgüldenkraut (Centaurium)	Wiesen	Kraut	Juni-September
Veilchen (Viola)	Wälder, Wiesen	Kraut, Wurzel	Frühjahr, Spätsommer
Wacholder (Juniperus)	Heiden	Früchte	Oktober-Dezember
Waldmeister (Asperula)	Wald	Blätter, Stängel	Frühjahr
Walnuss (Juglans regia)	Wälder, Parks, Gärten	Blätter	Sommer
Wegwarte (Cichorium intybus)	Äcker, Wegränder	Blätter, Blüten	Spätsommer
Weide (Salix)	Bachufer	Blätter, Rinde	Frühjahr
Weißdorn (Crataegus oxyacantha)	Wälder	Blütenknospen, Früchte	Frühjahr, Herbst
Wermut (Artemisia absinthum)	steinige Böden	Kraut	Spätsommer
Ysop (Hyssopus officinalis)	steinige Böden	Kraut	Juni-September

2.3. Konservierung der Kräuter

Wenn Sie Kräuter aufbewahren wollen, ernten Sie diese immer an trockenen Tagen. Benutzen Sie nur einwandfreie Pflanzen. Trennen Sie dunkle oder braun verfärbte Blätter ab. Verwenden Sie keine heruntergefallenen Blüten.

Einfrieren

Sie können Ihre Ernte heutzutage in Ihrer Gefriertruhe aufbewahren. Hierzu können Sie die Blätter oder Blüten in Tüten im Ganzen einfrieren, bei Gebrauch etwas abbrechen und die Kräuter nun zwischen den Händen zerreiben.

Trocknen

Sollten Sie die altgewohnte Methode des Trocknens vorziehen, lassen Sie die Kräuter an einem trockenen, warmen, schattigen, staubfreien Ort trocknen. Sonnenbestrahlung entzieht den Pflanzen nicht nur die Farbe, sondern auch wichtige Wirkstoffe. Streuen Sie sie in dünnen Lagen auf ein saugfähiges Papier, am besten eine saubere Zeitung. Meist sind die Kräuter nach ein bis zwei Tagen getrocknet. Sie können Kräuter auch zum Trocknen in kleinen Bündeln aufhängen.
Dazu müssen Sie ebenfalls einen trockenen Ort wählen, da die Kräuter sonst schimmeln.
Dachböden sind geeignet, da sie warm und luftig sind.

Verschiedene Trockenvarianten:

- Früchte bei zirka 40° trocknen:
  Hagebutten, Heidelbeeren, Holunder, Weißdorn
- Wurzeln ausgraben, säubern, der Länge nach teilen,
  an schattig-luftigem Ort aufhängen:
  Beinwell, Löwenzahn
- Samenstände bei einsetzender Reife abschneiden,
  über Zeitung ausschütteln:
  Anis, Fenchel, Hopfen, Kümmel
- Blüten bzw. Blätter an schattig-luftigem Ort auf einer Zeitung ausbreiten,
  trocknen:
  Birke, Holunder, Huflattich, Kamille, Linde, Melisse,
  Pfefferminze, Ringelblume, Salbei
- Pflanzen vor der Blüte (Blütenknospen abschneiden) bündeln, an schattig-luftigem Ort aufhängen, trocknen:
  Brennnessel, Lavendel, Majoran, Rosmarin, Schafgarbe,
  Spitzwegerich, Thymian, Wermut

Trocknen Sie niemals Kräuter im Ofen! Der Trockenprozess geht zu schnell und die Pflanze verliert ihre Wirkstoffe!

Zermörsern Sie die Kräuter nach dem Trocknen.

Zur Aufbewahrung benötigt man einen dunklen Raum, braune Glasgefäße, Porzellan- oder Blechdosen, da Licht Aroma- und Wirkstoffe vernichtet.

Aufbewahrung in Öl

Sie können Kräuter auch in Öl konservieren. Waschen Sie dazu die Kräuter, hacken Sie diese klein, füllen Sie sie in Flaschen und füllen Sie mit Olivenöl auf. Diese Methode hat nebenbei auch einen sehr dekorativen Effekt für Ihre Küche.

Sie können die zerhackten Kräuter aber auch im Öl erhitzen und nach dem Abkühlen abseihen und in saubere, am besten ausgekochte Flaschen füllen. Dann sind sie länger haltbar.

Beispiele für das Ansetzen von Kräuterölen:

Johanniskrautöl

Zerquetschen Sie 250g frisches Johanniskraut, dessen Blüten gerade aufgegangen sind, und füllen Sie diese in eine durchsichtige Glasflasche. Füllen Sie nun mit einem Liter Olivenöl auf. Setzen Sie diese Flasche für etwa vier bis fünf Tage an einem hellen, warmen Ort (z.B. Fensterbank) der Gärung aus. Nun können Sie die Flasche verschließen. Nach etwa eineinhalb Monaten an einem hellen Ort nimmt das Öl eine rote Farbe an. Dann können Sie das Öl abseihen und in kleinere Flaschen abfüllen.

Ringelblumenöl

Für ein Ringelblumenöl erhitzen Sie eine Tasse Olivenöl und tauchen so viele Ringelblumen hinein, wie das Öl aufnimmt. Lassen Sie alles einen Tag stehen. Danach gießen Sie das Öl durch ein Sieb. Erhitzen Sie das Öl erneut, damit es haltbar wird. Nun bewahren Sie es an einem kühlen Ort auf.

Wichtige Öle sind: Kamillenöl, Kümmelöl, Lavendelöl, Minzöl, Nelkenöl, Rosmarinöl, Salbeiöl, Thymianöl, Vanilleöl, Wacholderbeeröl.

Einlegen in Honig

Eine andere Methode ist das Einlegen in Honig. Z.B. Basilikumblätter kann man gut mit Honig ansetzen.

Einlegen in Salz

In frischem Zustand kann man die Kräuter auch in Salz einlegen. Nach dem Säubern zerhacken Sie die Kräuter. Mischen Sie jeweils 200g Kräuter mit 20g Salz. Drücken Sie diese Kräutermischung fest in Steinguttöpfe ein und bestreuen Sie die Oberfläche nochmals dicht mit Salz. Verschließen Sie den Steinguttopf mit einer Haushaltsfolie und stellen Sie ihn an einen kühlen, trockenen Ort.

Sirupherstellung aus Kräutern

Geben Sie in eine Tasse mit kochendem Wasser drei Esslöffel Kräuter. Nach dem Abkühlen kann man die Mischung durch ein Teesieb oder durch ein feines Tuch abgießen. Beim erneuten Aufkochen des Suds fügen Sie so viel braunen Kandiszucker hinzu, dass beim Köcheln auf kleiner Flamme ein dickflüssiger Sirup entsteht (Bedenken Sie, dass der Sirup beim Abkühlen noch etwas eindickt). Füllen Sie den Sirup in ausgekochte Flaschen ab, schließen Sie die Flaschen erst nach dem Abkühlen.

Herstellung von Salben

Erhitzen Sie 100g neutrale Salbengrundlage (irgendeine Hautcreme, die weder Farb- noch Geruchsstoffe enthält und die Sie sonst gut vertragen) in einem Wasserbad. Geben Sie drei Esslöffel gehackte oder zermörserte Kräuter hinzu und belassen Sie die Salbe etwa 30 Minuten im heißen Wasserbad. Drücken Sie danach die Salbe durch ein Teesieb. Nun füllen Sie die Masse am besten in alte, vorher ausgekochte Salbendosen. Lassen Sie die Salbe in den Dosen erst abkühlen, bevor Sie diese verschließen.

Wichtige Salben sind Arnika-, Hamamelis- und Ringelblumensalbe.

Herstellung von Nasentropfen

Natürliche Nasentropfen lassen sich ganz leicht selbst herstellen:
Kochen Sie einen Tee aus zwei Teebeuteln Kamillentee (besser ist natürlich die Verwendung von getrockneten Kamillenblüten), einer halben Tasse Wasser und einem halben Teelöffel Zucker. Drücken Sie die Teebeutel richtig aus. Füllen Sie von dieser Mischung etwas in eine Pipettenflasche (in der Apotheke erhältlich, alternativ kann man auch eine alte Nasentropfenflasche verwenden, wenn man diese vorher ausgekocht hat). Stellen Sie die Nasentropfen kalt. Die Tropfen sollten Sie alle zwei Tage neu herstellen, da sie nicht lange haltbar sind.
Sie können diese Mischung wie normale Nasentropfen verwenden. Geben Sie drei- bis fünfmal täglich zwei bis drei Tropfen in jedes Nasenloch.

Tinkturherstellung

Um Pflanzen ihre heilenden Substanzen zu entziehen und um die Mixtur haltbar zu machen, setzt man am besten eine Tinktur mit 96%igem Alkohol an, den Sie in der Apotheke kaufen können. Zerhacken Sie die Kräuter, füllen Sie diese in eine verschließbare Flasche und gießen Sie den Alkohol zu. Die Mixtur muss warm und an einem hellen Ort stehen und jeden Tag geschüttelt werden. Nach zwei bis drei Wochen können Sie die Mixtur durch ein feines Teesieb abseihen. Nun fügen Sie diesem Sud nochmals die gleiche Menge Kräuter hinzu und wiederholen Sie die o.g. Prozedur.

Tinkturen dürfen nur äußerlich angewendet werden.

Beispiele für Tinkturherstellungen:

Für **Fliederblütentinkturen** füllt man z.B. eine Flasche mit frischen, dunklen Fliederblüten und bereitet den Ansatz wie oben beschrieben.

Für eine **Arnikatinktur** z.B. übergießen Sie 100g Arnikablüten mit einem Liter Apothekenalkohol. Benutzen Sie gut verschließbare Flaschen. Lassen Sie den Ansatz etwa zwei Wochen stehen und schütteln Sie gelegentlich um. Danach seihen Sie alles durch ein feines Sieb und drücken die Blüten aus. Wenn das Sieb zu grob ist, können Sie den Sud auch anschließend noch durch einen Kaffeefilter gießen.

Für eine **Krauttinktur** entsaften Sie einen halben Krautkopf (Weißkraut) im Dampfentsafter. Dann versetzen Sie diese Flüssigkeit mit einem halben Liter vergälltem Alkohol aus der Apotheke und füllen Sie diese in eine Sprayflasche. Die Aufbewahrung sollte im Kühlschrank erfolgen.

2.4. Vorratshaltung

Was sollte man sammeln?

Arnikawurzeln, Beinwellblätter, Birkenblätter, Brennnesseln, Brombeerblätter, Dillspitzen, Erdbeerblätter, Feldstiefmütterchen, Fenchelkraut, Fichtenspitzen, Hagebuttenschalen, Heidelbeeren, Himbeerblätter, Holunderblüten, Holunderfrüchte, Huflattichblätter, Kamillenblüten, Lindenblüten, Löwenzahn, Lungenkraut, Odermennig, Preiselbeerblätter, Ringelblumenblüten, Sauerampferwurzeln, Schafgarbe, Spitzwegerichblätter, Veilchen, Vogelmiere, Walnussblätter, Wegwarte, Wermut, Ysopkraut, Zinnkraut

Was sollte man einfrieren?
Heidelbeeren, Preiselbeeren

Welche Tinkturen sollte man zu Hause haben?
Arnika-, Beinwell-, Birkenblätter-, Hamamelis-,
Ringelblumen-, Rosmarin-, Thymiantinktur

Welche Öle sollte man sich herstellen?
Johanniskrautöl, Lavendelöl, Nelkenöl, Rosmarinöl, Salbeiöl,
Thymianöl, Wacholderbeerenöl

Welche Salben sollte man sich bereiten?
Arnika-, Beinwell-, Kamillen-, Ringelblumensalbe

Welche Säfte sollte man herstellen?
Fenchelsaft, Holunderblütensaft, Holunderbeerensaft,
Preiselbeersaft, Heidelbeersaft, Rhabarbersaft

Welche Früchte sollte man trocknen?
Bananen, Orangenschalen, Mandarinenschalen

3. Vorrat an sonstigen naturheilkundlichen Mitteln

Diese Produkte können Sie über Apotheken, Reformhäuser oder
Naturkostläden beziehen:

Aloe Vera-Saft, Eichenrinde, essigsaure Tonerde,
Heublumensäckchen, Japanisches Pfefferminzöl,
Leinsamensäckchen, Luvos-Heilerde,
Propolistinktur, Rescue-Salbe,
Tschamba Fii, Weihrauch.

Erkrankungen und Therapien

1. Erkältungskrankheiten

Vorbeugung:
Während der Übergangsjahreszeiten fliegen vermehrt Bakterien
und Viren durch die Luft.

In dieser Zeit kann man aber vorbeugend etwas tun,
um nicht zu erkranken. Stärken Sie Ihr Immunsystem.

Allgemeine Maßnahmen:
Nehmen Sie prophylaktisch Vitamin C, E und Zink.
Um die Infektabwehr zu stärken, kann man Eigenurintherapien durchführen.

Diätempfehlungen:
Zinkhaltige Lebensmittel sind Erdnüsse, mageres Fleisch, Kürbis, Paranüsse,
Schweizer Käse, Sonnenblumenkerne, Truthahnfleisch.

Vitamin C-reich sind Ananas, Avocado, Aprikose, Banane, Brokkoli, Cashew-Nüsse, Eberesche, Guaven, Granatapfel, Grünkohl, Hagebutte, Holunder, Kakifrucht, Kaktusfeige, Kirschen, Leber, Milch, Orange, Paprika, Rosenkohl, Sanddorn, schwarze Johannisbeere, Zitrone.

Essen Sie zum Frühstück während Schlechtwetterperioden Salate aus Äpfeln, Birnen, Erdbeeren, Grapefruit, Himbeeren, Kirschen, Kiwis, schwarzen Johannisbeeren, Papayas und Pfirsichen. Als Soße mischen Sie etwas Sanddornsaft mit einem Esslöffel Honig. Würzen Sie mit einer Prise gestoßener Nelken. Sie können diese Früchte auch in ein Müsli oder in Milchreis einmischen.
Trinken Sie öfters ein Glas heißen schwarzen Johannisbeersaft mit einem Teelöffel Honig und einem Esslöffel Sanddornsaft. Essen Sie während Grippezeiten Getreidesuppen und Reis.

Kräutertherapie:

Kräutertee

Trinken Sie während Infektzeiten alle zwei bis drei Tage eine Tasse heißen Ingwertee. Kochen Sie dazu fünf Scheiben Ingwer, einen Esslöffel Honig und den Saft einer Zitrone in einem halben Liter Wasser eine Viertelstunde.

Folgende Teesorten eignen sich auch zur Infektprophylaxe:
Brombeerblätter, Fenchel, Hagebuttenschalen, Holunderblüten, Lindenblüten, Malve, schwarze Johannisbeerblätter

Kräuterbad

Gönnen Sie sich während Grippezeiten einfach mal ein Bad mit einem der folgenden Öle: Anis, Eukalyptus, Fichtennadel, Lavendel, Nelkenöl, Pfefferminze, Rosmarin, Salbei, Thymian und Zitronenöl.

Kräuterinhalation

Einige der Öle können Sie aber auch über einer Schüssel inhalieren: Anis, Eukalyptus, Fichtennadel, Pfefferminze, Salbei und Thymian.

◆ Physikalische Therapie:

Machen Sie Wechselbäder und aufsteigende Fußbäder. Gehen Sie so oft wie möglich im Tau, im Schnee oder im kalten Wasser. Führen Sie regelmäßig Ganzkörperwaschungen durch (s. Kapitel I, 6.1. Kneipp- und Wasseranwendungen).

••• Homöopathie:

Als naturheilkundliche Fertigpräparate stehen aus der Apotheke zur Verfügung:
Metavirulent-Tropfen
Echinacin-Liquidum

Aroma:

Stellen Sie während Grippeperioden eine Aromalampe auf mit Lavendelöl, Pfefferminzöl und Wacholderöl.
Bereits im Mittelalter kannte man die keimabtötende Wirkung von Weihrauch. Kaufen Sie sich Weihrauchstücke und brennen Sie ab und zu in Ihrer Wohnung ein Stück Weihrauch in einer kleinen Schale an.

Beginn einer Erkältung

Zur Behandlung der Grippe mit naturheilkundlichen Mitteln ist es ganz wichtig, nach verschiedenen Stadien der Erkrankung zu unterscheiden. Beachten Sie daher immer die Unterteilung nach den folgenden Symptomen:

Absolutes Anfangsstadium:
Man friert, Urin, Schnupfen und Hustenauswurf sind klar, es besteht kein Fieber:

Die ersten Symptome stellen sich ein. Man friert an Händen und Füßen, die Nase fasst sich kalt an.

Diätempfehlungen:

Solange alle Sekrete noch durchsichtig sind (wichtige Voraussetzung), muss man das Schwitzen provozieren. Schwitzen können Sie durch verschiedene Nahrungsmittel unterstützen: Essen Sie sehr scharf. Kochen Sie eine viertel Stunde fünf dicke Scheiben Ingwer aus, kochen Sie dabei die letzten fünf Minuten eine Frühlingszwiebel mit. Sie können diesen Aufguss leicht süßen, aber nicht mit Honig. Trinken Sie diesen Aufguss und legen Sie sich sofort ins Bett. Kleben Sie sich mit einem Pflaster eine aufgeschnittene Zwiebel mit der Schnittfläche auf die Fußsohle. Ziehen Sie dicke Socken an.

Essen Sie drei Tage Reis mit Chili, Frühlingsschalotten, Hühnerfleisch, Ingwer, Knoblauch und Koriander. Auch Fenchelgemüse und Kressebrote sind im Anfangsstadium einer Grippe angebracht.

Kräutertherapie:

Kräutertee
Sie können die Schwitzkur aber auch mit verschiedenen Teesorten durchführen:
Dazu machen Sie ein aufsteigendes Fußbad (s. Kapitel I, 6.1. Kneipp- und Wasseranwendungen) und trinken so viele Tassen der u.g. Tees, bis Sie anfangen zu schwitzen. Dann legen Sie sich ins Bett. Wechseln Sie die Anziehsachen, sobald diese durchgeschwitzt sind.

Als schweißtreibende Teesorten eignen sich:

1. Reiner Lindenblütentee. Dazu benutzen Sie einen Esslöffel Lindenblüten auf eine Tasse kochendes Wasser.

2. Zwei Teelöffel getrocknete Holunderblüten und ein Teelöffel Erdbeerblätter auf eine Tasse kochendes Wasser.

3. Eine Mischung aus:
Lindenblüten 70,0g
Pfefferminz 15,0g
Orangenschalen 5,0g
Sägepalme 10,0g

Von dieser Mischung nehmen Sie einen Esslöffel auf eine Tasse kochendes Wasser. Lassen Sie alle diese Teesorten zehn Minuten ziehen, seihen Sie den Tee ab und trinken Sie den Tee so heiß wie möglich. Wichtig ist, dass Sie in diesem Grippestadium den Tee weder mit Honig noch mit Zitrone würzen.

Kräuterpulver:

Lassen Sie sich in der Apotheke folgendes Pulver herstellen und halten Sie dieses für eine Grippewelle bereit:

Rp.:Edelpelargonie (Herba Pelargon grandiflor.) 12,5g
Bertramwurzel (Radix pyrethri) 7,5g
Muskatnuss (Semen myristicae) 5,0g
M.f.pulvis

Backen Sie je einen gestrichenen Teelöffel von dieser Mischung in einen Pfannkuchen ein und essen Sie zwei bis drei Stück warm. Dies ist ein hervorragendes Mittel für beginnende Erkältungsinfekte.

Bei beginnendem Schnupfen reicht oftmals auch nur das Riechen an diesem Pulver. Zur Behandlung einer Grippe können Sie auch ein bis vier Messerspitzen des Pulvers abends in heißem Rotwein zu sich nehmen. Trinken Sie lieber Weißwein, so stellen Sie folgende Grippemischung her: Mischen Sie zwei Teelöffel Meisterwurzpulver (Radix Imperatoriae) in einem Glas Weißwein. Verdünnen Sie die angesetzte Mischung am nächsten Tag nochmals mit einem weiteren Glas Weißwein. Trinken Sie nun ein Glas morgens und ein Glas abends.

◆ Physikalische Therapie:

Am Anfang der Erkältung reicht oft auch noch ein heißes Bad mit Eukalyptusöl und Tannen- und Fichtennadelextrakt. Wenn Sie kreislaufstabil sind, trinken Sie während des Vollbades einen heißen Grog (Schwarztee mit Rum). Nach dem Bad stecken Sie sich je eine halbe Zwiebel in die Socken und ziehen Sie diese an, so dass die Zwiebel auf der Fußsohle liegt.

Wenn Sie keine Badewanne haben, können Sie auch ein heißes Fußbad machen, dem Sie einen Esslöffel Senfmehl (in Apotheken erhältlich oder mit einer Gewürzmühle aus Senfkörnern herstellen) zusetzen.
Halten Sie sowohl nach dem Vollbad als auch nach dem Fußbad unbedingt Bettruhe ein.

••• Homöopathie:

Eine andere einfache Behandlungsmethode ist ein Fertigprodukt: Toxi loges. Gießen Sie eine halbe Flasche Toxi loges in eine Tasse Schwarztee, den Sie länger als zehn Minuten ziehen lassen, und geben Sie einen kleinen Schluck Rum hinzu. Diese Mischung trinkt man warm und legt sich danach ins Bett.

Erkältung infolge von Unterkühlung oder kaltem Wind:
Aconitum C30: Fünf Kugeln in einem Glas Wasser auflösen
und über eine Stunde verteilt trinken

Schneller Fieberanstieg, schneller Beginn der Grippe:
Aconitum C30: Fünf Kugeln in einem Glas Wasser auflösen
und über eine Stunde verteilt trinken

Schneller Fieberanstieg mit hochrotem Kopf, gelber Schweiß:
Belladonna C30: Fünf Kugeln in einem Glas Wasser auflösen
und über eine Stunde verteilt trinken

Langsamer Beginn der Grippe über mehrere Tage:
Ferrum phosphoricum D12
Kopf- und Gliederschmerzen: Gelsemium D12

Muskelschmerzen, schwere Beine:
Eupertorium perfoliatum D12
Als hervorragendes Fertigprodukt steht Influvit zur Verfügung. Es ist eine Kombination aus verschiedenen Homöopathika, die sich zur Grippebehandlung bewährt haben.

Aroma:

Geben Sie Eibisch-, Fichtennadel-, Kiefern-, Lavendel-, Tannen- oder Thymianöl auf eine Aromalampe.
Während der Arbeit können Sie auch einfach mehrmals täglich an einem Taschentuch riechen, welches Sie mit einem der o.g. Öle bespritzt haben.

☻ Akupressur:

Legen Sie die Hände mit den Handflächen aneinander. Nun reiben Sie so lange die Handflächen gegeneinander, bis sie warm werden. Massieren Sie nun mit den warmen Händen Ihr Gesicht in kreisenden Bewegungen.

Reiben Sie nochmals die Handflächen bis zur Erwärmung gegeneinander. Nun legen Sie die Hohlhand mit der tiefsten Stelle auf die Jochbögen und reiben Sie die Jochbögen von der Nase in Richtung Ohren.

Dort, wo die Nasenflügel ansetzen, gibt es beidseits einen Punkt, der im gesamten Gesichtsbereich gegen Erkältungen wirkt, drücken Sie die Fingernägel in diesen Punkt und fahren Sie entlang der Nase einen Zentimeter nach oben. Wiederholen Sie das 20-mal.

Die Erkältung ist weiter fortgeschritten:
Leichter Schweiß, Schüttelfrost treten auf.

Diätempfehlung:
Würzen Sie mit Ingwer und Zimt.

Kochen Sie sich einen Ingwertee mit Zimt. Benutzen Sie immer frische Ingwerwurzeln, niemals fertigen Pulvertee. Dieser enthält kaum noch Wirkstoffe.
Sie können sich aber auch einen Tee mischen aus:
jeweils 20g Huflattichblätter und Spitzwegerichblätter
mit jeweils 30g Hauhechelwurzel und Veilchenwurzel.
Geben Sie davon einen Esslöffel auf eine Tasse kochendes Wasser.
Lassen Sie den Tee eine Viertelstunde ziehen, trinken Sie dreimal täglich eine Tasse heiß. In diesem Grippestadium dürfen Sie den Tee auch wieder mit Zitrone und Honig abschmecken.

Aroma:
Ingwer, Zimt

Die Erkältung ist noch weiter fortgeschritten:
Es kommen Durst, Fieber und Schweiß hinzu.

Diätempfehlungen:
Nun dürfen Sie nicht mehr scharf essen! Meiden Sie auch Genussmittel wie Alkohol und Kaffee.
Wer gern süß isst, kann sich einen Reisauflauf mit Birnen, Zimt, Sojamilch und Honig kochen.
Wer es lieber zünftig mag, der koche sich eine Kürbissuppe mit etwas Sojamilch und etwas Ingwer. Als Hauptspeise eignen sich auch Auberginen.

Wer keinen Appetit auf warme Speisen hat, kann sich einen Rettichsalat (weißer Rettich), einen Karottensalat oder einen Salat aus Tomaten und Ruccola zubereiten. Auch ein Obstsalat bietet sich an: Birnen und Melone mit einem Dressing aus Zitrone, Zimt und Honig.
In dieser Zeit trinken Sie grünen Tee mit wenig Ingwer, Rettichsaft, Sojamilch.

Erkältung mit Fieber, Schüttelfrost, Durst, aber ohne Schweiß: Kräutertherapie:
Tee: In diesem Stadium der Grippe hat sich Pfefferminztee sehr bewährt.

Die Erkältung ist weit fortgeschritten mit bellendem Husten, Schweiß bei geringster Anstrengung:
Zusätzlich zu den o.g. Nahrungsmitteln können Sie folgende essen: Austernpilze, Champignons, Nüsse, Mandelmus.

1.1. Schnupfen (Rhinitis)

Allgemeine Maßnahmen:
Trinken Sie viel, das verflüssigt den Schleim und er kann schneller abfließen. Befeuchten Sie die Raumluft. Stellen Sie sich einen Zimmerspringbrunnen oder einfach einen Wäscheständer mit nasser Wäsche ins Zimmer.

Diätempfehlungen:
Essen Sie nichts Scharfes, durch die Schärfe werden alle Schleime eingedickt und können somit schlechter abfließen. Trinken Sie keine Milch, dies führt zu zusätzlicher Verschleimung.

Kräutertherapie:
Erwärmen Sie in einer Bratpfanne zwei Esslöffel Dillspitzen und zwei Esslöffel Fenchelkraut.
(Mischung nur heiß machen, Kräuter dürfen nicht braun werden!). Essen Sie vor jeder Mahlzeit einen Teelöffel dieser Mischung.

Kräuterbalsam
Reiben Sie die Nase von außen mit Engelwurzbalsam ein (in Apotheken erhältlich). Tragen Sie folgende Salbenmischung auf die Brust auf: Mischen Sie in eine neutrale Salbengrundlage je einen Tropfen Eukalyptus-, Kamillen-, Kiefernnadel-, Pfefferminz- und Salbeiöl ein.

Kräuternasentropfen
Stellen Sie sich Kamillennasentropfen her
(s. Kapitel I, 5.5. Kräuternasentropfen).

◆ **Physikalische Therapie:**
Inhalieren Sie mit ätherischen Ölen wie Eukalyptus und Pfefferminz. Sie wirken schleimlösend und abschwellend. Setzen Sie der Inhalierlösung etwas Salz zu.
Machen Sie Dampfbäder mit Eukalyptus-, Pfefferminz-, Kamillen- und Melissenöl.
Auch Sauna und römisch-irische Bäder sind eine gute Unterstützung zur Behandlung von Schnupfen.
Machen Sie ein ansteigendes Fußbad (s. Kapitel I, 6.1. Kneipp- und Wasseranwendungen) mit Zusatz von zwei Esslöffeln Senfmehl (bis sich die Haut leicht rötet).
Trocknen Sie sich vorsichtig ab, reiben Sie die Waden mit Malven-Öl ein.
Wenden Sie einen Heublumensack an, den Sie in den Nacken legen (s. Kapitel I, 6.2. Wickel, Kompressen, Packungen).
Lösen Sie einen halben Teelöffel Salz in einem Glas lauwarmem Wasser und ziehen Sie die Lösung durch die Nase hoch.

Wenn sich Borken in der Nase gebildet haben,
lassen Sie sich folgende Nasensalbe in der Apotheke anmischen:

> Rp.: Vitadral 5,0
> Unguentum Alcoholum Lanae ad 25,0
> M.f. Ungt. DS: Äußerlich

Schmieren Sie davon mehrfach täglich etwas in die Nasenlöcher.

●●● **Homöopathie:**

Akuter Beginn des Schnupfens:　　　　　Aconitum C30:
Nehmen Sie zweimal fünf Kugeln im Abstand von zwei Stunden

Wässriger Schnupfen ohne Niesreiz:	Hydrastis D12
Wässriger Schnupfen mit Niesreiz:	Allium cepa D12
Weißer, dicker Schnupfen:	Kalium bichromicum D12
Gelbes, weiches Sekret:	Pulsatilla D12
Gelbes, bröckeliges Sekret:	Sulfur D12
Gelbes, unangenehm riechendes Sekret:	Calcium carbonicum D12
Grüner, eitriger Schnupfen:	Thuja D12
Nase völlig ausgetrocknet:	Belladonna D12
Wunde Nase:	Arsenicum album D12

Aroma:

Anis, Eukalyptus, Kamille, Melisse, Minze, Pfefferminze, Rosmarin, Salbei, Thymian und Zitronenöl.

1.2. Halsschmerzen (Pharyngitis)

Akute Halsschmerzen

Allgemeine Maßnahmen:
Trinken Sie nur kalte Getränke.

Diätempfehlungen:
Wenn Kinder an den Mandeln operiert werden, dürfen sie eine Woche Eis essen. Das hat einen Sinn. Durch die Kälte kommt es zur Abschwellung. Essen Sie also bei Halsschmerzen immer kalt (Essen Sie Quark oder Joghurt aus dem Kühlschrank). Lassen Sie Erdbeeren kurz in der Kühltruhe anfrieren. Pürieren Sie die gerade etwas angefrorenen Erdbeeren und essen Sie dieses Mus noch kalt.

Kräutertherapie:
Zerkleinern Sie die Blätter von zwei Stängeln Basilikum und geben Sie diese in ein Glas. Darüber gießen Sie so viel Honig, dass eine etwa fingerdicke Schicht über den Blättern liegt. Vermischen Sie das Ganze. Lassen Sie stündlich einen Löffel dieses Honig-Basilikum- Gemisches langsam im Mund zergehen.

Kräuterlösungen zum Gurgeln
Gurgeln Sie mit Schwarztee (drei Teebeutel auf eine große Tasse Wasser), dem Sie eine Messerspitze gestoßene Nelken und einen Esslöffel Honig zusetzen, oder gurgeln Sie mit Holunderblütensaft mit Honig. Weitere Kräuter, die sich zum Gurgeln bei Halsschmerzen eignen, sind: Arnikablüten, Kamille, Liebstöckel, Myrrhe, Pfefferminze, Ringelblumenblüten, Salbei, Schafgarbe oder Tausendgüldenkraut. Lassen Sie dazu einen Teelöffel der Kräuter, übergossen mit einer Tasse kochendem Wasser, 20 Minuten ziehen. Seihen Sie den Sud ab und gurgeln Sie damit warm.

Eine etwas unangenehm schmeckende, aber sehr wirkungsvolle Gurgelmischung: Pürieren Sie eine dicke Scheibe Meerrettich, einen Teelöffel Nelken und einen Esslöffel Honig. Gießen Sie den Brei mit heißem Wasser auf. Gurgeln Sie mit der Flüssigkeit und spucken Sie sie wieder aus.
Wer lieber etwas Herberes mag, der kann sich einen Teelöffel Eichenrinde mit einem halben Liter kaltem Wasser ansetzen, zwei Minuten kochen, abseihen und

damit gurgeln. Trinken Sie vor jeder Mahlzeit eine Tasse Wasser mit einer Messerspitze Backpulver.

Kräutertee:

Holunderblüten 20,0 g
Frauenmantel 20,0g
Lungenkraut 20,0g
Salbei 30,0g
Brühen Sie sich drei Tassen pro Tag aus einem gehäuften Teelöffel auf eine Tasse Wasser.

Nehmen Sie von der Gundermann-Urtinktur (Glechoma hederacea, in Apotheken erhältlich) dreimal am Tag 25 Tropfen in etwas Wasser.

◍ Physikalische Therapie:

Entscheiden Sie, was für Sie angenehmer ist: Warm oder kalt?
Wenn Ihnen etwas Warmes am Hals angenehmer ist, dann machen Sie einen Zwiebelwickel am Hals, wenn kalt angenehmer ist, dann einen Quarkwickel (s. Kapitel I, 6.2. Wickel, Kompressen, Packungen).
Auch Fußwickel sind bei Halsentzündungen zu empfehlen.

●●● Homöopathie:

Schluckschmerzen und Hals innen massiv rot: Belladonna C200: Lösen Sie fünf Kugeln in einem Glas Wasser auf und trinken Sie dies schluckweise über eine Stunde.
Schluckschmerzen und schlechter Geschmack im Mund: Chamomilla D12
Schluckschmerzen und Hals außen geschwollen (Lymphknoten): Phyto lacca D12
Schluckschmerzen und gelber Zungenbelag: Mercurius D12
Beginn der Schluckschmerzen rechts: Lycopodium D12
Beginn der Schluckschmerzen links: Lachesis D12

Akupunktur:

Suchen Sie einen Punkt am Daumen auf. Der Punkt liegt im Nagelwinkel zum Zeigefinger. Kneifen Sie fest mit dem Fingernagel des Daumens der anderen Hand in diesen Punkt und machen Sie kleine Bewegungen. Machen Sie dies stets auf der Seite, auf der Sie Halsschmerzen haben. Bei beidseitigen Halsschmerzen massieren Sie dementsprechend auch beide Daumen.

Chronische Halsschmerzen

Kräutertherapie:
Inhalieren Sie mit Kamille und Salz (auf eine große Schüssel Wasser ein Esslöffel Salz und vier Teebeutel Kamillentee oder eine halbe Tasse Kamillenblüten).

⬤ Physikalische Therapie:
Machen Sie feucht-warme Umschläge am Hals (s. Kapitel I, 6.2. Wickel, Kompressen, Packungen).

1.3. Heiserkeit (Laryngitis)

Allgemeine Maßnahmen:
Sprechen Sie nicht! Flüstern Sie auch nicht, das schadet genauso der Stimme! Atmen Sie durch die Nase, damit die Luft befeuchtet wird. Trinken Sie viel.

Diätempfehlungen:
Lassen Sie ein paar Erdbeeren einfrieren, pürieren Sie diese und essen Sie das Mus langsam. Wenn Ihnen sehr kalte Speisen unangenehm sind, bereiten Sie sich folgenden Fruchtsalat: ein paar Erdbeeren, getrocknete Feigen, ein Esslöffel Honig und etwas Ebereschensaft.
Bereiten Sie sich Bratäpfel in einem Apfelbräter. Ersatzweise können Sie auch die Äpfel in die Mikrowelle geben, daneben ein Schälchen mit Wasser und drei Anissternchen. Essen Sie mehrere Äpfel verteilt über den Tag.
Kochen Sie ein Glas Ebereschensaft oder ein Glas heißen Holunderblütensaft mit einem Esslöffel Honig auf. Oder lutschen Sie einfach Honigbonbons.

Kräutertherapie:
Kochen Sie sich ein Mus oder ein Gelee aus Brombeeren.
Bei völligem Stimmverlust inhalieren Sie mit Myrrhe-Tinktur (in Apotheken erhältlich).

⬤ Physikalische Therapie:
Inhalieren Sie mit Emser Salz. Als Alternative geht auch normales Kochsalz. Mischen Sie einen Teelöffel Salz auf einen Liter kochendes Wasser. Falls vorhanden, bestrahlen Sie mit einem Rotlicht 30 Minuten den Hals von vorn.
Machen Sie Quarkwickel am Hals (s. Kapitel I, 6.2. Wickel, Kompressen, Packungen).

••• Homöopathie:

Plötzlicher Beginn der Heiserkeit: Aconitum C30: Nehmen Sie zweimal fünf Kugeln im Abstand von zwei Stunden.
Bereits länger bestehende Heiserkeit: Phosphorus D12
Heiserkeit nach Anstrengung (z.B. langes Reden, Schreien): Arnika C200: Lösen Sie fünf Kugeln in einem Glas Wasser auf und trinken dies schluckweise über eine Stunde verteilt.
Heiserkeit mit Schluckschmerzen: Belladonna C200: Lösen Sie fünf Kugeln in einem Glas Wasser auf und nehmen Sie dies schluckweise über eine Stunde ein.

Aroma:

Anis, Jasmin, Lavendel, Myrrhe, Olibanum, Sandelholz.

☯ Akupressur:

Fassen Sie sich mit Daumen und Zeigefinger an den Kehlkopf. Massieren Sie mit kleinen kreisenden Bewegungen die Region beidseits des Kehlkopfes, bis sie warm wird. Sie können kontrollieren, ob Sie auf dem Punkt richtig sind: Bei Drehung des Kopfes spüren Sie einen Muskel, der in Verlängerung am Ohr ansetzt.
Ein weiterer Punkt liegt auf der Innenseite des Unterarmes: Nehmen Sie den Unterarm zwischen Daumen und Zeigefinger, so dass der Zeigefinger dort liegt, wo sonst die Uhr ist. Unter dem Daumen haben Sie nun den Akupunkturpunkt. Massieren Sie diese Stelle auf beiden Unterarmen.
Drücken Sie sich mit dem Daumennagel jeweils auf dem anderen Daumen abwechselnd 50-mal den Punkt am Nagelwinkel handeinwärts.

Bleibt eine Heiserkeit längere Zeit bestehen, suchen Sie bitte einen Arzt auf. In seltenen Fällen ist lang anhaltende Heiserkeit das erste Symptom bei Tumoren!

1.4. Kieferhöhlenentzündung (Sinusitis)

akute Sinusitis

Allgemeine Maßnahmen:

Die wichtigste Therapie ist die Wärme. Durch Wärmeeinwirkung auf die Nebenhöhlen verflüssigt sich der angesammelte Schleim und kann dadurch besser abfließen. Sind die Stirnhöhlen betroffen, gibt es einen einfachen Trick: Setzen Sie auch in der Wohnung eine Mütze auf und ziehen Sie diese tief in die Stirn.

Diätempfehlungen:

Essen Sie viel Meerrettich und Cayennepfeffer (Nur so lange, wie das Nasensekret durchsichtig aussieht).

Kräutertherapie:

Kaufen Sie sich einen Luffa-Schwamm (in Apotheken erhältlich), übergießen Sie ein Stück davon in einer Tasse mit heißem Wasser und lassen Sie das Ganze etwas ziehen. Tauchen Sie nun einen Wattebausch in die entstandene Lösung, drücken diesen aus und stecken ihn in die Nase. Daraufhin lockert sich das Sekret und fließt ab.

Kräuterinhalationen

Inhalieren Sie mit ätherischen Ölen. Am einfachsten verwendet man Gelomyrtol forte-Kapseln (in der Apotheke erhältlich). Diese schneidet man mit einem Messer auf, gibt jeweils zwei Stück in eine Schüssel und gießt heißes Wasser darauf (s. Kapitel I, 5.3. Kräuterinhalationen). Unterstützend wirken bei einer Nasennebenhöhlenentzündung auch Inhalationen mit Holunderblüten, Kamillenblüten oder Primelwurzeln, denen Sie einen Esslöffel Salz zusetzen. Können Sie berufsbedingt tagsüber nicht inhalieren, so riechen Sie einfach mehrmals täglich an einer frisch aufgebrühten Tasse Kamillentee, der Sie einen Esslöffel Salz zusetzen.

◆ Physikalische Therapie:

Wichtig ist bei einer Sinusitis, die Abflusswege freizuhalten. Hierfür würde jedes handelsübliche Nasenspray gehen, besser aber stellt man sich eine Salzlösung her (Lösen Sie dazu eine Messerspitze Salz mit lauwarmem Wasser auf) und zieht diese durch die Nase hoch. Es gibt auch gebrauchsfertige Meersalznasentropfen in der Apotheke zu kaufen.

Unterstützen können Sie eine Therapie der Nebenhöhlenentzündung mit Auflagen von Salzkompressen auf den Nebenhöhlen oder mit Senfwickeln an den Waden (s. Kapitel I, 6.2. Wickel, Kompressen, Packungen).

Hilfreich für Kieferhöhlenentzündungen sind Meerrettich-Quark-Umschläge oder Ingwer- Kompressen, die man direkt auf die Nasennebenhöhlen auflegt (s. Kapitel I). Wenn Sie gar nichts zur Hand haben, behelfen Sie sich mit heißen Dampfauflagen auf den Nebenhöhlen.

Bei Kieferhöhlenentzündungen sollten Sie eine Rotlichtbehandlung durchführen. Lassen Sie dazu ein Rotlicht aus einer Entfernung von zirka 30 bis 40 Zentimetern eine Viertelstunde auf die Kieferhöhlen strahlen.

●●● Homöopathie:

Nehmen Sie 20 Tabletten Sinusitis Hevert SL (in Apotheken erhältlich) über den Tag verteilt. Das führt zum sofortigen Laufen des Sekretes. Sollte dies keine Besserung bringen, so unterscheiden Sie nach folgenden Symptomen:

Bei geruchlosem Schnupfen, Schmerzen zwischen den Augenbrauen: Cinnabaris D12

Bei gelbem Schnupfen, Schmerzen zwischen Augenbrauen, besonders beim Vorbeugen des Kopfes: Hepar sulfuris C30: Fünf Kugeln in einem Glas Wasser aufgelöst trinken.

Bei Schnupfen mit starken Schmerzen über der Stirn: Silicea D12

☯ Akupressur:

Unterstützend können Sie auch eine Akupressur folgender Punkte durchführen:

1. Massieren Sie mit den Zeigefingern die höchsten Erhebungen der Wangen (20-mal).
2. Massieren Sie beidseitig auf der Stirn einen Punkt, der sich in der Mitte zwischen dem Haaransatz und den Pupillen befindet.
3. Massieren Sie die Mitte des Muskels, der sich beim Drehen des Kopfes vorn am Hals abzeichnet.
4. Reiben Sie die Handflächen mit großem Druck fest gegeneinander, bis diese sehr warm sind. Legen Sie nun die Handflächen mit der tiefsten Stelle der Hohlhand auf die Jochbögen und reiben Sie mit starkem Druck auf den Jochbögen Richtung Ohren.

Chronische Sinusitis

Bei chronischen Nebenhöhlenentzündungen suchen Sie immer nach der Ursache. Häufig findet sich eine Darmpilzerkrankung. Diese sollte dann zuerst behandelt werden.

Allgemeine Maßnahmen:

Planen Sie doch einfach mal Ihren Urlaub nach Ihrer Gesundheit:
Wählen Sie Ihre Urlaubsorte:
- bei trockenen Schleimhäuten: vier Wochen Seeklima
- bei laufendem Sekret: vier Wochen Hochgebirgsklima

Diätempfehlungen:

Essen Sie salzarm, möglichst wenig Fleisch und Wurst. Meiden Sie Zucker und Speisen aus weißem Mehl.

Kräutertherapie:

Kamilledampfbäder wirken beruhigend auf die Schleimhäute.

••• Homöopathie:

Nehmen Sie Hepar sulfuris D12: zweimal fünf Kugeln pro Tag über zwei Wochen. Danach nehmen Sie über sechs Wochen Berberis D12: zweimal fünf Kugeln pro Tag. Danach nehmen Sie weitere sechs Wochen Calcium fluoratum D12: zweimal fünf Kugeln pro Tag.

Bei einer chronischen Sinusitis muss immer der Gesamtorganismus mitbehandelt werden, d.h., man muss Leber und Niere stützen. Nehmen Sie deshalb während der gesamten Zeit: Taraxacum D12: zweimal fünf Kugeln pro Tag, und Equisetum D12: zweimal fünf Kugeln pro Tag.

Aroma:

Basilikum, Eukalyptus, Minze, Pfefferminze.

🍃 Akupressur:

Richten Sie sich nach dem Kapitel Akupunktur bei akuter Sinusitis.

1.5. Husten

Trockener Reizhusten

Allgemeine Maßnahmen:

Wenn der Reizhusten durch einen trockenen Hals entsteht, gurgeln Sie mit einem Esslöffel Glyzerol auf ein Glas Wasser.

Diätempfehlungen:

Trinken Sie zum Frühstück Schafsmilch. Dazu essen Sie ein Brot mit Erdnussmus. Essen Sie täglich einen Salat aus Erdbeeren, Erdnüssen, Feigen, Mandeln und Weintrauben.

Kochen Sie sich eine Knoblauchsuppe. Essen Sie als Vorspeise eingelegte Auberginen und als Hauptspeise Nudeln mit Spinat und Pinienkernen. Alle diese Lebensmittel wirken hustenstillend.

Kräutertherapie:
Kräutertee

Schneiden Sie eine Feige in kleine Stücke, rösten Sie diese kurz in Erdnussöl an. Überbrühen Sie alles mit einer großen Tasse kochendem Wasser. Lassen Sie die Mischung eine Viertelstunde ziehen. Seihen Sie alles ab. Trinken Sie eine Tasse dieser Mischung vor jeder Mahlzeit. Das ist ein ausgezeichneter Tee zum Hustenstillen bei Reizhusten. Eine ähnliche Wirkung hat Thymiantee.

Kräutersalbe
Tragen Sie eine Eukalyptus-Thymiansalbe auf die Brust auf (s. Kapitel I, 5.4. Kräutersalben).

Kräuter
Vermischen Sie ein Ei, etwas Wasser, eine Prise Salz, Mehl und einen Teelöffel Rainfarnpulver (Chrysanthemum vulgare) und backen Sie daraus ein Omelett. Essen Sie täglich ein Omelett. Rainfarn ist stark hustenstillend.

Schneiden Sie ein kinderhandgroßes Stück einer Meerrettichwurzel in Scheiben und dann in kleine Stücke. Fädeln Sie diese auf einen Faden auf wie eine Perlenkette und hängen Sie sich die Kette um. Sie sollte so lang sein, dass sie über dem Brustbein hängt. Nach einem anfänglich unangenehmen Geruch und einer kurzzeitigen Verstärkung des Hustens werden Sie sehr schnell eine Linderung spüren.

◆ Physikalische Therapie:
Ein ansteigendes Fußbad (s. Kapitel I, 6.1. Kneipp- und Wasseranwendungen) fördert die Durchblutung im Rachen.

Den gleichen Effekt der Durchblutungsverbesserung erzielen Sie mit Kartoffelwickeln auf der Brust (s. Kapitel I, 6.2. Wickel, Kompressen, Packungen).

••• Homöopathie:
Reizhusten besonders tags: Archangelica D12
Reizhusten besonders nachts: Olivenit D12

Aroma:
Massieren Sie mit Wermut-Öl (in Apotheken erhältlich) täglich Brust und Rücken.

Husten mit Schleim

SCHLEIMLÖSUNG

Kräutertherapie:
Trinken Sie mehrfach täglich ein Glas Holunderblütensaft.

Zerkleinern Sie eine Zwiebel. Streuen Sie Kandiszucker darüber. Sobald sich etwas Saft gebildet hat, trinken Sie diesen. Er ist stark schleimlösend. In Rumänien hat sich dieses Rezept bis heute in Form eines Hustensaftes erhalten. Wenn Ihnen der Geschmack einer Zwiebel unangenehm ist, können Sie auf einen Radi ausweichen: Höhlen Sie einen schwarzen Radi aus, füllen Sie ihn mit Kandiszucker. Bohren Sie etwa ein Zentimeter über dem Boden kleine Löcher hinein. Trinken Sie die herauslaufende Flüssigkeit, denn auch diese ist stark schleimlösend.

Kochen Sie eine Flasche Weißwein und 30 frische Salbeiblätter einige Minuten aus. Trinken Sie davon früh, mittags und nachmittags ein Schnapsglas.

Kräutersirup
Angesetzter Fenchelhonig oder Fenchelsirup wirkt sehr stark schleimlösend (s. Kapitel I, 5.7. Kräutersirup).

Kräuterinhalation
Eukalyptus, Kiefernnadel

Kräutertee
Mischen Sie sich: 40g Eibisch, 25g Fenchel, 30g Spitzwegerich, 10g Huflattichblätter und 50g Thymianblätter.
Setzen Sie einen Esslöffel der Mischung auf eine Tasse kochendes Wasser an, lassen Sie den Tee einige Minuten ziehen, seihen Sie ihn ab. Trinken Sie mehrfach täglich eine Tasse heiß. Würzen Sie den Tee mit Anis und Honig.
Sie können sich aber auch aus anderen Kräutern einen Tee zubereiten:
Hagebuttenschalen, Huflattichblätter, Primelwurzel, Spitzwegerich, Vogelknöterich.

Kräuteröle
Reiben Sie die Brust mit Lavendelöl ein.

Kräutersirup
Zur Schleimlösung eignet sich auch ein angesetzter Fichtenspitzensirup (s. Kapitel I, 5.7. Kräutersirup).

a) Verschleimter Husten mit weißem Auswurf

Diätempfehlungen:
Essen Sie zum Frühstück Qumquadmarmelade mit Ingwerstückchen.
Kochen Sie viele Gerichte mit Knoblauch.

Kräutertherapie:
Kräutertee
Kochen Sie fünf Scheiben Ingwer, den Saft einer Zitrone, einen Esslöffel Honig und 500ml Wasser eine Viertelstunde. Trinken Sie davon täglich mehrere Tassen.
Kochen Sie eine Flasche Weißwein mit 50g Honig, einem Teelöffel Brombeerblätter, einer Prise Oregano und einer Prise Ysopkraut etwa eine Viertelstunde. Nehmen Sie davon vor jeder Mahlzeit einen Esslöffel.

Kräuterwickel

Legen Sie sich ein Kräutersäckchen mit Lavendel, Salbei und Thymian auf die Brust. Darüber legen Sie eine Wärmflasche. Halten Sie so Bettruhe. Ersatzweise können Sie die Öle auch auf der Brust einreiben.

••• Homöopathie:

Sulfur C30

Aroma:

Stellen Sie Thymianöl in ein Wassergefäß auf die Heizung.

b) Husten mit gelbem Schleim

Bei Husten mit gelbem Schleim hilft es, Rettich in Scheiben mit Salz zu essen.

••• Homöopathie:

Pulsatilla D12

c) Husten mit grünem Auswurf und Fieber

••• Homöopathie:

Mercurius D12

 Wenn dunkler Auswurf und Fieber gleichzeitig auftreten, bitte immer einen Arzt konsultieren. Es könnte sich um eine Lungenentzündung handeln. Stellen Sie sich auch immer einem Arzt vor, wenn Sie das Gefühl haben, dass Sie beim Einatmen Schmerzen oder einen Widerstand verspüren!

1.6. Fieber

Allgemeine Maßnahmen:

Bei leichter Temperaturerhöhung reicht es oft aus, je eine Zitronenscheibe auf die Schläfen zu legen.

Diätempfehlungen:

Pürieren Sie eingefrorene Preiselbeeren mit etwas Honig, gießen Sie alles mit kaltem Wasser auf. Trinken Sie davon mehrere Gläser, am besten mit Eiswürfeln.

Kräutertherapie:

Kräutertee

Wenn das Fieber nicht hoch ist und Sie noch nicht gleich zu einem Fiebermittel greifen wollen, versuchen Sie eine Auskochung aus Himbeerblättern:
Kochen Sie drei Esslöffel Himbeerblätter in einem halben Liter Wasser. Trinken Sie mehrfach tagsüber eine Tasse von diesem Wasser heiß und legen Sie sich die abgeseihten warmen Blätter in einem Wickel auf den Bauch.

Mischen Sie Thymian, Lindenblüten- und Kamillentee zu gleichen Teilen. Nehmen Sie einen Teelöffel der Mischung auf eine Tasse heißes Wasser, lassen Sie das Gemisch fünf Minuten ziehen, seihen Sie den Tee ab. Trinken Sie mehrere Tassen über den Tag verteilt warm.
Trinken Sie mehrfach am Tag eine Tasse heißen schwarzen Holundersaft.

Kräuteröle

Auftretende Fieberbläschen der Lippen betupfen Sie mit purem Eukalyptusöl.

◆ Physikalische Therapie:

Versuchen Sie, das Fieber durch Wadenwickel (s. Kapitel I, 6.1. Kneipp- und Wasseranwendungen) zu senken. Denken Sie daran, dass man kalte Wickel stets nur bei warmen Füßen durchführen darf. Legen Sie bei kalten Füßen Wadenwickel an sowie eine Wärmflasche an die Füße.
Ist es sehr unangenehm, kalte Wadenwickel zu machen, so weichen Sie auf Quarkwickel an den Handgelenken aus (s. Kapitel I, 6.2. Wickel, Kompressen, Packungen).

●●● Homöopathie:

Wir unterscheiden folgende Fiebermittel:

Aconitum	Bella donna	Ferrum phosphoricum
hohes Fieber	hohes Fieber	relativ wenig Fieber
Haut trocken und heiß	Schweiß	Wohlbefinden
heiße Hände, kalte Füße	heißer Kopf, kalte Hände und Füße	Gesicht blass im Wechsel mit Rot
unruhig, ängstlich	überempfindlich gegen Geräusche, Licht und Berührung	unruhig, keine Angst
plötzlicher Beginn	plötzlicher Beginn	langsamer Beginn
nachts, vor Mitternacht	später Nachmittag	nachts, gegen Morgen

Aroma:

Thymianöl auf einer Aromalampe wirkt etwas fiebersenkend.

☯ Akupressur:

Im Nacken steht ein Wirbel besonders weit nach hinten heraus. Massieren Sie diesen Vorsprung etwa fünf Minuten im Uhrzeigersinn. Dieser Punkt wirkt fiebersenkend.

2. Erkrankungen des Kopfes, des Gehirns und der Nerven

2.1. Gehirnerschütterung (Commotio cerebri)

Kopfprellungen können zu Gedächtnisschwund, Erbrechen und Kopfschmerzen führen.

Allgemeine Maßnahmen:

Bleiben Sie möglichst eine Woche ruhig liegen. Jede auch nur kleinste Bewegung birgt das Risiko, dass Ihnen über Jahre hinweg Kopfschmerzen zurückbleiben. Meiden Sie jegliche Reize, die das Gehirn beeinflussen können: Geräusche (Radio, Fernsehen) sowie grelles Licht.

●●● Homöopathie:

Arnika C200: Nehmen Sie täglich fünf Kugeln bis zur Beschwerdefreiheit.

Treten dennoch als Spätfolge Kopfschmerzen auf, so hat sich folgendes Mittel bewährt:
Natrium sulfuricum C30: Nehmen Sie fünf Kugeln und wiederholen Sie die Einnahme nach vier Wochen.

 Tritt nach einer Kopfverletzung starker Schwindel auf, müssen Sie erbrechen oder tritt gar Blut aus Nase oder Ohren oder sind die Pupillen unterschiedlich weit bzw. reagieren nicht auf Lichtreize, rufen Sie sofort einen Arzt!

2.2. Kopfschmerzen (Cephalgie)

Kopfschmerzen können sehr verschiedene Verlaufsformen annehmen: Manche haben Kopfschmerzen, die vom Nacken ausstrahlen, andere verspüren den Schmerz am ganzen Kopf, wieder andere empfinden ein Druckgefühl hinter den Augen. So unterschiedlich, wie die Kopfschmerzen sich äußern, so vielfältig ist auch ihre Behandlung.

Allgemeine Maßnahmen:

Sorgen Sie für reichlich Sauerstoffzufuhr: Lüften Sie das Zimmer, schließen Sie aber hinterher die Fenster wieder. Meiden Sie alle Reize, wie laute Geräusche, grelles Licht.

Diätempfehlungen:

Manche Kopfschmerzform lässt sich durch einen bestimmten Inhaltsstoff von Erdbeeren lindern. Probieren Sie es doch einfach bei Ihrer nächsten Kopfschmerzattacke aus, essen Sie eine kleine Schale Erdbeeren. Das wäre auf alle Fälle eine harmlosere Behandlung, als jedes Mal zur Tablette zu greifen.

Treten die Schmerzen hinter den Augen auf, so, als würde jemand von hinten die Augen rausdrücken, essen Sie einen Esslöffel Senf. Das wird zunächst eine Linderung bringen. Treten die Kopfschmerzen dann erneut auf, essen Sie nochmals Senf.

Kräutertherapie:

Kräutertee

Trinken Sie einen Schwarztee oder einen schwarzen Kaffee jeweils mit einigen Tropfen frischem Zitronensaft.

⬥ Physikalische Therapie:

Reiben Sie etwas Meerrettich und fügen Sie etwas Wasser hinzu, so dass ein Brei entsteht. Tragen Sie diesen auf ein Tuch auf und legen es für zirka fünf Minuten in den Nacken. Bei empfindlicher Haut sollten Sie vorher den Nacken mit einer Hautcreme schützen. Sollten Sie Meerrettich nicht vertragen, kann man die gleiche Wirkung auch mit Kartoffelauflagen erzielen (s. Kapitel I, 6.2. Wickel, Kompressen, Packungen). Legen Sie die Kompresse möglichst heiß auf den Nacken, belassen Sie sie bis zum Abkühlen.

Für die weitere Therapie muss man vorher entscheiden, ob zu viel oder zu wenig Blut in den Kopf strömt. Bei einer Minderdurchblutung tritt zusätzlich zu den Kopfschmerzen noch Schwindel auf. Der Kopfschmerz bessert sich, wenn man mit dem Finger die schmerzenden Stellen drückt oder massiert. Bei einer zu starken Durchblutung treten meist nur Kopfschmerzen ohne Schwindel auf. Die Kopfschmerzen verstärken sich, wenn man mit der Hand den schmerzenden Teil des Kopfes berührt.

Handelt es sich um eine zu geringe Durchblutung, dann legen Sie sich hin und lassen den Kopf hinten von der Liege herabhängen. Legen Sie sich heiße Kompressen auf die Stirn.
Handelt es sich dagegen um eine zu hohe Durchblutung im Kopf, dann machen Sie ein aufsteigendes Fußbad (s. Kapitel I, 6.1. Kneipp- und Wasseranwendungen). Durch diese Maßnahme wird die erhöhte Blutzufuhr im Gehirn in die Füße abgeleitet.
Sie können die erhöhte Blutzufuhr im Kopf aber auch durch eine kalte Kompresse ableiten: Tauchen Sie ein Tuch in kaltes Wasser, wringen Sie es aus, spritzen Sie ein paar Tropfen Chinesisches Pfefferminzöl darauf und legen sich die Kompresse auf die schmerzende Region.

Erhitzen Sie in einem Topf eine Tasse Milch, der Sie ein paar Spritzer Lavendelöl, Rosmarinöl und Kamillenöl beigeben. Schütten Sie diese Mischung in ein heißes Vollbad. Das Bad beruhigt und reguliert die Spannung der Blutgefäße.
Bei Fönkopfschmerz schneiden Sie eine Zwiebel in kleine Stücke, übergießen Sie die Zwiebelstücke in einer Schüssel mit kochendem Wasser und inhalieren Sie damit.
Kopfschmerz, der durch kalte Luft entstanden ist, kann mit Tigerbalsam behandelt werden. Tragen Sie auf die schmerzenden Stellen ein wenig Tigerbalsam auf und massieren Sie dies in die Haut ein.

☯ Akupressur:

a) **bei Stirnkopfschmerzen:**
Reiben Sie sich die Stirn mit Tannenöl ein (Achtung! Öl nicht in die Augen reiben!). Drücken Sie die Nasenwurzel zwischen Daumen und Zeigefinger 20-mal fest zusammen. Nun beginnen Sie mit beiden Zeigefingern am inneren Augenwinkel, streichen über einen Punkt mitten zwischen den Augenbrauen und streichen dann die beiden Augenbrauen von innen nach außen, bis sie den so genannten „Vogelzeigepunkt" erreichen, eine kleine Vertiefung seitlich oberhalb der Augen. Sie müssen bei dieser Behandlung sehr fest aufdrücken. Wiederholen Sie die Massage 50-mal. Verstärken können Sie den Effekt noch, wenn Sie zur Massage Chinesisches Pfefferminzöl benutzen.
Dort, wo man am Handgelenk den Puls tastet, liegt ein weiterer Punkt. Massieren Sie den Punkt immer auf der Seite, auf der Sie auch die Kopfschmerzen haben. Schmerzt die gesamte Stirn, so massieren Sie diesen Punkt an beiden Händen. Massieren Sie auch diesen Punkt zirka 50-mal in ganz kleinen kreisenden Bewegungen.

b) Nacken- und Hinterkopfschmerz:

Setzen Sie sich gerade hin. Drücken Sie entlang einer Linie über die Mitte des Kopfes vom Haaransatz vorn bis zum Haaransatz hinten. Wiederholen Sie diese Übung 20-mal, danach streichen Sie in gleicher Richtung etwa zwei Zentimeter neben dem Mittelscheitel beidseits wieder vom Haaransatz vorn bis zum Haaransatz hinten. Wiederholen Sie auch das 20-mal.

Reiben Sie die zur Faust geballten Hände mit dem Kleinfingerballen gegeneinander, bis diese warm werden. Sie massieren damit einen Akupunkturpunkt an der Außenkante der Hand. Sie können diesen Punkt aber auch mit dem Daumennagel reizen. Sie finden ihn, wenn Sie die Faust ballen, auf der Kleinfingerseite am Ende der längsten Falte, die beim Faustschluss entsteht. Behandeln Sie immer beidseitig. Dieser Punkt reguliert in der Akupunkturtherapie die Muskelspannung und nimmt damit Einfluss auf die Nackenmuskulatur.

Lassen Sie sich die gesamte Hals- und Nackenregion mit Franzbranntwein einreiben.

**c) Schmerzen auf dem höchsten Punkt des Kopfes
oder am ganzen Kopf:**

Legen Sie Ihre rechte Hand auf den äußeren linken Fußknöchel mit den Fingerspitzen nach oben. Am Rand des Zeigefingers liegt ein Akupunkturpunkt. Zupfen Sie diesen Punkt mit Daumen und Zeigefinger in ganz schnellen Bewegungen zirka 50-mal. Behandeln Sie beide Beine. Das ist ein Punkt, der den so genannten Gallenblasenmeridian beeinflusst, welcher in mehreren Zügen über den ganzen Kopf zieht. Führen Sie die Behandlung an beiden Füßen durch.

d) Bei Kopfschmerzen durch Überarbeitung:

Es hilft, wenn Sie den Yin Tang, das ist ein Akupunkturpunkt zwischen den Augenbrauen, mit Zitronenmelissenöl einreiben. Beachten Sie dabei, dass Sie nur von unten nach oben streichen dürfen. Die Reizung dieses Punktes von unten nach oben wirkt anregend. Streicht man diesen Punkt von oben nach unten aus, wirkt er eher beruhigend. Das können Sie sich ganz einfach merken: Wenn man ein Kind beruhigen will, streicht man ihm doch auch auf dem Kopf von oben nach unten und nicht umgekehrt.

e) Kopfschmerzen an den Schläfen:

Massieren Sie die Augenbrauen mehrfach von innen nach außen mit Chinesischem Pfefferminzöl, bis Sie in eine Vertiefung, den so genannten „Vogelzeigepunkt", fallen. Wiederholen Sie die Massage nach einer Viertel- und nach einer halben Stunde. Führen Sie zusätzlich die Behandlung wie unter c) durch.

f) Kopfschmerzen am inneren Augenwinkel:
Diese Kopfschmerzen treten häufig auf, wenn man zu wenig getrunken hat. Versuchen Sie, in möglichst kurzer Zeit einen Liter Wasser zu trinken. Meist verschwinden dann auch die Kopfschmerzen von selbst.

2.3. Migräne

Den Migränekopfschmerzen geht häufig eine so genannte „Aura" voraus. Das ist ein Zustand von Gereiztheit, Übelkeit, Sehstörungen. Dann treten massivste Kopfschmerzen auf, die bis zum Erbrechen führen können. Es besteht starke Lichtscheu und Scheu vor Geräuschen. Die Kopfschmerzen treten meist nur einseitig auf, können aber bei verschiedenen Anfällen unterschiedliche Seiten betreffen.

Diätempfehlung:
Wenn Sie noch einigermaßen Appetit haben, trinken Sie mehrere Tassen grünen Tee.

◗ Physikalische Therapie:
Orientieren Sie sich an den Methoden zur Therapie von Kopfschmerzen (s. Kapitel III, 2.2. Kopfschmerzen).
Zusätzlich sind Salzfußbäder zu empfehlen (s. Kapitel I, 6.1. Kneipp- und Wasseranwendungen).

●●● Homöopathie:
Als Kombinationspräparat sind Spigelon-Tabletten im Handel. Leichte Migräneattacken können damit gut behandelt werden. Sollten Sie damit keinen Erfolg haben, wählen Sie wie folgt aus:
Rechtsseitiger Kopfschmerz: Lycopodium C200
Linksseitiger Kopfschmerz: Thuja C200
Hinterkopfschmerz: Silicea C200
Kopfschmerz während der Periode: Pulsatilla C200
Kopfschmerz mit Lichtscheu und roten Augen: Belladonna C200

Lösen Sie von einem dieser Mittel fünf Kugeln in Wasser und trinken dies innerhalb von einer Stunde schluckweise.

Können Sie Ihre Kopfschmerzen keinem dieser Mittel zuordnen, dann lassen Sie sich in der Apotheke eine Mischung herstellen aus:
Iris D4, Digitalis D4, Kalium fluoratum D4, Kalium phosphoricum D6, Kalium chloratum D6 sowie Kalium sulfuricum D6.

☯ Akupressur:

Gallenmigräne: Eine Gallenmigräne tritt bei Ostwind auf, wenn man sich stark geärgert hat (daher der Spruch: „Dem läuft die Galle über") oder nach fetten und opulenten Mahlzeiten, denken Sie an fetten Käse auf einer Pizza oder an Spritzgebäck oder an Pommes frites.

Kneifen Sie mit dem Fingernagel des Daumens in die Schwimmhaut zwischen der zweiten und dritten Zehe und arbeiten Sie sich mit dem Finger langsam Richtung Fußrücken zwei Zentimeter vorwärts.

Reiben Sie sehr kräftig die Augenbrauen von innen nach außen. Verstärken können Sie die Wirkung, indem Sie zur Massage etwas Basilikumöl verwenden.

Migräne durch HWS- Probleme: Die durch Veränderungen in der Halswirbelsäule bedingte Migräne beginnt im Nacken und löst Kopfschmerzen aus, die sich wie eine Kappe über den Kopf nach vorn ziehen.

Benutzen Sie eine heiße Rolle (s. Kapitel I, 6.1. Kneipp- und Wasseranwendungen) entlang der Nackenmuskulatur vom Haaransatz beginnend nach außen unten und wieder zurück.

Setzen Sie sich aufrecht hin. Legen Sie die rechte Hand links neben den Hals. Nun fahren Sie unter starkem Druck mit der Hand jeweils eine Handfläche lang nach vorn unten. Wiederholen Sie diese Übung auf beiden Seiten, bis die Region warm wird.

Massieren Sie den inneren Rand der Augenbrauen durch kleine kreisende Bewegungen.

Wettermigräne: Wenn die Kopfschmerzen vor allem bei Wetterumschwung oder Vollmond auftreten, so spricht man von einer so genannten „Wettermigräne".

Massieren Sie mit Pfefferminzöl vom seitlichen Ende der Augenbrauen bis in die schräg darunter und dahinter liegende Grube, den so genannten „Vogelzeigepunkt".

Akupressieren Sie den großen Nackenmuskel. Beginnen Sie, die Haut hinter dem Ohr mit Daumen und Zeigefinger zu zupfen, und gehen Sie allmählich abwärts bis zur Schulter. Wiederholen Sie dies auf beiden Seiten 20-mal. Nun folgen Sie noch einmal dem Rand dieses Muskels, auf halber Strecke zwischen Ohr und Schulter weichen Sie einen Zentimeter nach hinten ab. Dort liegt beidseits ein schmerzender Punkt. Diesen massieren Sie in kleinen kreisenden Bewegungen.

Hormonelle Migräne: Wenn es eine gewisse Rhythmik gibt, d.h. die Kopfschmerzen kurz vor oder während der Periode oder während dem Eisprung auftreten, so werden sie durch hormonelle Verschiebungen ausgelöst.

Legen Sie Ihre rechte Hand auf den linken Innenknöchel mit den Fingerspitzen nach oben. Dort, wo die Hosennaht den Zeigefinger berührt, liegt ein Punkt, den Sie zirka 50-mal kräftig massieren. Wiederholen Sie die Übung auch auf dem anderen Bein.

2.4. Nervenschmerzen nach Operationen

Als seltene Komplikation können bei Operationen starke Nervenschmerzen zurückbleiben. Hierzu zählen z.B. auch Kopfschmerzen, die nach Lumbalpunktionen entstehen.

••• Homöopathie:

Hypericum C200: Nehmen Sie einmalig fünf Kugeln. Wiederholen Sie eventuell noch einmal die Gabe von fünf Kugeln nach einem und nach zwei Monaten.

2.5. Sonnenstich

Prophylaxe:

Tragen Sie immer ein helles Kopftuch oder einen hellen Sonnenhut. Beachten Sie, dass die Kopfbedeckung locker auf dem Kopf sitzt, auch unter eng anliegenden Kappen kann sich die Hitze stauen! Sie sollten auch am restlichen Körper lockere Kleidung tragen, um einen Hitzestau zu vermeiden. Trinken Sie genug, wenn Sie sich der Sonne aussetzen. Treiben Sie keinen Sport in der direkten Sonne.

Allgemeine Maßnahmen:

Gehen Sie sofort in den Schatten. Besprühen Sie sich langsam mit kaltem Wasser. Trinken Sie nicht allzu kühles Wasser. Sie können auch Eiswürfel lutschen, dürfen das Eiswasser aber nicht hinunterschlucken.

••• Homöopathie:

Nehmen Sie im Wechsel Apis C 30 und Hypericum C 30 stündlich fünf Kugeln.
In sehr schweren Fällen lösen Sie fünf Kugeln Bella donna C 200 in etwas Wasser auf und trinken dies schluckweise.

☯ Akupressur:

Im Nacken steht ein Wirbel besonders hervor. Massieren Sie diesen Vorsprung mit einer Hand sehr fest in Uhrzeigerrichtung. Dies führt zu einer Absenkung der Körpertemperatur.

 Sollte die geschädigte Person nicht ansprechbar sein oder wirr reden, verständigen Sie sofort einen Arzt!

2.6. Vergesslichkeit

Ab einem gewissen Alter tritt bei jedem von uns eine Abnahme der geistigen Fähigkeiten ein. Meist betrifft es zunächst die Lernfähigkeit und das Kurzzeitgedächtnis. Man kann diesem Alterungsprozess ein wenig entgegenwirken.

Allgemeine Maßnahmen:

Treiben Sie Gehirn-Jogging, d.h., trainieren Sie Ihr Gehirn täglich: Füllen Sie Kreuzworträtsel aus, lösen Sie Sudokus, lernen Sie Vokabeln einer Fremdsprache oder lernen Sie täglich ein kleines Gedicht auswendig. Hervorragend eignen sich dazu die kleinen Abreißkalender, auf denen für jeden Tag ein kleines Gedicht abgedruckt ist.

Diätempfehlung:

Ernähren Sie sich vitamin- und mineralstoffreich.

Kräutertherapie:

In China schwört man seit Jahrhunderten auf einen Geheimtipp:
Die Chinesen kochen in einer Art Römertopf eine Ginsengwurzel mit etwas Wasser zu einem dickflüssigen Brei. Die alten Frauen erklärten mir, es sei wichtig, eine Wurzel mit möglichst vielen und gut verzweigten Wurzelfasern zu nehmen, da diese mehr Wirkstoffe enthalten. Dieser unter Anwesenheit der ganzen Familie gekochte Ginsengsud wird dann auch gemeinsam von allen getrunken.
Andere Völker schwören auf die Wirkung des Knoblauchs.

••• Homöopathie:

Magnesium sulfuricum D12: Es empfiehlt sich die Einnahme von einer Tablette abends täglich über vier Wochen.

Wenn das nicht hilft, dann stellen Sie um auf Barium carbonicum D12: Auch hier bleibt es bei der gleichen Einnahme von einer Tablette abends täglich über vier Wochen. Sollte dies auch zu keiner Besserung führen, dann lassen Sie sich in der Apotheke folgende homöopathische Mischung herstellen:

Rp.: Barium carbonicum D30 gtt.
Corium magulatum D30 gtt.
Arnika D30 gtt.
Aa ad 100,0
Nehmen Sie davon dreimal pro Tag zehn Tropfen in etwas Wasser ein.

Die Durchblutung kann man auch anregen mit Ginkgo biloba D12.

3. Erkrankungen der Augen

3.1. Allergische Schwellung der Augenlider (allergisches Ödem)

Allergien im Bereich der Augen treten sehr häufig durch Kosmetika auf (Wimperntusche, Kajal, Make-up, Hautcreme, Tonic, etc.). Die Lider sind geschwollen, gerötet und es tritt ein Juckreiz auf.

Allgemeine Maßnahmen:

Lassen Sie beim Auftreten einer Lidschwellung jegliche Kosmetikartikel für ein paar Tage weg.

Augenlider kann man relativ einfach zum Abschwellen bringen, indem man Gurkenscheiben auf die Augenlider auflegt und darauf etwas Quark gibt.

3.2. Augenbeschwerden durch Bildschirmarbeit

Wer hat nicht schon einmal zu lange am Computer gesessen? Man wird müde, die Augen beginnen zu brennen. Man sieht unscharf. Dies sind Zeichen, dass unsere Augen – genau wie der restliche Körper – ermüden.

Allgemeine Maßnahmen:

Machen Sie öfters eine Pause, schauen Sie ab und zu mal aus dem Fenster, besonders ins „Grüne". Die grüne Farbe wirkt entspannend auf das Auge. Deshalb werden z.B. Maschinen oder Werkhallen oft mit einem grünen Anstrich versehen.

Tauchen Sie zwei Wattepads in Buttermilch und legen Sie diese auf die geschlossenen Augen. Sie werden sehr schnell eine Linderung spüren.

Diätempfehlungen:

Viele von uns wissen, dass man mit Nüssen die Nerven beruhigen kann. Um die Konzentrationsfähigkeit zu stärken, kann man Hasel- oder Walnüsse essen. So entstand auch der Name des „Studentenfutters". Da es sich bei der Konzentrationsfähigkeit im Bereich der Augen genauso verhält, gewöhnen Sie sich einfach an, bei langer, anstrengender Bildschirmarbeit zwischendurch ab und zu ein paar Nüsse zu naschen.

Kräutertherapie:

Zur Beruhigung der Augen eignen sich Umschläge mit Pfefferminz. Dazu tauchen Sie zwei Wattepads in einen frisch gebrühten Pfefferminztee (ein Teelöffel Pfefferminzblätter auf eine Tasse Wasser), wringen Sie sie aus und legen Sie sich die Pads warm (nicht zu heiß!) auf die geschlossenen Augen.

Meist kommt es ja während der Arbeit zu Reizerscheinungen. Da Sie hier kaum Möglichkeiten für Umschläge haben werden, nutzen Sie einen einfachen Trick: Kochen Sie sich einen Pfefferminztee aus Beuteln, drücken Sie die Beutel aus und legen Sie sich die warmen (nicht zu heißen!) Teebeutel auf die geschlossenen Augen. Sie werden sehr schnell eine Linderung spüren.

••• Homöopathie:

Ein bewährtes Mittel gegen Augenbrennen durch Überanstrengung ist Ruta D12. Nehmen Sie im akuten Stadium stündlich fünf Kugeln und zur Vorbeugung vor weiteren Reizungen später einmal täglich fünf Kugeln ein.

☯ Akupressur:

Halten Sie sich mit Daumen und Zeigefinger den Nasenrücken. Massieren Sie nun unter leichtem Druck vom Augenwinkel zum Nasenrücken aufwärts und wieder zurück. Führen Sie diese Technik so lange durch, bis die Augen nicht mehr brennen.

3.3. Augenbeschwerden durch Sonneneinstrahlung

Sie haben ein Sonnenbad genommen und nun schmerzen die Augen? Intensive Sonnenstrahlung reizt die Augen zu sehr und führt oft zu Rötungen.

Physikalische Maßnahmen:

Wo auch immer Sie sind, Quark bekommen Sie fast überall. Legen Sie sich Kompressen mit Quark auf die Augen (s. Kapitel I, 6.2. Wickel, Kompressen, Packungen). Einen noch schnelleren Effekt erzielen Sie, wenn Sie den Quark vorher im Kühlschrank kalt stellen.

3.4. Augenbeschwerden durch Schnee

Im Winter ist die Sonneneinstrahlung besonders gefährlich, da die Sonnenstrahlen durch den Schnee reflektiert werden. Tragen Sie daher bei Schnee immer eine Sonnenbrille. Typischerweise treten oft Reizungen der Augen beim Langlaufen oder beim Skifahren auf dem Gletscher auf. Auf dem Gletscher sollten Sie möglichst eine Brille tragen, die auch den seitlichen Einfall von Sonnenstrahlen verhindert.

Physikalische Maßnahmen:
Machen Sie sich Kompressen mit Quark (s. Kapitel I, 6.2. Wickel, Kompressen, Packungen) und legen Sie diese kühl auf die Augen.

 Sollten die Beschwerden nicht innerhalb von wenigen Stunden besser werden, suchen Sie dringend einen Augenarzt auf. Durch Verblitzungen kann es zu bleibenden Schäden kommen!

3.5. Augenreizung bei Heuschnupfen

Der Frühling lockt mit seinen ersten Blüten. Es juckt und kratzt in der Nase, in den Augen und Sie können sich gar nicht so richtig über die ersten Sonnenstrahlen freuen. Die Augen sehen rot aus und man hat das Gefühl, es sei Sand in den Augen.

Kräutertherapie:
Kräutertee
Trinken Sie während der gesamten Heuschnupfenperiode grünen Tee. Das lindert insgesamt etwas die Heuschnupfensymptome.

Kräuterkompressen
Hier finden die gleichen Kompressen Anwendung wie im Kapitel III, 3.7. Bindehautentzündung.

3.6. Augentränen

Tränen Ihnen häufig die Augen? Am leichtesten kann man sich mit einem homöopathischen Mittel behelfen:

••• Homöopathie:
Euphrasia C200: Nehmen Sie einmal fünf Kugeln. Die Beschwerden werden eine Zeitlang ausbleiben, bei manchen für Stunden, bei anderen für einige Wochen. Sobald das Augentränen wieder einsetzt, nehmen Sie die nächsten fünf Kugeln.

3.7. Bindehautentzündung (Konjunktivitis)

Ihre Augen sind gerötet, insbesondere die Innenseite der Unterlieder. Es kratzt, als hätten Sie Sand im Auge. Manchmal sind die Augen, besonders morgens, etwas verklebt.

Kräutertherapie:

Hier kennen die Chinesen einen einfachen Trick: In einer Apotheke, die chinesische Arzneien verkauft, bekommen Sie getrocknete Chrysanthemenblüten. Übergießen Sie zwei bis drei getrocknete Blüten mit einer Tasse kochendem Wasser. Lassen Sie die Zubereitung etwas ziehen. Tauchen Sie ein Wattepad ein, drücken es aus und legen Sie es warm (nicht zu heiß!) auf das geschlossene Auge.

••• Homöopathie:

wenn die Augen nicht verklebt sind: Euphrasia C200
wenn die Augen weiß verklebt sind: Pulsatilla D12
wenn die Augen gelb verklebt sind: Argentum nitricum D12
wenn die Augen mit brennendem Sekret verklebt sind: Mercurius D12

Tritt die Bindehautentzündung beidseitig auf, handelt es sich vermutlich um die ansteckende Bindehautentzündung. Beachten Sie dabei, dass Sie alle Gegenstände, die Sie nach dem Augenreiben berührt haben, desinfizieren sollten, um eine Ansteckung zu vermeiden. Denken Sie insbesondere auch an Türklinken u.ä. Da diese Form der Bindehautentzündung nicht ungefährlich ist, sollten Sie einen Augenarzt aufsuchen!

3.8. „Blaues Auge" (Hämatom)

Wer hat nicht schon einmal ein „Veilchen" gehabt? Unschön und man traut sich nicht auf die Straße. Dabei können einfache Mittel sehr schnell Abhilfe schaffen.

Allgemeine Maßnahmen:

Kühlen Sie das blaue Auge mit Eis. Besser als ein Eisgel eignen sich in einer Plastiktüte eingefrorene Erbsen, da sie sich leichter formen lassen. Legen Sie niemals Eis direkt auf die Haut! (Immer ein Tuch dazwischen!)

••• Homöopathie:

Arnika C200: Lösen Sie fünf Kugeln in einem Glas Wasser auf, trinken Sie jede Stunde einen Schluck.

Symphytum D6: Zusätzlich nehmen Sie stündlich einen Schluck einer Mischung aus fünf Tropfen Symphytum, verdünnt in einem Glas Wasser, und tragen Sie außerdem von dieser Mischung stündlich ein paar Tropfen äußerlich auf den blauen Fleck auf.

3.9. Gerstenkorn (Hordeolum)

Gerstenkörner entstehen durch Bakterien. Es bildet sich am Lidrand eine kleine Verdickung, die anschwillt, gerötet ist und meist schmerzt. Durch die Reizung kommt es eventuell auch zum Augentränen.

◆ Physikalische Therapie:

Legen Sie mehrfach täglich Kompressen mit heißem Wasser auf das geschlossene Auge (s. Kapitel I, 6.1. Kneipp- und Wasseranwendungen). Sofern vorhanden, bestrahlen Sie das Auge aus etwa 30 Zentimetern Entfernung eine Viertelstunde mit Rotlicht. Die Wärmeanwendungen tragen dazu bei, dass das Gerstenkorn schneller „reif" wird und aufgeht. Nach der Entleerung des Eiters gehen die Symptome zurück.

••• Homöopathie:

Zuerst nehmen Sie einmalig fünf Kugeln Staphylococcus C200. Das ist die homöopathische Verdünnung der Staphylococcen, der Bakterien, die meist für die Entzündung verantwortlich sind. Nach zirka zwölf Stunden nehmen Sie fünf Kugeln Pulsatilla C200.

Kommt es dabei zu keiner Besserung, nehmen Sie am nächsten Tag Staphysagria D12: Zweimal fünf Kugeln bis zur Abheilung.

 Wird das Gerstenkorn immer dicker, muss es vom Augenarzt geöffnet werden, da es sonst durch die Reibung auf der Hornhaut zu bleibenden Schäden kommen kann!

3.10. Grauer Star (Katarakt)

Mit zunehmendem Alter kommt es im Auge zu einer Trübung der Linse. Deshalb benötigen die meisten ab einem Alter von 45 bis 50 Jahren eine Brille. Man sieht beim Lesen schlechter, muss die Schrift weiter weg halten. Anfangs fällt das nur bei schlechtem Licht oder nach langer Anstrengung auf. Später wird es uns auch am Tage bewusst. Man kann die Speisekarte im Restaurant nicht mehr lesen, die Preise beim Einkaufen nicht erkennen. Jetzt ist es so weit. Man braucht eine Brille. Das kommt fast auf jeden von uns zu. Aber man kann es hinausschieben.

••• Homöopathie:
Calcium fluoratum D12

3.11. Trockene Augen (Sicca- Syndrom)

Mit zunehmendem Alter trocknet unsere Haut aus. Ebenso wird am Auge weniger Tränenflüssigkeit gebildet. Das Auge wird dadurch trocken und gereizt.

••• Homöopathie:
Argentum nitricum D4-Augentropfen WELEDA
Euphrasia D3-Augentropfen

4. Erkrankungen der Ohren

4.1. Akute Ohrenentzündung (Otitis)

Wenn Sie nach dem Baden oder nach Zugluft Ohrenschmerzen bekommen, handelt es sich um eine Ohrenentzündung, die Sie leicht selbst therapieren können. Treten die Symptome aber nach einem Infekt der Nase oder des Halses auf, sind Bakterien von dort ins Mittelohr aufgestiegen. In diesem Fall suchen Sie bitte einen Arzt auf!

Vorbeugung:
Wer zu Ohrenentzündungen neigt, sollte nach dem Baden die Ohren trocken föhnen.

◆ Physikalische Therapie:

Wenden Sie Zwiebelwickel oder Kartoffelkompressen an (s. Kapitel I).
Lassen Sie sich zwei bis drei Tropfen warmes (nicht zu heißes!) Olivenöl ins Ohr
träufeln.

Als Ohrentropfen kann man auch Traumeel-Ampullen (in Apotheken erhältlich) verwenden. Träufeln Sie das Medikament ins Ohr. Verteilen Sie dazu jeweils eine Ampulle pro Tag in mehreren Einzelgaben auf ein Ohr. Führen Sie diese Maßnahmen
nur durch, wenn Sie kein Loch im Trommelfell haben.
Wenden Sie immer zusätzlich zur Ohrenbehandlung Nasentropfen an (s. Kapitel I),
damit die Schleimhäute in der Nase abschwellen.
Versuchen Sie, einen Druckausgleich durchzuführen (wie beim Tauchen oder der
Landung im Flugzeug). Gelingt dies nicht, lassen Sie sich mehrfach am Tag Zigarettenrauch in die Ohren pusten.

••• Homöopathie:

Plötzlicher Beginn, rotes Ohr, Berührungsschmerz, warme Umschläge verschlim-
mern: Belladonna C30
Plötzlicher Beginn, rotes Ohr, kein Berührungsschmerz: Aconitum C30
Langsamer Beginn, evtl. über Tage, wehleidige Persönlichkeit: Pulsatilla C30
Starke Schmerzen, Kälte bessert: Ferrum phosphoricum C30
Starke Schmerzen, warme Umschläge bessern, Eiterabsonderung: Hepar sulfuris C30
Starke Schmerzen, cholerische Persönlichkeit: Chamomilla C30

 **Ziehen Sie am Oberrand des Ohres nach oben hinten. Da-
bei bewegt sich innen das Trommelfell. Drücken Sie mit
dem Zeigefinger auf den Knochenvorsprung hinter dem
Ohr. Ist eines von beiden sehr schmerzhaft, suchen Sie
bitte einen Arzt auf. Gehen Sie auch zum Arzt, wenn Fieber auftritt oder Eiter aus dem Ohr läuft!**

4.2. Ekzem am äußeren Teil des Ohres

Allgemeine Maßnahmen:

Bei einem feuchten Ausschlag am Ohr machen Sie Umschläge mit Kamillentee.
Bei einem trockenen Ausschlag am Ohr tragen Sie einmal täglich Zinksalbe (in
Apotheken erhältlich) am Ohr auf.

4.3. Entzündung des äußeren Gehörganges (Otitis externa)

Der Gehörgang schmerzt, sieht gerötet aus und juckt.

Sie können sich in der Apotheke folgende Salbe mischen lassen:
Rp.: Menthol 0,15   Glycerin 3,00
Ethanol 70 % ad 30,00   M.f. Ungt. DS: Äußerlich

••• Homöopathie:
Aconit Ohrentropfen WALA

4.4. Geräusche im Ohr (Tinnitus)

Ohrgeräusche können verschiedene Ursachen haben: Durchblutungsstörungen, Ohrenschmalz, Entzündungen, Stress, Ärger, Halswirbelsäulenerkrankungen. Lassen Sie in jedem Fall die Ursache von einem Arzt abklären. Sie sollten beim Ohrenarzt einen Hörtest machen, um einen Hörsturz auszuschließen.

Allgemeine Maßnahmen:
Die Therapie richtet sich nun nach der Ursache:
a)   Ist Stress die Ursache, versuchen Sie den Stress abzubauen oder Techniken zur Stressbewältigung zu lernen (z.B. Autogenes Training). Nehmen Sie naturheilkundliche Beruhigungsmittel ein (s. Überarbeitungssyndrom).
b)   Ist eine Erkrankung i.B. der Halswirbelsäule die Ursache, behandeln Sie diese (s.Kapitel III, 20.1. Halswirbelsäulensyndrom).
c)   Ist eine Stauung im Lymphsystem die Ursache, nehmen Sie Lymphomyosot-Tropfen (in Apotheken erhältlich) ein.
d)   Ist eine Durchblutungsstörung die Ursache, trinken Sie Ginkgo-Tropfen. Zusätzlich stellen Sie sich eine Mischung her aus einem Schnapsglas klaren Schnaps, frisch gemahlenem Pfeffer aus der Pfeffermühle (vier bis fünf Hübe) und dem Tabak einer Zigarette. Lassen Sie diese Mischung eine halbe Stunde stehen. Gießen Sie alles durch ein Teesieb. Tauchen Sie einen Wattebausch in die Flüssigkeit, drücken Sie diesen aus und stecken Sie sich die Tamponade ins Ohr (nicht, wenn Ihnen ein Defekt im Trommelfell bekannt ist!).

••• Homöopathie:

Bei der homöopathischen Therapie unterscheiden Sie nach folgenden Symptomen/Charakteren:

Nach der Seite:	Rechts: Lycopodium D12
	Links: Lachesis D12
Nach dem Alter:	Jugendliche: Secale cornutum D12
	Ältere: Plumbum D12
Nach der Ursache:	Durchblutungsstörung: Ginkgo D12
	Unfälle: Arnika D12
	Operationen: Hypericum D12
Nach dem Toncharakter:	Klopfend: Petroleum D12

4.5. Insekten im Gehörgang

Kleine Insekten, die ins Ohr gekrochen sind, können einen an den Rand der Verzweiflung bringen. Versuchen Sie nicht, die Tiere mit einer Pinzette oder ähnlichen Werkzeugen zu entfernen. Die Gefahr besteht, dass Sie sie noch weiter in das Ohr schieben oder gar das Trommelfell verletzen.

Träufeln Sie zunächst Alkohol (falls nicht vorhanden, ersatzweise Wasser) in den Gehörgang, damit das Insekt abstirbt, dann spülen Sie vorsichtig mit Wasser aus.

4.6. Ohrenschmalz (Cerumen)

Allgemeine Maßnahmen:

Die einfachste Methode, Ohrenschmalz zu entfernen, ist das Einträufeln von warmem Olivenöl. Geben Sie eine Woche jeweils über Nacht zwei bis drei Tropfen warmes Olivenöl in das Ohr.

Sollte sich daraufhin das Ohrenschmalz nicht lösen, so stellen Sie sich eine Mischung her aus 0,5 ml eines handelsüblichen Geschirrspülmittels und 4,5ml Wasser. Träufeln Sie davon einige Tropfen ins Ohr ein, legen Sie sich zunächst so hin, dass das behandelte Ohr oben liegt. Nach einigen Minuten drehen Sie sich auf die andere Seite. Decken Sie das Kopfkissen mit einem Handtuch ab. Die herauslaufende Flüssigkeit ist das aufgelöste Ohrenschmalz.

Sollte dies nicht zum Erfolg führen, lassen Sie sich in der Apotheke Ohrentropfen wie folgt herstellen und verwenden Sie diese mehrfach täglich.

Rp.: Glycerin   Ethanol aa ad 30,0

Führen Sie diese Maßnahmen nicht durch, wenn Sie ein Loch im Trommelfell haben! Legen Sie bei allen o.g. Behandlungen ein Handtuch über das Kopfkissen. Sollten die Auflöseversuche nicht zum Erfolg führen, gehen Sie bitte zum Arzt, er wird dann das fest sitzende Ohrenschmalz mit Instrumenten entfernen. Manipulieren Sie nie selbst mit Instrumenten am Ohr!

4.7. Tubenkatarrh

Ein Tubenkatarrh liegt vor, wenn sich in dem Verbindungsgang von Nasen-Rachen-Raum zum Mittelohr Schleim ansammelt. Wenn der Schleim diesen Gang richtig verklebt, dann kann der Druckausgleich nicht vollzogen werden und es entsteht dadurch ein Schmerz im Ohr. Man hört auf dieser Seite schlechter oder „wie durch einen Wattebausch", da durch den Schleim die Schallleitung verändert ist.

◆ Physikalische Therapie:
Machen Sie warme Wickel auf das Ohr oder bestrahlen Sie das Ohr aus 30 Zentimetern Entfernung mit Rotlicht. Durch die Wärme wird der Schleim verdünnt und kann besser abfließen.

Lassen Sie sich mehrfach täglich etwas Zigarettenrauch ins Ohr pusten. Auch das hilft, den Schleim besser zu verteilen.

Benutzen Sie Nasentropfen, damit die Nasenschleimhaut abschwillt, auch wenn kein Schnupfen besteht. Dazu können Sie Nasentropfen selbst herstellen (s. Kapitel I, 5.4. Kräuternasentropfen) oder Meersalznasentropfen (in Apotheken erhältlich) anwenden.

Versuchen Sie, stündlich den Druckausgleich zu vollziehen. Sie können das unterstützen, indem Sie etwas Hartes kauen.

5. Erkrankungen im Mund

5.1. Amalgamausleitung

••• Homöopathie:

Mit einer homöopathischen Ausleitung von Amalgam dürfen Sie erst beginnen, wenn Ihr Zahnarzt die letzte Amalgamfüllung aus dem Mund entfernt hat. Sonst würden Sie das noch vorhandene Amalgam aktivieren.

Nehmen Sie:

Mercurius C200: einmal fünf Kugeln pro Monat über ein halbes Jahr oder
Nierentonikum WALA: zweimal einen Teelöffel pro Tag oder
Berberis D3: dreimal fünf Kugeln pro Tag oder
Hepar sulfuris D6 tritoratio WELEDA: zweimal eine Messerspitze pro Tag
Mercurius C200 ist die homöopathische Verdünnung des Quecksilbers. Zusätzlich leiten Sie mit den anderen homöopathischen Mitteln über die Niere und die Leber aus.

Eine andere Möglichkeit der Ausleitung ist die Anwendung von Mercurius solubilis compositum (in Apotheken erhältlich). Reiben Sie dazu über zwei Wochen lang zweimal pro Woche drei Tropfen morgens in die Bauchhaut ein. Danach nehmen Sie über zwei Wochen lang einmal pro Woche ein bis drei Tropfen morgens ein, danach über ein Vierteljahr zweimal pro Woche. Nehmen Sie zusätzlich Lymphdiaral Basistropfen (in Apotheken erhältlich) ein: dreimal fünf Tropfen pro Tag. Des Weiteren benötigt man Pascorenal Tropfen (in Apotheken erhältlich): Nehmen Sie anfangs dreimal fünf Tropfen pro Tag, steigern Sie jeden Tag um einen Tropfen bis dreimal 20 Tropfen pro Tag und behalten Sie diese Dosierung bis zum Ende bei.

Auch bei dieser Kur leiten Sie Quecksilber über seine homöopathische Verdünnung aus und reinigen gleichzeitig das Lymphsystem und die Nieren.

5.2. Geschwüre der Mundschleimhaut (Aphten)

Aphten sind millimetergroße weißliche Flecken der Mundschleimhaut mit einem rötlichen Rand. Es handelt sich hierbei um Entzündungen.

Diätempfehlungen:

Kauen Sie mehrfach tagsüber einen Teelöffel Kakao. Aphten sind kleine Entzündungsherde. Bestreichen Sie die Aphten mit Honig. Tupfen Sie vorher die Aphte mit einem Tempotaschentuch trocken, sonst wird er nicht kleben bleiben. Der Honig wirkt entzündungshemmend.

Kräutertherapie:

Pinseln Sie die Aphten mit Myrrhentinktur ein. Pürieren Sie einen Rettich, spülen Sie mehrfach am Tag mit dem Rettichsaft den Mund aus. Wer den Geschmack von Rettich nicht mag, kann die gleiche Prozedur auch mit Rhabarber durchführen.
Spülen Sie öfters am Tag den Mund mit einer Mischung aus grünem Tee und Schwarztee aus.
Sie können sich auch einen Kamillen- oder einen Schwarztee kochen, den Beutel ausdrücken und noch warm auf die Aphte aufdrücken.

5.3. Mundgeruch (Foetor ex Öre)

Die häufigste Ursache von Mundgeruch sind Speisereste zwischen den Zähnen durch schlechte Mundhygiene. Putzen Sie sich häufig die Zähne. Mundgeruch kann aber auch die Folge von schweren Erkrankungen sein. Suchen Sie deshalb Ihren Arzt auf, um die Ursache abzuklären.
Nierenerkrankungen verursachen oft einen urinartigen Mundgeruch, chronische Nasennebenhöhlenentzündungen einen fauligen. Riecht Ihr Atem nach Nagellackentferner (Aceton), könnte ein Diabetes bestehen.

Diätempfehlungen:

Meiden Sie Genussmittel (Alkohol, Nikotin, Kaffee), starke Gewürze sowie Zucker. Beginnen Sie den Tag mit einem Müsli aus Bananen, Birnen, Mandarinen und Weizen. Trinken Sie dazu eine Tasse grünen Tee.

Kräutertherapie:

Sollte Ihr Hausarzt keine schlimmere Ursache finden, so können Sie gegen den Mundgeruch täglich mehrfach ein paar Basilikumblätter kauen. Sie können auch alle Spülungen verwenden, die im Kapitel III, 5.6. Zahnfleischentzündungen aufgelistet sind.
Kochen Sie sich einen Fencheltee. Gurgeln Sie damit und ziehen Sie die Flüssigkeit durch die Zähne. Kauen Sie danach einige Fenchelkörner auf leeren Magen. Trinken Sie viel Mate-Tee oder grünen Tee.

••• Homöopathie:

Acidum nitricum D6
Carbo vegetabilis D6
Mercurius corrosivus D6
Lassen Sie neun Stunden hintereinander jeweils eine Tablette in der o.g. Reihenfolge ganz langsam unter der Zunge zergehen.

Aroma:

Bergamotte, Kardamom, Minze, Myrrhe, Pfefferminze

5.4. Mundwinkeleinrisse (Mundwinkelrhagaden)

Die unangenehm schmerzenden Einrisse in den Mundwinkeln sind oft Folge eines Vitamin B2- Mangels.

Diätempfehlungen:

Bereiten Sie sich öfters einen Milchshake aus Pfirsichnektar und Milch.
Gewöhnen Sie sich an, morgens ein Müsli aus getrockneten Aprikosen, Birnen, Erdnüssen, Haferflocken, Pfirsichen, Pflaumen (getrocknet) und Milch zu essen. Diese Nahrungsmittel enthalten viel Vitamin B2.

5.5. Zahnbeläge (Plaques)

Gelb verfärbte Zähne? Rauchen Sie? Trinken Sie viel Kaffee oder Schwarztee? Dies sind mögliche Ursachen für gelb verfärbte Zähne.
Tauchen Sie Ihre Zahnbürste in ein Glas Wasser, versetzt mit einem Teelöffel Meersalz, bevor Sie sich damit die Zähne putzen. Durch das Meersalz lösen sich die Beläge leichter. Bitte putzen Sie danach noch einmal mit einer normalen Zahncreme nach.

5.6. Zahnfleischentzündungen (Stomatitis)

Begünstigt durch Rauchen, Bakterien oder schlechte Mundhygiene kann es zu Entzündungen im Mundbereich kommen. Das Zahnfleisch sieht dann gerötet aus, beim Zähneputzen blutet es leicht. Jeder von uns kennt den Test mit dem knackigen, grünen Apfel!

Allgemeine Maßnahmen:

Putzen Sie sich regelmäßig nach jeder Mahlzeit die Zähne (insbesondere nach dem Genuss von Süßigkeiten), benutzen Sie Zahnseide. Reiben Sie nach dem Zähneputzen das Zahnfleisch mit einer Propolistinktur (in Apotheken oder beim Imker erhältlich) ein.

Trinken Sie jeden Abend vor dem Ins-Bett-Gehen einen halben Liter Wasser.

Kräutertherapie:

Ziehen Sie Aloe vera-Saft durch die Zähne und spülen Sie den Mund damit aus, zusätzlich tragen Sie ein Aloe vera-Gel pur auf das Zahnfleisch auf.

Gurgeln Sie mit einem Aufguss aus Brombeerblättern, Fenchel, Kamille, Minzöl, Schafgarbe, Salbei, Thymian und Zimt und ziehen Sie die Flüssigkeit durch die Zähne.

Eine andere Mundspüllösung können Sie sich herstellen aus gleichen Teilen von Fenchel, Kamille, Pfefferminze und Salbei.

Benutzen Sie von beiden Mischungen einen Esslöffel der getrockneten Kräuter auf eine Tasse heißem Wasser.

••• Homöopathie:

Mischen Sie sich in einer Flasche Calendula D2-, Hametum D2-, Hypericum D2-Tropfen zu gleichen Teilen. Schütteln Sie diese Mixtur. Setzen Sie Ihrem Mundspülwasser jeweils 20 Tropfen dieser Mischung bei.

Bei schlechtem Mundgeruch: Mercurius corrosivus D12
Bei häufigem Zahnfleischbluten: Phosphorus D12
Bei Eitergeschmack: Natrium chloratum D12
Bei schmerzhaftem Zahnfleisch: Silicea D12
Lassen Sie von dem zutreffenden Mittel einmal täglich eine Tablette im Mund zergehen.

6. Erkrankungen der Lunge

Zur Stärkung der Lunge allgemein eignen sich Ingwer und Holunder.
Lassen Sie fünf Scheiben Ingwer, den Saft einer Zitrone, einen Esslöffel Honig und einen halben Liter Wasser eine Viertelstunde kochen und trinken Sie den Tee noch warm.
Alternativ können Sie auch ein Glas warmen Holundersaft mit etwas frischem Thymian trinken.

6.1. Akute Bronchitis

Oft beginnt eine Bronchitis ganz harmlos mit Symptomen, wie wir sie von einer banalen Erkältung kennen. Die Nase läuft, man fühlt sich schlapp, die Knochen und Gelenke tun weh, der Hals kratzt, es tritt langsam Fieber hinzu und nun beginnt ein massiver Husten. Die ersten zwei Tage ist der Husten meist trocken, dann kann man einen weißen, später gelblichen Auswurf abhusten. Das Fieber hält meist nur kurz an, der Husten jedoch bleibt über Wochen bestehen.

Allgemeine Maßnahmen:
Halten Sie bei einer Bronchitis immer Bettruhe ein, Ihr Körper braucht Ruhe zur Heilung.
Trinken Sie viel, besonders heiße Getränke, um den Schleim zu verdünnen.
Halten Sie Rauchverbot ein, jeder zusätzliche Reiz schädigt Ihre Bronchien.
Befeuchten Sie die Luft, stellen Sie einfach einen Wäscheständer mit nasser Wäsche in den Wohnraum.

Diätempfehlungen:
Kochen Sie einen Auflauf aus Reis mit Birnen. Bei Kindern reicht dies oft zur Behandlung aus, bei Erwachsenen kann das nur eine Unterstützung der Therapie sein.
Noch besser eignen sich gebratene Birnen, mit Mandeln gefüllt und mit Zimt bestreut.

Kräutertherapie:
Kräutertee
Kochen Sie sich einen Tee aus dem Saft einer Zitrone, fünf Scheiben Ingwer, einem Esslöffel Honig und einem halben Liter Wasser. Lassen Sie alles eine Viertelstun-

de kochen. Seihen Sie den Tee durch ein Sieb. Trinken Sie mehrfach täglich eine Tasse.

Sie können sich aber auch aus den u.g. Kräutern einen Tee mischen:
Anis, Eibisch, Fenchel, Hagebutte, Huflattich, Lindenblüten, Malve, Quendelkraut, Spitzwegerich, Thymian.

Kräutersirup
Eine sehr gut schleimlösende Wirkung haben Fichtenspitzen und Fenchel. Daraus kann man sich einen Sirup herstellen, den man dann das ganze Jahr vorrätig haben kann (s. Kapitel II, 2.3. Konservierung der Kräuter).

Kräuteröle
Eine Bronchitis heilt viel schneller ab, wenn Sie sich Brust und Rücken mit einer Mischung aus folgenden Ölen einreiben: Anisöl, Eukalyptusöl, Kiefernnadelöl, Pfefferminzöl, Rosmarinöl.
Sie können aber auch mit Ölen inhalieren. Die einfachste Methode ist es, zwei Kapseln Gelomyrtol forte (in der Apotheke erhältlich) in einer Schüssel zu zerschneiden. Darin sind ätherische Öle wie Myrtol, Limonen und Cineol enthalten. Geben Sie einen Teelöffel Salz hinzu. Gießen Sie nun mit kochendem Wasser auf und inhalieren Sie zweimal täglich eine Viertelstunde.

Kräuterkompressen
Legen Sie eine Quark-Schwarzkümmel-Kompresse (s. Kapitel I, 6.2. Wickel, Kompressen, Packungen) auf die Brust und darüber eine Wärmflasche. Nun müssen Sie mindestens eine Stunde im Bett liegen bleiben.

◆ Physikalische Therapie:
Machen Sie ein aufsteigendes Fußbad. Trocknen Sie sich die Füße gut ab, ziehen Sie trockene Socken an und legen Sie sich ins Bett (s. Kapitel I, 6.1. Kneipp- und Wasseranwendungen). Eine stimulierende Wirkung auf das Immunsystem hat auch eine Ganzkörperwaschung (s. Kapitel I, 6.1. Kneipp- und Wasseranwendungen).
Eine gute Unterstützung der Therapie ist die Auflage eines Heublumensäckchens auf die Brust (s. Kapitel I, 6.2. Wickel, Kompressen, Packungen).

●●● Homöopathie:
Plötzlicher Beginn, hohes Fieber, kein Schweiß, trockener Husten: Aconitum C30
Plötzlicher Beginn, hohes Fieber, aber mit Schweiß, trockener Husten: Belladonna C30
Langsam beginnt Auswurf: Hepar sulfuris C30
Auswurf löst sich schlecht: Ipecacuanhae C30

☯ Akupressur:

Dort, wo man den Puls tastet, liegt ein Akupunkturpunkt. Massieren Sie diesen an der rechten Hand in Richtung Schulter, an der linken Hand in Richtung zum Daumen in kurzen, aber intensiven Bewegungen (zirka 50-mal). Dann massieren Sie vom Unterrand des Brustbeines in Richtung Kopf über das gesamte Brustbein (ebenfalls zirka 50-mal).

 Bei anhaltendem Fieber oder starker Luftnot gehen Sie bitte zum Arzt!

6.2. Chronische Bronchitis

Bestehen die gleichen Symptome wie bei einer akuten Bronchitis (Husten mit Auswurf, Brennen hinter dem Brustbein) länger als drei Monate, so spricht man von einer chronischen Bronchitis. Sie sollten möglichst das auslösende Allergen ermitteln. Manchmal handelt es sich um berufs- oder umweltbedingtes Einatmen von Dämpfen wie Ammoniak, Chlor, Schwefeldioxid, Umweltchemikalien, Tabakrauch, Toxinen etc.

Allgemeine Maßnahmen:

Halten Sie striktes Rauchverbot. Machen Sie, so oft es Ihnen möglich ist, eine Kur oder einen Urlaub im Hochgebirge oder an der See. Die Luft im Gebirge und am Meer ist frei von Allergenen, d.h. zusätzlichen Reizstoffen für Ihre Bronchien. Versuchen Sie, Allergene in der Umwelt weitestgehend zu meiden.

Diätempfehlungen:

Essen Sie salzarm und möglichst viel Obst und Gemüse. Essen Sie häufig Reis. Trinken Sie keine Milch. Kuhmilch verstärkt die Verschleimung. Schafs- und Ziegenmilch dagegen sind erlaubt.

Kräutertherapie:
Kräutertee

Mischen Sie zu gleichen Teilen Eibisch, Fenchel, Huflattich und Thymianblätter. Setzen Sie über Nacht einen halben Liter Wasser mit zwei Esslöffeln dieser Mischung an. Kochen Sie diesen Aufguss am Morgen auf, lassen Sie ihn eine Viertelstunde stehen, mischen Sie Honig nach Geschmack unter. Trinken Sie mehrfach über den Tag verteilt eine Tasse heiß.

Oder mischen Sie zu gleichen Teilen Brennnessel, Schafgarbe und Spitzwegerich. Übergießen Sie einen Esslöffel der Mischung mit einer Tasse kochendem Wasser. Lassen Sie die Mischung etwas ziehen, dann abseihen. Süßen Sie nach Geschmack mit Honig. Trinken Sie davon mehrfach täglich eine Tasse.

Kräuteröle
Machen Sie über Nacht Einreibungen auf der Brust mit Ölen von Basilikum, Bergamotte, Eukalyptus, Jasmin, Kardamom, Minze, Myrrhe, Pfefferminz, Rosmarin, Sandelholz, Tea-Tree, Wacholder oder Weihrauch.

Kräuterinhalationen
Machen Sie Dampfinhalationen: Zerschneiden Sie eine Kapsel Gelomyrtol forte (in Apotheken erhältlich) und geben Sie diese in eine Schüssel. Gießen Sie heißes Wasser auf und geben Sie Emser Salz sowie zwei Esslöffel Kamillenblüten dazu. Nun inhalieren Sie direkt mit dem Kopf über der Schüssel. Decken Sie ein Handtuch über den Kopf, so dass die Schüssel vollständig abgedeckt ist.

◆ Physikalische Therapie:
Gehen Sie öfters in die Sauna. Machen Sie regelmäßig aufsteigende Fußbäder (s. Kapitel I, 6.1. Kneipp- und Wasseranwendungen).
Machen Sie mehrfach eine feucht-heiße Packung über dem Brustbein. Noch intensiver wirkt die feuchte Wärme in Form einer „heißen Rolle", mit der Sie sich die Brust und den Rücken behandeln lassen (s. Kapitel I, 6.1. Kneipp- und Wasseranwendungen). Eine Alternative ist auch ein Heublumensack, den man auf die Brust auflegt (s. Kapitel I, 6.2. Wickel, Kompressen, Packungen).
Auch die regelmäßige Anwendung von Senfwickeln auf der Brust trägt zur Linderung der Symptome einer chronischen Bronchitis bei (s. Kapitel I, 6.2. Wickel, Kompressen, Packungen).

●●● Homöopathie:
Nehmen Sie früh fünf Kugeln Calcium carbonicum C30 sowie abends fünf Kugeln Phosphorus C 30.

Aroma:
Geben Sie von den folgenden Ölen einen Tropfen auf eine Aromalampe, die Sie über Nacht ins Zimmer stellen: Bergamotte, Eukalyptus, Jasmin, Kardamom, Minze, Myrrhe, Pfefferminz, Rosmarin, Sandelholz, Tea-Tree oder Wacholder. Sie können auch ein kleines Stückchen Weihrauch in Ihrer Wohnung abbrennen.

 Lassen Sie Schmerzen hinter dem Brustbein immer beim Arzt abklären, um einen Herzinfarkt auszuschließen!

6.3. Asthma

Bei Asthma sind die Luftwege verengt durch eine überschießende Reaktion auf verschiedene Reize (Pollen, Katzenhaare, Staub, Rauch, kalte Luft, Federn, Überanstrengung u.v.m.), bei der es durch eine Entzündungsreaktion zu einer vermehrten Schleimproduktion kommt. Dadurch fällt das Atmen schwer. Man atmet wie gegen einen Widerstand, es entsteht ein Druck über der Brust, meist auch ein starker Hustenreiz. Beim Asthmaanfall kommt es zur akuten Atemnot.

Alle Maßnahmen bei der Behandlung von Asthma richten sich darauf, die Schleimproduktion zu verringern oder den vorhandenen Schleim zu lösen.

Allgemeine Maßnahmen:

Hören Sie mit dem Zigarettenrauchen auf, Rauchen ist die häufigste Ursache für Asthma.

Meiden Sie offenes Feuer, durch Rauchpartikel kann es zu einer mechanischen Reizung des Bronchialsystems kommen. Meiden Sie stark riechendes Parfüm. Meiden Sie den Aufenthalt im Freien, sowohl bei trockener Kälte als auch bei Nebel. Meiden Sie Urlaubsorte mit trocken- heißem, wüstenähnlichem Klima. Gönnen Sie sich lieber einen Aufenthalt am Meer oder im Hochgebirge. Halten Sie die Luftfeuchtigkeit der Räume möglichst unter 50%.

Sie sollten Ihre Abwehrkräfte stärken durch Ganzkörperwaschungen, heiße Fußbäder, Wassertreten, Tau- und Schneegehen (s. Kapitel I, 6.1. Kneipp- und Wasseranwendungen), denn wenn Sie sich einen grippalen Infekt zuziehen, bedeutet das meist eine drastische Verschlechterung des Asthmas.

Diätempfehlungen:

Meiden Sie Salz und Fleisch. Essen Sie viel rohes Obst und Gemüse.

Wenn ein Anfall droht, versuchen Sie einen starken Kaffee zu trinken, Koffein wirkt abgeschwächt aber so ähnlich wie ein bronchialerweiternder Stoff (Theophyllin). Ersatzweise für Kaffee können Sie auch mehrere Pocket Coffees essen.

Kräutertherapie:

Kräutertee

Folgende Kräuter können Sie für Teezubereitungen benutzen: Anis, Efeu, Eibisch, Eukalyptus, Fenchel, Huflattich, Lungenkraut, Malve, Salbei, Spitzwegerich, Thymian.

Ein Beispiel hierzu wäre die Mischung aus gleichen Teilen von Eibisch und Thymian. Setzen Sie einen Teelöffel der Mischung zusammen mit einem Anissternchen auf eine Tasse heißes Wasser an, lassen Sie den Tee etwas ziehen, seihen Sie ihn ab. Trinken Sie täglich morgens und mittags eine Tasse warmen Tee.

Physikalische Therapie:

Heiße Brustwickel mit Senf helfen, den Schleim zu lösen (s. Kapitel I, 6.2. Wickel, Kompressen, Packungen).
Inhalieren Sie mit Emser Salz. Das Salz befeuchtet die Bronchien und verdünnt damit den Schleim, der dann besser abgehustet werden kann.
Machen Sie zwei- bis dreimal pro Woche ansteigende Arm- oder Fußbäder (s. Kapitel I, 6.1. Kneipp- und Wasseranwendungen), denen Sie einen Extrakt der u.a. Aromastoffe zusetzen. (Nur, wenn Sie nicht allergisch darauf reagieren!)
Wenn ein Anfall droht, machen Sie ein Armbad, so heiß, wie Sie es gerade noch aushalten (s. Kapitel I, 6.1. Kneipp- und Wasseranwendungen).

Aroma:

Fichtennadel, Lavendel, Majoran, Minze, Pfefferminze, Rosmarin, Zypresse

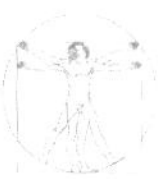

Bei einem Asthmaanfall holen Sie immer ärztliche Hilfe, experimentieren Sie nicht!

6.4. Lungenentzündung (Pneumonie)

Innerhalb weniger Stunden kommt es sehr schnell zu Atemnot, Fieber, starkem Husten, Schüttelfrost oder Schweißausbrüchen. Das Fieber steigt oft auf 40°C. Das Allgemeinbefinden ist schlecht, man fühlt sich sehr schlapp und schwerkrank. Bereits in Ruhe fällt das Atmen schwer.

Allgemeine Maßnahmen:

Halten Sie unbedingt Bettruhe. Setzen Sie sich möglichst oft im Bett auf. Lagern Sie den Oberkörper hoch. Lüften Sie die Zimmer gut. Sauerstoff ist sehr wichtig. Achten Sie dabei aber darauf, dass keine Zugluft entsteht. Befeuchten Sie die Luft im Zimmer (Wäscheständer mit nasser Wäsche). Nehmen Sie heiße Getränke zu sich.

Diätempfehlungen:

Essen Sie viel warmen Hafer- und Getreidebrei (s. Kapitel I, 4. Diätempfehlungen). Bereiten Sie sich jeden Morgen ein Müsli aus Feigen, Pflaumen, Leinsamen und Weizenkleie.

Kräutertherapie:

Zur Schleimlösung können Sie auf alle Kräuter zurückgreifen, die auch im Kapitel III, 6.2. Chronische Bronchitis beschrieben sind.

◆ **Physikalische Therapie:**

Führen Sie Ganzkörperwaschungen mit Essigwasser durch (s. Kapitel I, 6.1. Kneipp- und Wasseranwendungen).

Legen Sie kalte Topfenkompressen auf die Brust (s. Kapitel I, 6.2. Wickel, Kompressen, Packungen).

●●● **Homöopathie:**

Plötzlicher Beginn bei kalt-trockenem Wetter, Fieber, kein roter Kopf: Aconitum D12

Plötzlicher Beginn, roter Kopf , Fieber: Belladonna D12

Stechende Schmerzen, schlimmer bei Bewegung, Kopfschmerzen: Bryonia D12

 Lungenentzündungen sind sehr schwere Erkrankungen, bleiben Sie in regelmäßiger Kontrolle Ihres Arztes. Sollte das Fieber nicht innerhalb kurzer Zeit sinken, sollten Sie sich doch mit Antibiotika behandeln lassen! Gehen Sie auch zum Arzt, wenn Sie Blut husten!

7. Erkrankungen des Herzens und der Gefäße

7.1. Niedriger Blutdruck (Hypotonie)

Von zu niedrigem Blutdruck sprechen wir, wenn bei Männern der Blutdruck ständig unter 110/60 und bei Frauen unter 100/60 liegt. Die Folge ist oft Müdigkeit und Antriebslosigkeit. Niedriger Blutdruck ist im Allgemeinen ungefährlich, nur sehr lästig. Wenn Sie müde sind, denken Sie daran, dass Menschen mit niedrigem Blutdruck viel seltener an Herzinfarkt oder Hirnschlag sterben als Menschen mit hohem Blutdruck. Vielleicht ist das ein kleiner Trost.

Niedriger Blutdruck muss nur behandelt werden, wenn er Beschwerden verursacht, wie z.B. Ohnmachtsanfälle oder Schwindel. Dann zeigt uns der Körper, dass der Druck nicht ausreicht, um das Blut überall im Organismus zu verteilen. Des Weiteren muss eine Behandlung erfolgen, wenn der Blutdruck nachts sehr weit absinkt. Dann kann es wegen der verminderten Durchblutung zu Schäden am Auge kommen.

Allgemeine Maßnahmen:

Wenn Ihnen durch den niedrigen Blutdruck schnell schwarz vor den Augen wird, können Sie sich ganz einfach helfen: Wippen Sie auf den Zehenspitzen mehrfach auf und ab. Das pumpt durch die Muskelanspannung in den Waden das Blut zurück zum Oberkörper und das Unwohlsein geht vorbei.

Schlafen Sie mit leicht erhöhtem Oberkörper.

Essen Sie regelmäßig in kleinen Portionen über den Tag verteilt.

Eine Reaktion auf das Kreislaufsystem übt auch Hämatit aus. Tragen Sie den so genannten Blutstein an einem Bindfaden oder Lederbändchen über dem Brustbein.

Kräutertherapie:

Kräutertee

Als Teesorten geeignet sind folgende Kräuter:

Kamille, Lindenblüten, Melisse, Nelken, Rosmarin, Schafgarbe, Walnussblätter.

Hier ein paar Beispiele:

Teezubereitung 1:

Baldrianwurzel 30g   Johanniskraut 30g

Melissenblätter 20g   Rosmarinblätter 20g

Lassen Sie einen Esslöffel der Teemischung mit einer Tasse Wasser kochen. Trinken Sie am Morgen verteilt zwei Tassen.

Teezubereitung 2:

Baldrianwurzel 40g   Fenchelfrüchte 20g

Pfefferminzblätter 20g   Weißdornblüten und– Früchte 20g

Überbrühen Sie einen Esslöffel der Teemischung mit einer Tasse heißem Wasser. Trinken Sie morgens und mittags eine Tasse.

Kräuterbäder

Machen Sie zweimal pro Woche ein Bad mit Engelwurz, Eukalyptus, Holunder, Kamille, Kiefernnadelextrakt, Latschenkiefernöl, Lavendel oder Rosmarinöl.

◆ Physikalische Therapie:

Führen Sie regelmäßig jeden Morgen Bürstenmassagen durch. Benutzen Sie dafür eine harte Bürste. Dabei ist zu beachten, dass man die Hände und Füße immer in Richtung Herz, also zum Körper hin, massiert (s. Kapitel I, 6.1. Kneipp- und Wasseranwendungen).

Machen Sie morgens Wechselbäder (s. Kapitel I, 6.1. Kneipp- und Wasseranwendungen). Durch die unterschiedlichen Temperaturen dehnen sich die Blutgefäße aus und ziehen sich wieder zusammen, die Gefäßwände werden dadurch trainiert und der Blutdruck wird reguliert.

Wenn Sie die Möglichkeit haben, früh morgens hinter Ihrem Haus durch taufrisches Gras zu laufen, dann tun Sie dies so oft wie möglich. Die Kühle des Taus in Verbindung mit der Bewegung verstärkt die Blutversorgung der Beine (s. Kapitel I, 6.1. Kneipp- und Wasseranwendungen).

Auch Ganzkörperwaschungen sind zur Behandlung des niedrigen Blutdrucks sehr hilfreich. (s. Kapitel I, 6.1. Kneipp- und Wasseranwendungen).

Aroma:
Lavendel, Rosmarin, Wacholder, Ysop

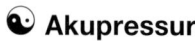 ### Akupressur:
Wenn Sie merken, dass sich eine Ohnmacht ankündigt (Schwindel, Schwarz vor den Augen), drücken Sie mit dem Zeigefinger in einen Punkt, der sich in der Mitte zwischen Nase und Oberlippe befindet und mit dem Daumen in den Punkt, der sich mittig zwischen Unterlippe und Kinn befindet.

 Gehen Sie zum Augenarzt, zu niedriger Blutdruck kann Veränderungen am Auge hervorrufen!

7.2. Hoher Blutdruck (Hypertonie)

Von zu hohem Blutdruck spricht man, wenn der Blutdruck längere Zeit über 140/90 liegt.
Zu hoher Blutdruck muss behandelt werden, auch wenn Sie keinerlei Symptome haben!

Allgemeine Maßnahmen:
Reduzieren Sie Ihr Gewicht. Stellen Sie das Rauchen ein. Vermeiden Sie Stress. Erlernen Sie Entspannungstechniken wie Autogenes Training.
Treiben Sie gern Sport? Beachten Sie bitte, dass Sportarten mit überwiegend kurzen, ruckartigen Bewegungen, wie z.B. Ballspielarten, den Blutdruck steigern. Sportarten mit langen gleichförmigen Bewegungen wie Joggen, Langstrecken-schwimmen, Skilanglauf dagegen senken den Blutdruck.

Diätempfehlungen:
Essen Sie salzarm. Sie können alle Gewürze benutzen außer Speisesalz. Meistens essen Patienten mit hohem Blutdruck zu eiweißreich. Meiden Sie Eier, Fleisch, Hülsenfrüchte und Fisch.
Essen Sie viel Reis, möglichst Naturreis, Gemüse und Obst. Kochen Sie mit Se-samöl, das senkt den Blutdruck. Essen Sie viel Knoblauch. Knoblauch senkt eben-falls den Blutdruck.
Beginnen Sie den Tag mit ein oder zwei Gläsern frisch ausgepresstem Saft aus einem großen Stück Sellerie, einem Apfel, drei Möhren und einem Spritzer Zitrone.

Essen Sie dazu einen Brei aus Haferflocken oder Buchweizen (s. Kapitel I, 4. Diät-empfehlungen).
Meiden Sie Alkohol in jeder Form.

Kräutertherapie:
Kräutertees
Für Teerezepturen können Sie verwenden: Angelika-Wurzel, Baldrian, Ginseng, Melisse, Olivenblätter, Sauerampferwurzeln, Schachtelhalm, Schafgarbe

Beispiel für eine Teerezeptur:

Arnikablüten 5g   Schafgarbe 35g
Orangenschalen 30g   Weißdorn 25g
Zitronenmelisse 30g

Überbrühen Sie einen Esslöffel der Mischung mit einer Tasse kochendem Wasser, süßen Sie mit etwas Honig. Trinken Sie eine Tasse über den Vormittag verteilt.

Kräuter
Homviotensin-Dragees sind ein naturheilkundliches Fertigpräparat aus der Apotheke.

◆ Physikalische Therapie:
Führen Sie Wechselduschen oder aufsteigende Arm- und Fußbäder (s. Kapitel I, 6.1. Kneipp- und Wasseranwendungen) durch.

••• Homöopathie:
Starker, schneller Puls: Aconitum D12
Roter, heißer Kopf, kalte Arme und Beine: Arnika D12
Depressive Verstimmungen: Aurum D12
Ältere Personen: Barium carbonicum D12
Suchen Sie aus den o.g. Ihr Mittel aus und nehmen Sie davon einmal täglich fünf Kugeln. Zusätzlich nehmen Sie täglich fünf Kugeln von Berberis D12 früh sowie fünf Kugeln Nux vomica D12 abends.

Aroma:
Eukalyptus, Majoran, Muskateller- Salbei, Ylang

Sollten Sie den erhöhten Blutdruck mit den o.g. Metho-den nicht genügend senken können, suchen Sie bitte Ih-ren Hausarzt auf. Hoher Blutdruck ist gefährlich (Gefahr von Hirnschlag, Herzinfarkt etc.). Stellen Sie sich regel-mäßig beim Augenarzt vor, um Veränderungen am Augen-hintergrund rechtzeitig festzustellen!

7.3. Herzkrankheit

Herzerkrankungen müssen immer vom Arzt behandelt werden. Meine hier angegebenen Hinweise betrachten Sie bitte nur als zusätzliche Hilfe, nie als alleinige Therapie.

Der Herzmuskel benötigt zu seiner Funktion genau wie alle anderen Muskeln eine Blutversorgung. Diese wird über die so genannten Herzkranzgefäße gewährleistet. Durch zu viel Cholesterinablagerungen verengen sich diese Gefäße und der Herzmuskel kann nicht mehr richtig versorgt werden. Im ungünstigsten Fall kommt es zu einem Verschluss des Gefäßes und damit zum Herzinfarkt. Ein bedeutender Risikofaktor ist das Rauchen!

Diätempfehlungen:

Bei Herzerkrankungen ist es besonders wichtig, eine entsprechende Diät einzuhalten.

Ersetzen Sie tierische Fette durch pflanzliche Fette. Essen Sie leicht verdauliche Produkte. Nahrungsmittel, die „wie ein Stein im Magen liegen", belasten unnütz auch das Herz durch vermehrte Arbeit. Verteilen Sie Ihre Mahlzeiten auf viele kleine Portionen. Meiden Sie blähende Speisen. Denken Sie dabei insbesondere auch an die kohlensäurehaltigen Getränke. Durch die aufsteigende Luft kommt es zu einem zusätzlichen Druck auf das Herz. Meiden Sie Alkohol, denn er verringert die Herzkraft. Ersetzen Sie Kochsalz durch andere Würzmischungen.

Verringern Sie Ihr Gewicht. Merken Sie sich dazu eine einfache Faustregel: Ist der Bauchumfang größer als der Hüftumfang, dann muss abgespeckt werden. Dann ist die Gefahr einer Arteriosklerose sehr hoch!

	Erlaubt	Beschränkt erlaubt	meiden
Backwaren	Weißbrot, Toast Zwieback Knäckebrot leichtes Gebäck	Mürbekuchen Nussgebäck altes Roggenbrot altes Vollkornbrot	frisches Roggenbrot frisches Hefegebäck Salz- u. Käsegebäck Blätterteig, Creme-Torte, Schlagsahne
Fleisch	Kalbfleisch magerer Schinken mageres Rindfleisch	mageres Schweinefleisch magere Wurst	fettes Fleisch fette Wurst gesalzenes Fleisch gesalzene Wurst
Fisch	gekocht oder gedämpft		Aal, Räucherfisch, gebratener oder panierter Fisch Fischkonserven

Geflügel	mageres Geflügel (Haut entfernen)	Gans	Ente
Nudeln	alle Nudeln		Nudeln, gebraten
Reis	gedämpft oder gekocht		Risotto
Kartoffeln	gekocht	Kartoffelbrei Pellkartoffeln	Pommes frites Bratkartoffeln Kroketten
Käse	fettarmer Weichkäse Quark, alle mageren Sorten	Schweizer Käse	Hartkäse, Käsesorten >45%
Eier	weiches Ei, Rührei	Spiegelei Mayonnaise	hart gekochte Eier
	Es empfiehlt sich, auf den Genuss von Eiern weitgehend zu verzichten!		
Fette	Pflanzenfett <20g Butter/Tag Maiskeimöl Sonnenblumenöl Diestelöl	Diätmargarine wenig Sahne	Kokosfett, Schmalz, Speck viel Butter einfache Margarine
Gemüse	Blumenkohl Möhren Kopfsalat Chicoree	Kohlrabi Sauerkraut Gurken	Kohl Erbsen, Bohnen, Linsen Lauch Avocado
Obst	saure Äpfel Grapefruit Obstsalat mit Zuckerersatz		Bananen Erdbeeren Weintrauben Feigen
Nüsse			Kokosnüsse
Getränke	Tee koffeinfreier Kaffee Buttermilch Wasser	Obstsäfte Milch	kohlensäurehaltige Getränke alkoholhaltige Getränke

Kräutertherapie:

Kräutertee:

Um das Herz zu stärken, bereiten Sie sich eine Teemischung aus:

Arnika 20g

Rosmarin 30g

Melisse 30g

Weißdornblüten 15g

Vogelmiere 20g

Überbrühen Sie für einen Tag zwei Esslöffel der Teemischung mit einem Liter kochendem Wasser. Lassen Sie den Tee ziehen und trinken Sie den Tee warm über den Tag verteilt.

Wenn Sie in der Herzgegend, im Brustkorb oder im linken Oberarm Schmerzen verspüren, rufen Sie sofort einen Notarzt!

7.4. Krampfadern (Varizen)

Besonders Tätigkeiten, bei denen man lange stehen oder sitzen muss, führen oft zu den lästigen schweren Beinen. Später kommen Juckreiz und Schmerzen hinzu. Dann sind sie auch meist schon zu sehen, die Krampfadern: stark erweiterte, geschlängelte Gefäße an den Beinen. Die rötlich-blauen Besenreiser liegen nur oberflächlich und machen kaum Beschwerden. Die tiefer liegenden Krampfadern hingegen führen oft zu Schmerzen, Braunfärbungen der Haut und im Spätstadium zu offenen Beinen.

Allgemeine Maßnahmen:

Legen Sie nachts die Beine hoch! Vermeiden Sie langes Stehen und langes Sitzen. Gönnen Sie sich zwischendurch einen kleinen Spaziergang. Führen Sie ein regelmäßiges Muskeltraining durch: Legen Sie abends beim Fernsehen die Beine hoch und ziehen die Fußspitzen zur Nase. Wiederholen Sie diese Übung 50-mal. Damit kräftigen Sie die Wadenmuskulatur und das Blut kann besser zum Herzen zurückgepumpt werden. Bei einer einfachen Übung während der Arbeitszeit haben Sie einen ähnlichen Effekt: Wippen Sie 20-mal auf den Zehenspitzen. Kreisen Sie 20-mal mit den Füßen. Weitere Übungen s.u.
Tragen Sie Kompressionsstrümpfe oder -strumpfhosen.
Tragen Sie bequeme Kleidung und Schuhe. Meiden Sie extreme Wärme an den Beinen: Legen Sie sich nicht in die Sonne, meiden Sie warmes Wasser, insbesondere Thermalbäder.

Diätempfehlungen:

Reduzieren Sie Ihr Gewicht. Essen Sie viel Vitamin C- und E- haltige Nahrungsmittel.
Essen Sie ballaststoffreich. Ernähren Sie sich salzarm.

Kräutertherapie:
Kräutertee

Stellen Sie sich eine Teemischung her aus gleichen Teilen Brennnessel, Schafgarbe, Stiefmütterchen und Walnussblättern. Überbrühen Sie einen Esslöffel der Mischung mit einer Tasse kochendem Wasser. Lassen Sie den Tee eine Viertelstunde ziehen. Trinken Sie ein bis zwei Tassen pro Tag.

Da Krampfadern in der chinesischen Medizin mit dem so genannten Lebermeridian zusammenhängen, sollten die Teemischungen auch ein Leber stärkendes Kraut enthalten. Trinken Sie daher öfters eine Tasse Mariendisteltee.

Kräutersalben und -öle

Stellen Sie sich ein Öl aus Lindenblüten her und massieren Sie sich damit die Waden.

Wenn Sie abends unter müden, schmerzenden Füßen leiden, eignet sich eine Salbe aus Rosmarin, Lavendel und Wacholder oder eine Salbenmischung aus Rosskastanienextrakt, Hamamelis und Thymian (s. Kapitel I, 5.4. Kräutersalben).

Man hatte sich jahrelang gewundert, dass in Südtirol weniger Krampfaderleiden auftreten, bis man den Zusammenhang erkannte: Die Weinbäuerinnen berühren bei der Weinernte mit ihren Waden die rot gewordenen Blätter der Rebstöcke. Aufgrund dieser Erkenntnis stellte die Industrie Salben mit dem Extrakt aus rotem Weinlaub her, die in Apotheken erhältlich sind.

Kräutertinkturen

Sie können sich auch Rosmarin, Thymian und Hamamelis als Tinktur zum Einreiben ansetzen. Dabei nutzen Sie gleichzeitig noch den kühlenden Effekt durch den Alkohol (s. Kapitel I, 5.8. Kräutertinkturen).

◗ Physikalische Therapie:

Gehen Sie häufig in kaltem Wasser schwimmen. Nutzen Sie, wann immer Sie die Möglichkeit dazu haben, das Gehen in kaltem Wasser oder in frischem Morgentau auf der Wiese oder im Schnee. Wenn Sie unter schweren Beinen leiden, bringen auch kalte Fußbäder oder lauwarme Salzfußbäder mit Bürstenmassagen Abhilfe (s. Kapitel I, 6.1. Kneipp- und Wasseranwendungen).

●●● Homöopathie:

Erste Krampfadern treten auf, kühle Umschläge lindern: Calcium fluoratum D12
Geschwollene Beine: Apis D12
Krampfadern schmerzen bei Berührung, dumpfer Schmerz: Hamamelis D12
Schmerzen beim Baden in warmem Wasser: Pulsatilla D12
Man fühlt sich „ausgelaugt": Arnika D12
Die störenden, aber ungefährlichen Besenreiser-Varizen, die an der Oberfläche als dünne, blaue Striche erscheinen, lassen sich nur schlecht behandeln. Lassen Sie sich in der Apotheke folgende Mischung herstellen (sehr teuer!):

Rosskastanie (Aesculus)-Urtinktur	Carbo vegetabilis D8
Lachesis D12	Calcium fluoratum D8
Arnika radix D6	Hamamelis-Urtinktur
Gänseblümchen (Bellis perennis)-Urtinktur	Ferrum phosphoricum D8

Schafgarbe (Mellifolium)-Urtinktur   Sepia D8
M.f. aa ad 100,0
Nehmen Sie davon dreimal täglich zwanzig Tropfen über sechs Wochen. Den Rest mischen Sie in eine möglichst neutrale Hautcreme, die Sie sonst gut vertragen ein (so viel, wie die Salbe an Flüssigkeit aufnimmt) und tragen diese jeden Abend auf die Besenreiser-Varizen auf.

☯ Akupressur:

Tun Ihnen abends die Beine weh nach langem Stehen oder Sitzen, dann akupressieren Sie wie folgt:
Fahren Sie entlang der Hosennaht außen am Bein abwärts. In der Mitte zwischen Knie und Fußknöchel liegt ein Akupunkturpunkt. Massieren Sie diesen Punkt. Man braucht meist sehr lang, aber die Müdigkeit und das Schweregefühl aus den Beinen werden verschwinden.

Muskeltraining:

Krampfadern sind erweiterte Venen. Das Blut fließt vom Herzen u.a. in die Beine. Klappen in den Venen verhindern normalerweise, dass sich das Blut zurückstaut. Sind diese Klappen defekt, so müssen Sie durch ein verstärktes Training der Beinmuskulatur versuchen, das Blut durch die Muskulatur wieder nach oben zum Herzen zu pumpen. Sonst kommt es zum Rückstau und damit zu den so genannten Krampfadern. Hier einige Übungen bei bestehenden Krampfadern oder zur Vorbeugung:

Setzen Sie sich auf den Boden (Ausgangsstellung).
a)   Stützen Sie sich hinten mit den Händen ab. Fahren Sie mit den Beinen „Fahrrad" in der Luft.
     Sollten Sie Rückenprobleme haben, legen Sie sich zu dieser Übung hin.
b)   Grätschen Sie die Beine in der Luft, zirka 10 Zentimeter über dem Boden (20x).

Setzen Sie sich nun auf einem Stuhl vorn auf die Kante, so, dass Sie beim lockeren Zurückliegen gerade noch die Lehne erreichen. Hüfte und Beine sollten gestreckt sein (Ausgangsstellung).
a)   Krallen Sie die Zehen an und lassen Sie wieder locker (30x).
b)   Versuchen Sie, mit den Zehen einen Gegenstand hochzuheben (5x).
c)   Spreizen Sie die Zehen auseinander und wieder zusammen (30x).
d)   Heben Sie die Fußzehen an und senken Sie sie wieder (Fuß auf- und ab bewegen) (30x).
e)   Strecken Sie ein Bein nach vorn und umschreiben Sie mit dem Fuß einen großen Kreis (5x).

Stellen Sie sich nun neben den Stuhl und halten Sie sich mit einer Hand an der Lehne fest (Ausgangsstellung).

a) Stehen Sie gerade. Rollen Sie nun auf beiden Füßen auf die Außenkanten und wieder zurück (30x).

b) Wechseln Sie vom Zehen- in den Fersenstand und zurück (30x).

c) Führen Sie die Beine nach vorn und nach hinten und wieder zurück (wie ein Pendel). Anfangs machen Sie die Bewegung aus den Knien heraus, danach aus der Hüfte (20x).

Beachten Sie bitte, dass Sie stets diese Übungen abwechselnd mit beiden Beinen ausführen.

7.5. Krampfaderentzündung (Phlebitis)

Eine Phlebitis liegt vor, wenn sich eine Krampfader entzündet hat. Es treten Schmerzen, Schwellungen, Rötungen entlang der Vene auf. Manchmal ist eine Verhärtung zu tasten. Es besteht Juckreiz, die Haut ist sehr berührungsempfindlich.

Allgemeine Maßnahmen:

Halten Sie striktes Rauchverbot. Setzen Sie Hormonpräparate ab. Legen Sie nachts die Beine hoch. Reiben Sie sich die Beine mit Franzbranntwein ein. Als Alternative können Sie auch Wickel mit Alkohol machen. Wenn Sie zu Venenentzündungen neigen, laufen Sie im Flugzeug, Bus oder bei langen Bahnfahrten ein Stück im Gang hin und her.

Diätempfehlung:

Bei Entzündungen der Venen müssen Sie immer die Nieren mitbehandeln, weil die Ausscheidung über die Niere erfolgt. Essen Sie daher salzarm.

Kräutertherapie:
Kräutertee

Als Teekräuter sind geeignet: Arnika, Beinwell, Huflattich, Ringelblume, Stiefmütterchen.

Trinken Sie diese Kräutertees im Wechsel mit einer Tasse Mate-Tee.

Kräuterkompressen

Wenn die Entzündung gerade angefangen hat, d.h. die Beine rot aussehen und schmerzen, dann machen Sie Umschläge mit Alkohol, dem Sie einige Spritzer Johanniskrauttinktur und Arnikatinktur beifügen, oder machen Sie ganz einfach kalte Wadenwickel (s. Kapitel I).

Wenn die Rötung sich zurückgebildet hat, führen Sie Luvos-Heilerde-, Lehm- oder Quarkwickel (s. Kapitel I, 6.2. Wickel, Kompressen, Packungen) durch.

••• Homöopathie:

Entzündung in Folge einer Verletzung, man fühlt sich ausgelaugt: Arnica D12
Blaue Hautverfärbung, Berührung schmerzt sehr stark: Lachesis D12
Geschwollene Venen, Schweregefühl, langsamer Beginn: Pulsatilla D12
Stechende Schmerzen wie Glassplitter, Schwellungen: Apis D12
Schweregefühl, Wundschmerz: Hamamelis D12
Brennender Schmerz: Arsenicum album D12

7.6. Schaufensterkrankheit (Claudicatio intermittens)

Schmerzen, Krämpfe, Müdigkeit in den Beinen zwingen denjenigen, oft stehen zu bleiben. Nach einer kleinen Pause gehen die Beschwerden zu Beginn der Erkrankung noch recht gut weg. Da die meisten Patienten anfangs ihre Beschwerden nicht zugeben wollen, bleiben sie oft an Schaufenstern stehen. Daher rührt auch der Name „Schaufensterkrankheit".

Allgemeine Maßnahmen:

Da die Erkrankung durch eine Verengung der Beinarterien hervorgerufen wird, halten Sie striktes Rauchverbot ein! Meiden Sie unbequeme Schuhe. Gehen Sie möglichst viel spazieren, zwingen Sie sich dazu, auch wenn Sie Beschwerden haben.

••• Homöopathie:

Wir unterscheiden homöopathisch zwei Typen:
Besserung der Beschwerden durch warme Bäder: Ginkgo biloba D12
Besserung durch eiskalte Wickel: Secale cornutum D12

7.7. Wassereinlagerung in den Beinen (Ödeme)

Manchmal ist die Wassereinlagerung in den Beinen durch eine Herzschwäche bedingt. Man kann dies leicht unterscheiden: Bei einem Lymphstau sind die Beine am Morgen bereits geschwollen, während bei einer Herzschwäche die Beine erst am späten Nachmittag oder Abend anschwellen.

Diätempfehlung:

Essen Sie salzarm, denn Salz erhöht die Wassereinlagerung im Körper. Aus dem gleichen Grund meiden Sie geräucherten Schinken und geräucherten Käse.

Machen Sie sich öfters einen Salat aus Ananas, Aprikosen, Mango, Melone, Papaya.
Essen Sie viel Spargel. Würzen Sie mit Petersilie. Alle diese Nahrungsmittel sind Wasser treibend.

Kräutertherapie:
Kräutertee
Für Teezubereitungen eignen sich: Bärentraube, Birkenblätter, Goldrute, Hauhechel, Liebstöckel, Petersilie, Rosmarin, Schachtelhalm, Schafgarbe, Wacholder, Waldmeister, Zinnkraut, Zwiebel.

Beispiele für Teezubereitungen:

Teezubereitung 1:
Zinnkraut 25g
Brennnessel 15g
Rosmarinblätter 20g
Schafgarbenkraut 15g
Arnikablüten 5g
Setzen Sie einen Esslöffel der Mischung auf eine Tasse kochendes Wasser als Aufguss an, lassen Sie die Mischung eine Viertelstunde ziehen, seihen Sie alles ab. Trinken Sie täglich ein bis zwei Tassen warm.

Teezubereitung 2:
Kochen Sie Gurkenschalen zehn Minuten in Wasser aus, geben Sie zwei Esslöffel gehackte Petersilie hinzu. Trinken Sie den warmen Sud.

◆ Physikalische Therapie:
Machen Sie zwei- bis dreimal pro Woche ein Fußbad mit einer Tasse Salz (s. Kapitel I, 6.1. Kneipp- und Wasseranwendungen).

••• Homöopathie:
Bei Wassereinlagerungen durch Herzschwäche: Crataegus D12
Schwellen die Beine besonders unter Belastung an: Oleander D12
Schwellungen der Beine bei Hitze: Natrium chloratum D12
Schwellungen mit Entzündungen und Schmerzen: Apis D12

8. Erkrankungen des Blutes

8.1. Eisenmangel (Anämie)

Allgemeine Maßnahmen:
Kochen Sie 20 Eisennägel aus, stecken Sie diese Nägel abends in einen Apfel. Über Nacht entzieht die Fruchtsäure den Nägeln Eisen und färbt den Apfel braun. Raspeln Sie am Morgen den Apfel unter einen Joghurt oder einen Quark.

Diätempfehlung:
Fleisch und alle grünen Gemüse sind gute Eisenquellen.

Kräutertherapie:
In Reformhäusern gibt es Kräuterblutsaft, eine gute Eisenquelle.

 Bei Berg- oder Skitouren ist es verbreitet, Schwarztee mitzunehmen. Vorsicht! Schwarztee raubt dem Körper Eisen und ist daher als Getränk für Sportler völlig ungeeignet!

9. Erkrankungen des Magens

9.1. Appetitmangel
Krankheiten führen oftmals zu einem Appetitverlust, besonders stark betroffen sind ältere Menschen.

Diätempfehlungen:
Appetitanregend ist ein Fruchtsalat aus Datteln, Erdbeeren, Grapefruit, Pfirsichen, roten und schwarzen Johannisbeeren. Dies ist besonders im Sommer zu empfehlen. Für den Winter empfehlen sich dagegen Anisplätzchen mit Zimt.
Wer es lieber deftig mag, der kann einen Rettichsalat mit Salz essen oder einen Salat mit einem Dressing aus Knoblauch, Kerbel und Salbei. Auch eine Knoblauchsuppe vor dem Essen ist stark appetitanregend.
Wer auf gar nichts Appetit hat, dem kann man eine frisch abgeschnittene Scheibe Ingwer zum Lutschen geben.

Trinken Sie vor dem Essen ein kleines Gläschen Wermutwein. Nicht ohne Grund werden in guten Restaurants Aperitife vor dem Essen gereicht. Wer keinen Alkohol möchte, kann natürlich auch Wermuttee trinken.

Kräutertherapie:

Kräuter

Sie können sich auch in der Apotheke eine fertige Tinktur mischen lassen aus gleichen Teilen von Kalmuswurzeltinktur, Enziantinktur und einer Tinktur aus Orangenschalen.
Nehmen Sie davon vor jeder Mahlzeit 20 Tropfen.

Kräutertee

Für Teezubereitungen empfiehlt sich eine Vielzahl von Kräutern:
Anis, Brombeerblätter, Enzianwurzel, Fenchel, Kalmus, Koriander, Kümmel, Orangenschalen, Pfefferminze, Ringelblume, Schafgarbe, Salbei, Wermut.

Beispiele für Teezubereitungen:

Teezubereitung 1:
Mischen Sie zu gleichen Teilen Enzianwurzel, Schafgarbenkraut und Wermut. Übergießen Sie einen Esslöffel der Mischung mit einer Tasse kochendem Wasser, lassen Sie die Mischung eine Viertelstunde ziehen, seihen Sie alles ab. Trinken Sie jeweils vor dem Essen eine Tasse warm.

Teezubereitung 2:
Mischen Sie 50g Enzianwurzel, 15g Kalmuswurzel, die getrockneten Schalen einer halben Orange und 10g Wermut. Übergießen Sie einen Esslöffel der Mischung mit einer Tasse kochendem Wasser, lassen Sie alles eine Viertelstunde ziehen, seihen Sie alles ab. Trinken Sie vor jeder Mahlzeit eine Tasse warm.

Teezubereitung 3:
Übergießen Sie ein paar frische oder getrocknete Salbeiblätter mit einer Tasse kochendem Wasser. Lassen Sie die Zubereitung eine Viertelstunde ziehen. Trinken Sie jeweils vor dem Essen eine Tasse warm.

Teezubereitung 4:
Mischen Sie zu gleichen Teilen:
Anisfrüchte, Brombeerblätter, Fenchel, Ringelblumenblätter, Salbeiblätter und Wermutkraut. Übergießen Sie einen Esslöffel der Mischung mit einer Tasse kochendem Wasser und lassen Sie dies 20 Minuten ziehen. Seihen Sie alles durch ein Sieb. Würzen Sie mit etwas Koriander. Trinken Sie diesen Tee warm vor jeder Mahlzeit.

● Physikalische Therapie:

Feucht-heiße Kompressen auf die Magengegend wirken appetitanregend (s. Kapitel I, 6.1. Kneipp- und Wasseranwendungen).

●●● Homöopathie:

Hunger, aber wie zugeschnürte Kehle, unordentliche Personen: Lycopdium D12
Hunger, sehr ordentliche Personen, gestresste Personen: Nux vomica D12
Kein Hunger und kein Durst: Pulsatilla D12
Kein Hunger, aber großer Durst: Bryonia D12
Kein Hunger, da Völlegefühl: Graphites D12
Kein Hunger wegen eines psychischen Traumas: Ignatia D12

☯ Akupressur:

Legen Sie die rechte Hand auf den Bauch zwischen Nabel und Brustbein. Legen Sie die linke Hand darüber. Nun massieren Sie unter leichtem Druck in Uhrzeigerrichtung kleine Kreise, bis ein Wärmegefühl in der Magengegend entsteht. Das kann oft 30 oder noch mehr „Umrundungen" notwendig machen.

 Wenn die Appetitlosigkeit länger als einen Monat anhält, suchen Sie einen Arzt auf, Appetitlosigkeit kann ein erstes Anzeichen einer schweren Erkrankung sein!

9.2. Aufstoßen

Aufstoßen entsteht beim Verschlucken von Luft (durch Nervosität oder den Genuss von kohlensäurehaltigen Getränken) oder durch Verdauungsprobleme (Genuss von zu fetten Speisen).

Diätempfehlungen:

Meiden Sie alle kohlensäurehaltigen Getränke sowie Fette, Öle und Sahne.
Fasten Sie ein paar Tage.

● Physikalische Therapie:

Legen Sie auf die Magengegend feucht-heiße Kompressen auf (s. Kapitel I, 6.1. Kneipp- und Wasseranwendungen).

●●● Homöopathie:

Carbo vegetabilis D12

9.3. Bauchschmerzen

Gegen Bauchschmerzen allgemein kann man sich vorübergehend behelfen. Sie sollten aber immer die Ursache abklären lassen!

Kräutertherapie:
Kräutertee
Trinken Sie Kamillentee. Er ist krampflösend.
Weitere schmerzstillende Kräuter sind Anis, Baldrianwurzel, Fenchel, Kümmel, Melisse, Pfefferminze, Schafgarbe.

Kräuteröle
Reiben Sie den Bauch im Uhrzeigersinn mit einer Mischung aus Kamillen- und Rosmarinöl ein.

⬧ Physikalische Therapie:
Auflegen von heißen Dampfauflagen (s. Kapitel I, 6.1. Kneipp- und Wasseranwendungen) oder Leinsamenbreiumschlägen auf die schmerzende Region bringt schnell Linderung. Sie können aber auch Kartoffelwickel oder Salzwickel auflegen (s. Kapitel I, 6.2. Wickel, Kompressen, Packungen).

Aroma:
Kamille, Rosmarin

☯ Akupressur:
Setzen Sie sich auf einen Stuhl. Legen Sie Ihre rechte Hand auf das rechte Knie. Dort, wo der Ringfinger liegt, werden Sie einen schmerzhaften Punkt finden. Kneifen Sie zirka 50-mal mit dem Fingernagel in diesen Punkt hinein.

Bauchschmerzen können aus den verschiedensten Gründen auftreten. Bei Fieber und Schmerzen im rechten Unterbauch, besonders wenn diese sich beim Hüpfen auf dem rechten Bein verschlimmern, suchen Sie dringend einen Arzt auf, denn es könnte eine Blinddarmentzündung sein!

9.4. Brechdurchfall (Akute Gastroenteritis)

Ein Alptraum. Der Körper entleert sich in jede Richtung und man weiß nicht, was schlimmer ist: Erbrechen oder Durchfall.

Allgemeine Maßnahmen:

Kaufen Sie sich in der Apotheke pulverisierten Ton (Bolus alba compositum N). Stellen Sie sich eine gebrauchsfertige Lösung nach Anleitung her. Lassen Sie die festen Bestandteile auf dem Glasboden absetzen. Nun rühren Sie um und trinken Sie die Flüssigkeit. Nach dieser Kur sollten Sie einen Tag nichts anderes als abgekochtes Wasser zu sich nehmen, damit sich Bakterien nicht vermehren oder neu ansiedeln können.

Kräutertherapie:
Kräuteröle

Gegen die Bauchschmerzen kann man Einreibungen mit einer Mischung aus Kamillen- und Rosmarinöl vornehmen. Man sollte das Öl warm auf dem Bauch auftragen und im Uhrzeigersinn einreiben. Decken Sie anschließend den eingeölten Bauch mit einer Haushaltsfolie ab und wickeln Sie eine dicke Decke oder ein dickes Wolltuch um den Bauch. Entfernen Sie alles nach etwa einer Stunde.

●●● Homöopathie:

Eine sehr wirkungsvolle Therapie ist folgende homöopathische Kombination:
Nehmen Sie Nux vomica C200 einmalig 5 Kugeln und jeweils wieder 5 Kugeln bei erneutem flauem Gefühl in der Magengegend.
Gegen den Durchfall nehmen Sie Caulophyllum D6 jede Stunde eine Kugel, maximal viermal pro Tag. Diese Prozedur wiederholen Sie täglich, bis der Durchfall gestoppt ist.
Treten Bauchkrämpfe auf, so nehmen Sie zusätzlich Podophyllum D6 in der gleichen Dosierung wie Caulophyllum.

Weitere Behandlungshinweise finden Sie in den einzelnen Kapiteln III, 9.6. Magenschleimhautentzündung und 10.3. Durchfall.

9.5. Magengeschwür (Ulkus)

Magengeschwüre sind in der heutigen Zeit keine Seltenheit. Sie sind oft Folge von Stress oder ungesunder Ernährung. Oft treten sie, wenn man die Ursache nicht beseitigt, nach der Ausheilung erneut auf. Zu den Symptomen zählen: Verdauungsstörungen, Übelkeit, Erbrechen, Magenschmerzen. Treten die Magenschmerzen kurz nach dem Essen auf, ist das Geschwür vermutlich im Magen, tritt es eher während der nüchternen Phasen auf, so handelt es sich vermutlich um ein Geschwür im Zwölffingerdarm. Die Schmerzen können manchmal mehrere Stunden anhalten.

Allgemeine Maßnahmen:

Meiden Sie Stress, soweit das möglich ist. Essen Sie mehrfach am Tag kleine Portionen.
Meiden Sie alle Genussmittel wie Alkohol, Koffein, Nikotin, Teein.
Meiden Sie zu enge Kleidung (Gürtel, Korsagen). Setzen Sie sich aufrecht hin, nicht einkrümen. Sorgen Sie täglich für Stuhlgang.

Diätempfehlungen:

Meiden Sie alle reizenden Stoffe: Zu kaltes, zu heißes, zu saures und zu scharfes Essen. Vermeiden Sie stark gewürzte Speisen. Essen Sie langsam, kauen Sie sorgfältig.

Diät für Magengeschwüre:

X Verboten: Aal, Alkohol, Bücklinge, hart gekochte Eier, Eis, Fisch, Fleisch, Fleischbrühe, Gebackenes, Gebratenes, Geräuchertes, Grüner Tee, Gurken, Hülsenfrüchte, Kaffee, Kohl, Limonaden, Obst, Ölsardinen, Rettich, Rollmops, Salat, Schwarzbrot, Schwarztee, Salzhering, Sellerie, Spiegeleier, Spinat.

√ Erlaubt: Apfelmus, Blumenkohl, Butter, weich gekochte Eier, gekochter Fisch, mageres Fleisch, Grießbrei, Kartoffelbrei, fettarmer Käse, Knäckebrot, Mehlsuppen, Milch, Milchspeisen, Möhren, gekochtes Obst, Quark, Reisbrei, Sahne, Spargel, Weißbrot, Weißkäse, Zwieback.

Trinken Sie während dieser Diät möglichst gut temperierte Kräutertees, Milch oder frisch gepressten Kohlsaft.
Bei Nüchternschmerz trinken Sie Milch und essen Sie ein wenig Zwieback.

Kräutertherapie:
Kräutertee:

Machen Sie eine Rollkur mit Kamillentee. Trinken Sie ein Haferl starken Kamillentee (drei Teebeutel auf eine Tasse oder zwei Esslöffel Kamillenblüten auf ein Haferl), legen Sie sich fünf Minuten auf den Rücken, dann fünf Minuten auf die rechte Seite, dann fünf Minuten auf den Bauch, dann fünf Minuten auf die linke Seite. Durch diese Rollkur wird die gesamte Magenschleimhaut mit Kamillentee benetzt. Damit der Tee die gesamte Magenschleimhaut erreicht, sollten Sie die Rollkur immer im nüchternen Zustand durchführen, d.h., Sie sollten vor der Behandlung zwei Stunden nichts essen.

◆ Physikalische Therapie:

Feucht-warme Leinsamenkompressen, ersatzweise auch nur feucht-heiße Kompressen auf die Magengegend (s. Kapitel I, 6.1. Kneipp- und Wasseranwendungen), lindern die Symptome recht schnell.
Gehen Sie regelmäßig in die Sauna oder machen Sie Sitzbäder.

9.6. Magenschleimhautentzündung (Gastritis)

Schmerzen unterhalb des Brustbeines, Erbrechen, Unwohlsein treten innerhalb kurzer Zeit auf. Die Ursache können verdorbene Lebensmittel, eine zu umfangreiche Mahlzeit oder der Genuss zu vieler verschiedener Lebensmittel gewesen sein.

Diätempfehlung:

Trinken Sie ein oder zwei Tage nur Tee. Können Sie nicht ganz auf Lebensmittel verzichten, dann probieren Sie Weißbrot, Semmeln oder Kartoffelbrei. Kochen Sie sich eine Suppe aus mehreren fein zerstoßenen Knoblauchzehen, etwas Milch, etwas Salz und Wasser. Sie lindert schnell die Symptome. Wer nicht gern Knoblauch isst, kann auch auf Erbsen ausweichen: Kochen Sie sich aus getrockneten grünen Erbsen einen Brei, gießen Sie ihn mit etwas gekörnter Brühe auf. Würzen Sie mit etwas Koriander nach.
Haben Sie den Verdacht, dass Sie sich den Magen durch überlagerte Lebensmittel oder durch Fisch verdorben haben, dann lutschen Sie auf einer frisch geschnittenen Scheibe Ingwer.

Kräutertherapie:
Kräutertee
Machen Sie eine Rollkur (s. Kapitel III, 9.5. Magengeschwür).
Gegen die Magenschmerzen hilft ein Tee aus Kamillenblüten, Lindenblüten und Pfefferminze.

Ein Beispiel für eine Teerezeptur:

Kamillenblüten 15g, Kalmuswurzel 45g, Kümmel 15g, Pfefferminze 50g und Wermut 15g.
Überbrühen Sie einen Esslöffel der Mischung mit einer Tasse kochendem Wasser, lassen Sie den Tee etwa eine Viertelstunde ziehen, seihen Sie alles ab. Trinken Sie mehrmals über den Tag verteilt eine Tasse warm.

Zur Behandlung von Magenschmerzen setzen andere Völker Mate-Tee oder Angurate-Tee ein. Diese Teesorten bekommt man neuerdings auch bei uns im Handel.

In der Apotheke gibt es eine fertige Mischung aus Kräutern, die so genannten Dreierlei-Tropfen: Geben Sie so viel Dreierlei-Tropfen auf einen Zuckerwürfel, wie dieser aufnimmt, und essen Sie den Zucker. Das lindert sehr schnell das Unwohlsein und den Brechreiz.

••• Homöopathie:
Nux vomica C200: Nehmen Sie fünf Kugeln. Das lindert schnell den Brechreiz und die Übelkeit. Wiederholen Sie die Einnahme bei erneutem Auftreten der Symptome.

☻ Akupressur:
In der Mitte zwischen dem Unterrand des Brustbeines und des Nabels liegt ein Akupunkturpunkt. Massieren Sie diesen Punkt in kreisenden kleinen Bewegungen, bis er sehr warm wird.

9.7. Mangel an Magensäure

Das Essen liegt wie ein Stein im Magen, der Bauch ist gebläht, der Gürtel drückt, die Hosen sind zu eng. Hinter diesen Symptomen verbirgt sich oftmals ein Mangel an Magensäure.

Diätempfehlungen:
Einen Mangel an Magensäure kann man durch Lebensmittel ausgleichen:
Ändern Sie Ihre Frühstücksgewohnheiten: Stellen Sie sich z.B. eine Quarkcreme her mit Bärlauch, Gartenkresse und Zwiebeln. Trinken Sie dazu einen frisch gepressten Möhrensaft.
Wer eher die lieblichere Variante vorzieht, der beginne den Tag mit einem großen Glas aus frisch gepresstem Ananassaft (Ananassaft wirkt ähnlich wie Magensäure) und einer Quarkcreme mit Ananasstückchen, Zimt und etwas Honig.

9.8. Refluxkrankheit

Von Refluxkrankheit spricht man, wenn Magensäure in die Speiseröhre zurückfließt. Die Magenschleimhaut ist geschützt gegen die Magensäure, die Speiseröhre jedoch besitzt keinen solchen Schutz. Demzufolge entsteht ein Brennen, wenn die Magensäure in die Speiseröhre zurückläuft. Das Brennen ist hinter dem Brustbein zu spüren und wird typischerweise im Liegen schlimmer.

Allgemeine Maßnahmen:

Meiden Sie große Mahlzeiten, essen Sie in kleinen Portionen. Nehmen Sie Speisen grundsätzlich nur im Sitzen ein, legen Sie sich niemals unmittelbar nach dem Essen hin. Regulieren Sie Ihren Stuhlgang, da sehr harter Stuhl zu verstärktem Bauchpressen führt. Reduzieren Sie Ihr Gewicht.

Stellen Sie sich das Kopfende des Bettes etwas höher. Meiden Sie Stress, denn Stress führt zu Übersäuerung. Meiden Sie enge Kleidung, da durch diese der Druck im Bauch verstärkt wird.

Diätempfehlungen:

Vermeiden Sie Genussmittel wie Alkohol, Schwarztee, Kaffee und Nikotin. Ernähren Sie sich eiweißreich.

Kräutertherapie:

Trinken Sie morgens und abends eine Tasse heiße Milch, in die Sie etwas Ingwer hineingeraspelt haben.

 Lassen Sie ein brennendes Gefühl hinter dem Brustbein immer beim Arzt abklären, es kann auch ein Symptom bei einem Herzinfarkt sein!

9.9. Sodbrennen (Pyrosis)

Wer kennt es nicht, das saure Aufstoßen, dem ein Brennen folgt. Häufig werden sehr teure Medikamente verschrieben, die aber wiederum oft Nebenwirkungen machen. Dabei kann man sich mit ein paar sehr einfachen Tricks behelfen.

Allgemeine Maßnahmen:

Essen Sie wenig und in kleinen Portionen, essen Sie langsam und kauen Sie jeden Bissen gut durch. Vermeiden Sie Essen am späten Abend. Meiden Sie enge Kleidung (Gürtel, Korsetts, enge Hosen). Stellen Sie sich nachts das Kopfende hoch. Rauchen Sie nicht.

Diätempfehlungen:

Sodbrennen entsteht durch eine Übersäuerung des Körpers. Meiden Sie daher folgende Nahrungs- und Genussmittel ganz: Alkohol, Hefegebäck, Kaffee, Nikotin, Orangensaft, sehr saure, sehr süße und sehr scharfe Speisen.

Trinken Sie noch vor jeglicher Nahrungsaufnahme ein Glas Milch, verquirlt mit einem Eigelb und einem Esslöffel Mandelmus. Mischen Sie sich diesen Milchshake in einem Mixer. Statt Mandelmus können Sie auch ein daumendickes Stück süßen

Marzipan einweichen und untermischen. Sollten Sie keine frischen Eier beziehen können, so trinken Sie den Milchshake ohne Eier (Gefahr der Salmonellose).

Wer keine Milch trinken möchte, kann sich auch aus Mandelmus oder Nussmus und Haferflocken ein Müsli herrichten.

Beginnen Sie Ihre Diät gegen das Sodbrennen bereits früh am Morgen: Kauen Sie noch vor dem Frühstück zwei Löffel Mandeln oder Haselnüsse zwei Minuten durch und spülen Sie mit Milch nach.

Nehmen Sie zur Vorbeugung von Sodbrennen eine Messerspitze Natron in etwas Wasser eine Viertelstunde vor jeder Mahlzeit und kauen Sie nach jeder Mahlzeit ein ganz kleines Stückchen Ingwer. Trinken Sie zu jeder Mahlzeit ein Glas Wasser mit einem Teelöffel Apfelessig.

Tritt dennoch Sodbrennen ein, so kauen Sie eine Scheibe einer rohen Kartoffel oder trinken Sie ausgepressten Kartoffelsaft.

Zur Not hilft auch ein Magenschnaps (Unicum, Enzian, Altenburger Schwarzgebrannter etc.)

Kräutertherapie:

Kräutertee

Folgende Pflanzen sind zur Behandlung von Sodbrennen anzuraten: Anis, Benediktenkraut, Bibernelle, Enzianwurzel, Johanniskraut, Kümmel, Melisse, Pfefferminze, Rosmarin, Tausendgüldenkraut, Wacholder, Wermut.

☯ Akupressur:

Zupfen Sie die Haut zwischen der großen und der zweiten Zehe 20-mal mit Daumen und Zeigefinger hoch. Das hilft meist schon, das Sodbrennen zu beenden.

9.10. Übelkeit (Nausea)

Übelkeit kann man sehr leicht mit einigen Tricks bekämpfen. Manche Leute leiden besonders morgens an einer Übelkeit. Dann beginnt der Tag bereits unangenehm.

Diätempfehlungen:

Naschen Sie etwas Pfefferminzhaltiges, z.B. ein paar Fisherman´s friend.

Essen Sie zum Frühstück Ingwermarmelade oder Orangen- bzw. Mandarinenmarmelade mit Ingwer und Zimt.

Trinken Sie früh ein Glas pürierte Kiwi mit Mandarinen und etwas hineingeraspeltem Ingwer.

Möchten Sie es morgens lieber deftig, dann essen Sie einen Rettichsalat mit Salz.

Wenn es Ihnen unterwegs übel wird und Sie haben gar nichts bei der Hand, holen

Sie sich in der nächsten Gemüsehandlung ein Stück Ingwer und kauen Sie eine kleine Scheibe.

Tagsüber können Sie sich behelfen mit einem kleinen Glas Schnaps, in welches Sie eine Prise frisch gestoßenen Kümmel oder Walnüsse oder Pfeffer gemischt haben.

Verschiedene Lebensmittel und Gewürze wirken einer Übelkeit entgegen, die man gezielt in seinen Speiseplan einbauen kann:

Artischocken, Basilikum, Fenchel, Ingwer, Kardamom, Koriander, Kümmel, Muskat, schwarzer Pfeffer, Rhabarber, Rosmarin, Salbei, Zimt.

Kräutertherapie:

Eine Vielzahl Kräuter stehen uns zur Behandlung von Übelkeit zur Verfügung: Angelikawurzel, Baldrianwurzel, Benediktenkraut, Enzianwurzel, Fenchel, Ingwer, Kalmuswurzel, Kamille, Kümmel, Melisse, Orangenschale, Pfefferminze, Rhabarber, Ringelblume, Rosmarin, Salbei, Schafgarbe, Tausendgüldenkraut, Wermut, Zimt.

Kräutertees

Teezubereitung 1:
Kochen Sie sich einen Tee aus frischer oder getrockneter Pfefferminze und Zitronenmelisse.

Teezubereitung 2:
Tritt die Übelkeit besonders am frühen Morgen auf, dann kochen Sie vier Scheiben Ingwer und ein kleines Stück getrocknete Mandarinenschale (zirka ein Viertel einer Mandarine) in einem Liter Wasser eine Viertelstunde, seihen Sie alles durch ein Sieb, trinken Sie den Tee noch warm.

Teezubereitung 3:
Auch ein Tee aus Schafgarbe, Kamille und Pfefferminze bringt Linderung bei Übelkeit.

☯ Akupressur:

Drücken Sie mit dem Daumen ganz fest in die Schwimmhaut zwischen Daumen und Zeigefinger der anderen Hand. Machen Sie diese Übung wechselseitig, jeweils 20-mal.

9.11. Völlegefühl

Besonders bei längerem Sitzen macht sich oft ein unangenehmes Völlegefühl bemerkbar.

Allgemeine Maßnahmen:
Tragen Sie weite Kleidung, öffnen Sie bei längeren Flugreisen die Gürtelschnalle.

Diätempfehlungen:

Bei jedem längeren Flug können Sie Tomatensaft bestellen, lassen Sie sich dazu Pfeffer und Salz reichen, vermischen Sie das Ganze und trinken Sie den Saft langsam in kleinen Schlucken. Das ist ein sehr wirkungsvolles Rezept gegen Völlegefühl. Meiden Sie fette Speisen und Milch. Essen Sie scharf.

Kräutertherapie:

Kräutertee:
Kochen Sie sich einen Tee aus Orangenschalen, geben Sie Zitronensaft hinzu und etwas frisch geriebenen Ingwer.
Ansonsten orientieren Sie sich an der Kräutertherapie im Kapitel III, 9.10. Übelkeit.

10. Erkrankungen des Darmes

10.1. Afterschrunden

Allgemeine Maßnahmen:
Benutzen Sie feuchte Toilettentücher.

Diätempfehlungen:

Sorgen Sie für weichen Stuhlgang: Essen Sie viel Ballaststoffe wie Obst, Gemüse und Vollkornprodukte. Meiden Sie scharfe Gewürze. Trinken Sie reichlich.

Therapie:

Kaufen Sie sich in der Apotheke Vitamin A- haltige Salben.

10.2. Blähungen (Meteorismus)

Man sitzt in einer Konferenz, ringsum Stille. Quälendes Rumoren im Bauch…
Solche oder ähnliche Situationen hat wohl jeder schon einmal erlebt.

Diätempfehlungen:

Meiden Sie blähende Speisen: Hülsenfrüchte (Erbsen, Bohnen, Linsen), Kohlarten,
rohes Obst, Rettich, Salate, Zwiebeln. Meiden Sie kohlensäurehaltige Getränke,
insbesondere Weißbier.
Essen Sie Vollkornprodukte stets zerkleinert (geschrotet, zermahlen), niemals als
ganzes Korn.
Meiden Sie Laktose in jeder Form.
Eine Linderung bringt es, wenn man Kohlekompretten isst, da Kohle die Gase bindet.

Kräutertherapie:

Eine schnelle Linderung tritt ein durch das Kauen von ein paar Kümmelkörnern.
Kauen Sie nach jeder Mahlzeit eine Messerspitze eines Pulvers aus gleichen Teilen
zerstoßenem Kümmel und Koriander.

Kräutertee

Kochen Sie einen Tee aus gleichen Anteilen: Dill, Fenchel und Kümmel, würzen Sie
diesen mit einem Anissternchen.
Trinken Sie davon täglich mindestens zwei Tassen.
Auch eine Mischung aus Kamillenblüten, Pfefferminze und Kümmel kann gegen
Blähungen empfohlen werden.

Kräuteröle

Reiben Sie den Bauch im Uhrzeigersinn mit Kümmelöl ein.

●●● Homöopathie:

Versuchen Sie als erstes Mittel Carlo vegetabilis D12. Sollte dies nicht wirken, unterscheiden Sie wie folgt:
Blähungen mit Bauchgrummeln: Thuja D12
Blähungen mit Durchfällen: China D12
Blähungen, die stinken: Sulfur D12
Blähungen mit hartem Stuhl, Heißhunger, schnell satt: Lycopodium D12
Blähungen nach einem psychischen Trauma: Ignatia D12

Aroma:

Fenchel, Kamille, Kardamom, Melisse, Muskatteller-Salbei, Myrrhe, Pfefferminze,
Rosmarin, Ysop

☯ Akupressur:

Setzen Sie sich an einen Tisch, legen Sie die Arme auf den Tisch. Am Ende der Ellenbogenfalte liegt ein Punkt, den Sie mit den Daumennägeln stimulieren können. Anschließend reiben Sie die Ballen der Hände bei geschlossenen Fäusten gegeneinander, bis die Reibeflächen warm werden.

Lassen Sie beim Arzt eine Stuhlprobe auf Pilze untersuchen. Ein Pilzbefall des Darmes ist eine der häufigsten Ursachen für Blähungen!

10.3. Durchfall (Diarrhoe)

Wer von uns hat ihn noch nicht gehabt, den Durchfall, der immer dann auftritt, wenn man ihn überhaupt nicht gebrauchen kann.

Allgemeine Maßnahmen:

Waschen Sie sich nach jedem Stuhlgang die Hände. Desinfizieren Sie die Toilette, um andere Familienmitglieder nicht zu gefährden. Bereiten Sie für andere keine Speisen zu.

Diätempfehlungen:

Achten Sie auf ausreichend Flüssigkeitszufuhr. Je mehr Sie trinken, desto schneller geht der Durchfall vorbei, da die Keime ausgeschwemmt werden. Trinken Sie insbesondere viel Tee.

Auch Cola ist geeignet, da die Inhaltsstoffe zusätzlich desinfizierend auf die Darmschleimhaut wirken. Trinken Sie, sobald es Ihnen besser geht, mineralhaltige Getränke (Fleischbrühe, Rinder-, Hühnerbrühe, Tee mit etwas Salz). Beginnen Sie möglichst schnell, salzhaltige Produkte zu essen, da Sie mit dem Wasserverlust auch Salze verlieren, die für den Kreislauf wichtig sind. Statt der handelsüblichen, meistens auch nicht besonders gut schmeckenden Elektrolytlösungen können Sie auch folgende Mischung trinken: Mischen Sie in ein Glas Fruchtsaft einen Teelöffel Honig und eine Prise Salz.

Essen Sie mehrere pürierte Bananen pro Tag, am besten eignen sich getrocknete Bananen.

Bei sehr starken Durchfällen halten Sie eine strikte 0-Diät ein, d.h., essen Sie gar nichts, nur alle zwei Stunden einen geriebenen reifen Apfel samt Schale. Die Äpfel quellen in der Darmflüssigkeit, saugen diese förmlich auf und wirken gleichzeitig leicht desinfizierend durch die Gerbsäuren der Schale. Beginnen Sie am darauffolgenden Tag mit Pudding oder Kartoffelbrei. Trinken Sie dazu Fleischbrühe.

Kräutertherapie:

Wenn Sie vom Appetit her einen Schnaps trinken können, dann mischen Sie sich in einen hochprozentigen klaren Schnaps frisch gemahlenen Pfeffer aus einer Pfeffermühle (drei bis vier Hübe) und trinken diesen zügig aus. Das hilft sehr schnell, den Durchfall zu stoppen. Eventuell muss man die Prozedur nach drei bis vier Stunden wiederholen, falls dann noch einmal ein Darmgrummeln einsetzt.

Stopfend wirkt auch Johannisbrot (Affenbrot). Reiben Sie von einer Schote mit dem Reibeisen etwas ab und essen Sie davon einen Teelöffel.

Sie können aber auch über den ganzen Tag verteilt getrocknete Heidelbeeren kauen. Ersatzweise trinken Sie Heidelbeersaft. Dabei verfärbt sich der Stuhl sehr dunkel.

Kräutertee

Trinken Sie einen Tee aus gleichen Teilen Brombeer- und Himbeerblättern. Sie können sich aber auch einen Heidelbeersaft bereiten: Kochen Sie dazu zwei Esslöffel getrocknete Heidelbeeren mit einer Tasse Wasser zehn Minuten. Trinken Sie davon mehrere Tassen täglich.

◗ Physikalische Therapie:

Legen Sie eine feucht-heiße Kompresse auf den Bauch, zur Not geht auch eine Wärmflasche (s. Kapitel I, 6.1. Kneipp- und Wasseranwendungen).

Haben Sie auch dies nicht bei der Hand, füllen Sie zwei Limonadenflaschen mit heißem Wasser, schlagen Sie ein Tuch darum und legen sich die Flaschen auf den Bauch. Die Meridiane im Bauchraum brauchen bei Durchfall mehr Energie, da sie mehr arbeiten müssen.

●●● Homöopathie:

Caulophyllum D6: Nehmen Sie stündlich eine Kugel, maximal aber viermal pro Tag, über so viele Tage, bis der Durchfall weg ist.

Podophyllum D6 hat sich bewährt, wenn Krämpfe auftreten. Auch Colocynthis D6 ist ein Mittel gegen Koliken. Die jeweilige Einnahme entspricht der von Caulophyllum.

Wenn Sie als Ursache des Durchfalles vergorene oder verdorbene Lebensmittel vermuten, dann nehmen Sie Arsenicum album D6.

☯ Akupressur:

Legen Sie die rechte Hand und darüber die linke Hand auf das Schambein. Massieren Sie nun unter Druck immer von unten nach oben, bis der gesamte Unterbauch warm wird.

! **Gehen Sie zum Arzt, wenn hohes Fieber auftritt, Blut oder Schleim im Stuhl ist oder ein normaler Durchfall sich nicht nach vier Tagen gebessert hat!**

10.4. Hämorrhoiden

Am Darmausgang bilden sich bei starker Anstrengung (bei erhöhtem Druck im Bauch wie z.B. beim Pressen von hartem Stuhlgang, bei Geburten) oder wenn man sich durchgeschwitzt auf kalte Steine gesetzt hat (z.B. bei Bergtouren) Hautausstülpungen, die Juckreiz und Schmerzen verursachen können. Manchmal kann es zu Blutungen kommen.

Allgemeine Maßnahmen:
Vermeiden Sie zu harten Stuhlgang. Setzen Sie sich nicht auf kalte Flächen. Suchen Sie sich einen bequemen weichen Sitz, eventuell bei starken Beschwerden einen Kinderschwimmring, den man nur halb aufbläst.

Diätempfehlungen:
Essen Sie salzarm. Essen Sie viel Rohkost und täglich zwei bis drei Esslöffel Weizenkleie. Das führt zu einem weicheren Stuhlgang.
Bei Hämorrhoiden handelt es sich um eine meist angeborene Bindegewebsschwäche und eine Leberbelastung. Meiden Sie daher einen Monat jeglichen Alkohol und führen Sie eine Leberschutztherapie durch (s. Kapitel III, 11. Erkrankungen der Leber).

Kräutertherapie:
Kräutertee
Trinken Sie einen Tee zu gleichen Teilen aus Himbeer- und Petersilienblättern.
Kochen Sie sich einen Tee aus den roten, dünnen inneren Schalen von Erdnüssen. Das hilft zur Unterstützung bei blutenden Hämorrhoiden.
Zur Langzeitbehandlung trinken Sie Mariendisteltee, er reguliert den Leberstoffwechsel.

Kräutersalben
Tragen Sie pures Aloe vera-Gel oder Salben aus Kamille, Ringelblume und Hamamelis auf die Hämorrhoide auf.

◆ Physikalische Therapie:
Bereiten Sie aus Eichenrinde (auch in Apotheken erhältlich) einen Aufguss für ein Sitzbad (s. Kapitel I, 6.1. Kneipp- und Wasseranwendungen). Sie können dem Sitz-

bad auch Kamille und Schafgarbe zusetzen. Machen Sie die Sitzbäder bei lauwarmem Wasser über zirka fünf Minuten.

Eine andere Methode sind warme Fichtennadelsitzbäder mit einer anschließenden kalten Dusche.

••• Homöopathie:

Bei blutenden Hämorrhoiden: Phosphorus C200 eine Einzeldosis 5 Kugeln
Dunkle Blutungen, Hitzeunverträglichkeit: Hamamelis D12
Hämorrhoiden bei festem Stuhl: Aesculus D12
Stuhlgang mit messerstichartigen Schmerzen: Acidum nitricum D12
Hämorrhoiden mit starkem Juckreiz: Aloe D12
Gefühl des Wundseins am After: Causticum D12
Brennender After ohne Juckreiz: Capsicum D12
Brennender After mit Juckreiz, roter After: Sulfur D12
Juckreiz ohne Schmerz: Coffea D12

☯ Akupressur:

Stellen Sie sich hin. Lassen Sie die Arme hängen, schlagen Sie nun die Hände ineinander. Dort, wo der Ellenbogen am Körper anliegt, befindet sich ein Akupunkturpunkt. Diesen massieren Sie in kleinen Kreisbewegungen. Es ist ein Punkt, der den Lebermeridian beeinflusst.

Ein weiterer wichtiger Punkt liegt auf dem Rücken. Legen Sie sich auf den Bauch. Lassen Sie Ihren Partner an folgendem Punkt die Haut zwischen Daumen und Zeigefinger 50-mal schnell wegzupfen: Mitte zwischen dem Innenrand des rechten Schulterblattes und der Wirbelsäule.

In seltenen schweren Fällen müssen die Hämorrhoiden vom Arzt verödet oder operiert werden!

10.5. Pilzerkrankungen des Darmes (Candidiasis)

Blähungen, Rumoren besonders in der unteren Bauchhälfte, Heißhunger auf Süßigkeiten – das sind oftmals die ersten Anzeichen einer Pilzerkrankung im Darm. Da der Pilz dem Körper wichtige Nahrungsmittel entzieht, wird man schnell müde, fühlt sich schlapp und hat ein undefinierbares Krankheitsgefühl.

Diätempfehlung:

In erster Linie sollten Sie alle Zucker meiden (Zucker, zuckerhaltige Nahrungsmittel, Honig). Des Weiteren meiden Sie alle Lebensmittel, in denen Hefe enthalten ist: alle aufgewärmten Produkte, Bier, Brot, Dosennahrung, Essig, Fertigsaucen, Fertiggewürze, getrocknete Gewürze, Hefegebäck, Hefekuchen, Knäckebrot, vergorene Produkte, Wein.

Nehmen Sie sich am besten die vorbereitete Nahrung mit in die Arbeit, da in den meisten Betrieben eine Fertigkost angeboten wird und Sie die Diät nicht einhalten könnten.

Waschen Sie alle Obst- und Gemüsesorten, damit Sie sich nicht wieder mit einem Pilz anstecken.

	Erlaubt	Verboten
Fleisch	frisches Fleisch Schinken, Geflügel	Wurst, Fertigfleischgerichte
Fisch	frischer Fisch	Konserven, panierter Fisch, Fertiggerichte, geräucherter Fisch
Gemüse	frisches Gemüse	Fertiggerichte, getrocknetes Gemüse, Dosengemüse, in Essig eingelegtes Gemüse, Sauerkraut, Kohl, gebundene Gemüsegerichte
Obst	frisches Obst frisches Kompott	getrocknetes Obst Trauben, Beerenfrüchte, Orangen, Melonen, Pflaumen, Birnen, Marillen Konservendosen
Brot	hefefreies Brot Sauerteigbrot hefefreies Knäckebrot	Brot mit Hefe, Hefegebäck, Zwieback Graubrot, Schwarzbrot
Milch und– produkte	Milch, Quark, Joghurt Hüttenkäse, Buttermilch, Sauerrahm, Hartkäse	Schmelzkäse, Weichkäse, Brie, Camembert, Roquefort, Gorgonzola
Gewürze	Salz, alle frischen Kräuter	getrocknete Kräuter Würzmischungen, Saucenwürfel, Fertigdressings
Getränke	Wasser, Kaffee, Tee, Mineralwasser, Milch	Fruchtsäfte, Alkoholika, süße Limonaden, Cola
Beilagen	Kartoffeln, Mais, Nudeln aus Dinkel, Reis, Eier	Knödel, Gnocchi, gefüllte Nudelgerichte
Süßigkeiten		Zucker, Traubenzucker, Malzzucker,Fruchtzucker, Honig, Konfitüre, Schokolade, Pudding, Kuchen, Torten, süße Mehlspeisen

Kräutertherapie:

Unterstützend zu jeder Pilztherapie wirkt ein Grapefruitkernextrakt, von dem Sie einmal täglich einen Tropfen auf ein Glas Wasser verdünnt trinken. Dies stärkt die Abwehrkräfte.

••• Homöopathie:

Nehmen Sie zunächst folgendes schulmedizinisches Medikament ein: Viermal täglich eine Lutschtablette Ampho Moronal über eine Woche, danach dreimal täglich ein Dragee Nystatin über drei Wochen.

Lassen Sie dazu täglich eine Tablette Candida D12 unter der Zunge zergehen.

oder lassen Sie sich in der Apotheke eine Mischung herstellen aus:

Candida albicans D6,D12,D30
Candida parapsilosis D6,D12,D30
Geotrichum candidum D6,D12, D30
Penicillium frequetans D6, D12, D30
Penicillium notatum D6, D12, D30
Aspergillus niger D6, D12, D30
Mucor racemosus D6, D12, D30
Aa ad 5ml in 100 ml Ethanol 15%

Nehmen Sie davon dreimal pro Tag 15 Tropfen in etwas Wasser ein.

Diese Mischung wirkt auf verschiedene Pilzarten. Um eine spezifischere Therapie durchführen zu können, müssten Sie beim Hausarzt eine Stuhlprobe ins Labor schicken lassen, um die entsprechende Pilzart zu bestimmen.

Kontrolle: Stuhltest im Labor. Dazu trinken Sie früh und abends über drei Tage einen Teelöffel Weinessig. Dieser löst Pilze aus den Darmzotten, damit sie im Test nachweisbar werden.

Sobald der Test negativ ist, nehmen Sie für ein Vierteljahr Candida C30 einmal wöchentlich fünf Kugeln ein.

10.6. Reizdarm (Colitis)

Bei einem lange anhaltenden Durchfall sollten Sie unbedingt die Ursachen abklären lassen. Das können Nahrungsmittelallergien oder Unverträglichkeiten sein. Manchmal findet sich aber auch keine Ursache. Beim Reizdarm treten Durchfälle wechselnd auf mit Verstopfung, manchmal treten Schmerzen beim Stuhlgang auf, hin und wieder Krämpfe. Auch psychische Probleme können zu einem Reizdarm führen.

Diätempfehlungen:

Essen Sie jeden Morgen und jeden Abend auf leeren Magen Weizenkleie oder einen Esslöffel Leinsamenschrot. Dabei ist es wichtig, dass der Leinsamen immer frisch geschrotet wird. Das ist eine wirksame Methode zum Eindämmen eines Durchfalles. Essen Sie fettarm, essen Sie viel Gemüse. Bauen Sie viele Quarkspeisen mit Obst in Ihren Ernährungsplan ein. Legen Sie ab und zu einen Fastentag ein.

Meiden Sie alle Reize durch Alkohol, Nikotin, Kaffee, scharfe Gewürze. Essen Sie nur kleine Portionen. Trinken Sie viel.

Kräutertherapie:
Kauen Sie jeden Tag einen Esslöffel Holunderbeeren. Das entgiftet den Körper.

••• Homöopathie:
Durchfall bei Nervenbelastung: Kalium phosphoricum D12
Koliken mit Durchfall: Colocynthis D12
Durchfall, Fettsucht, wenig Menstruation: Graphites D12
Wasserartiger Durchfall mit Koliken, Übelkeit: Colchicum D12
Durchfall besonders morgens: Sulfur D12
Durchfall im Wechsel mit dickem Stuhl, man schläft viel: Antimonium crudum D12

10.7. Verstopfung (Obstipation)
Sorgen Sie sich nicht, wenn Sie zwei Tage keinen Stuhlgang hatten. Einmal pro Tag bis einmal pro Woche ist normal. Helfen Sie nicht gleich mit Abführmitteln nach. Damit schaden Sie eher Ihrem Darm. Die Ursachen von Verstopfung liegen meist darin, dass man zu wenig trinkt, sich zu wenig bewegt oder zu viel stopfende Sachen isst. Auch die Psyche spielt eine nicht unerhebliche Rolle.

Diätempfehlungen:
Trinken Sie viel, essen Sie ballaststoffreich, d.h. viel Gemüse, Obst und Vollkornprodukte.
Trinken Sie morgens auf leeren Magen ein Glas Molke mit frisch gepflückten Kräutern wie Brennnesseln, Kresse, Petersilie, Sauerampfer und Schnittlauch. Darauf trinken Sie ein Glas lauwarmes Wasser. Danach essen Sie einen Esslöffel Leinsamen oder Flohsamen in einem Müsli.
Wer es lieber etwas süßer mag, der trinke auf nüchternen Magen ein Glas Aloe vera-Saft mit etwas Honig vermischt. Auch hier folgt ein Glas lauwarmes Wasser. Danach essen Sie ein Müsli aus Milch, Weizenkleien, Walnüssen, gerösteten Sesamkörnern, Feigen, Aprikosen, Quitten und Pflaumen. Benutzen Sie vorwiegend Trockenfrüchte, die Sie abends einweichen, und mischen Sie am nächsten Morgen das Einweichwasser mit unter das Müsli.
Stattdessen können Sie auch zum Frühstück Pfirsichkompott essen. Sehr gut schmeckt auch ein speziell hergestellter Joghurt: Weichen Sie abends Backpflaumen in etwas Wasser ein. Pürieren Sie die Backpflaumen zusammen mit etwas von dem Einweichwasser. Mischen Sie gehackte Walnüsse, etwas Honig und einen Naturjoghurt darunter und vermengen Sie alles zu einer cremigen Süßspeise.

Trinken Sie tagsüber vor jeder Mahlzeit ein Glas Apfelsaft.

Am Abend essen Sie einen Brei aus Flohsamen, Haferkleie und Leinsamen. Richten Sie sich dabei mit der Menge nach Ihrem Bedarf. Beginnen Sie vorsichtig mit einem Esslöffel der o.g. Mischung.

Kräutertherapie:

Eine abführende Wirkung haben Basilikum, Gurken, Salbei und Sauerkraut. Bauen Sie diese Nahrungsmittel häufig in Ihren Speiseplan ein.

Weichen Sie morgens einen Esslöffel Leinsamen in eine Tasse kaltes Wasser ein. Gießen Sie abends diese Flüssigkeit ab, trinken Sie den Sud warm.

Eine schmackhaftere Variante ist jedoch ein Flohsamenwein: Kochen Sie einen Teelöffel Flohsamen mit einem Glas Weißwein auf und trinken Sie diesen, bevor Sie ins Bett gehen. Sie dürfen mit Honig nachwürzen.

Kräutertee

Eine Verdauung fördernde Wirkung haben viele verschiedene Kräuter:

Aloe vera, Anis, Enzianwurzel, Faulbaumrinde, Fenchel, Kardamom, Kümmel, Kurkuma, Rhabarberwurzel, Wacholder, Walnussblätter und Zimt.

z.B. Teerezeptur:

Faulbaumrinde 30g, Fenchelfrüchte 20g, Heidekraut 5g, Sennesblätter 15g

Übergießen Sie einen Esslöffel dieser Mischung mit einer Tasse kochendem Wasser, lassen Sie den Tee eine Viertelstunde ziehen. Trinken Sie den Tee warm.

● Physikalische Therapie:

Zur Unterstützung können Sie am frühen Morgen heiße Wickel auf den Unterleib auflegen (s. Kapitel I, 6.1. Kneipp- und Wasseranwendungen). Den gleichen Effekt können Sie erzielen, wenn Sie sich unter der Dusche den Bauch mit heißem Wasser so lange abbrausen, bis er richtig warm und rot ist.

••• Homöopathie:

Harter Stuhl, erst Abgang, wenn Darm völlig voll ist, Scheidenausfluss: Alumina D12

Große Menge Stuhl, Schweiß bei Stuhlgang: Veratrum album D12

Beim Stuhlabsetzen gleitet dieser wieder zurück: Silicea D12

Harter Stuhl mit Hämorrhoiden: Sulfur D12

Stuhlgang mit Schmerzen, die sich beim Bewegen verschlimmern, trockene Haut: Bryonia D12

Harter Stuhlgang bei gestressten Menschen, häufig Stuhlgang: Nux vomica D12

Stuhlgang mit Schmerz wie von Glasscheiben oder einem Messer: Aesculus D12

Stuhl sehr voluminös: Kalium Carbonicum D12

Verstopfung nach Operationen: Staphysagria D12

Aroma:

Fenchel, Kampfer, Majoran, Pfeffer.

🌀 Akupressur:

Kneifen Sie mit einem Daumennagel die Schwimmhaut zwischen der ersten und zweiten Zehe nach hinten, bis Sie nach ein bis zwei Zentimetern einen schmerzhaften Punkt finden. Diesen massieren Sie dann in kleinen Reizen zum Fußrücken zu.

Massieren Sie früh morgens Ihren Unterbauch mit der rechten Hand im Uhrzeigersinn, bis er warm wird, das fördert über Akupressurpunkte die Durchblutung und damit die Verdauung.

Massieren Sie jeden Morgen eine gedachte Linie auf der Außenseite der Oberschenkel (Hosennaht) von unten nach oben und wieder zurück, wiederholen Sie diese Übung fünfmal.

Am besten eignet sich dazu ein Holzmassageroller.

Pressen Sie den gestreckten Daumen und Zeigefinger der einen Hand ganz fest gegeneinander, so dass zwischen diesen beiden Fingern in der Schwimmhaut eine erhöhte Wulst entsteht. Nehmen Sie diese Wulst nun zwischen Daumen und Zeigefinger der anderen Hand und kneifen Sie tief hinein (zirka 50-mal).

Setzen Sie sich an einen Tisch und legen Sie die Arme auf die Tischplatte. Kneifen Sie mit dem Daumennagel der anderen Hand 50-mal ganz fest in das Ende der Ellenbogenfalte, die beim Einbeugen des Ellenbogengelenkes entsteht.

10.8. Wurmerkrankungen (Parasitose)

Am häufigsten treten in unserer Region Madenwürmer auf. Dies sind kleine, weiße, bindfadenähnliche dünne Würmer. Am besten können Sie mit einem Stuhltest feststellen, ob es sich um Würmer handelt: Streuen Sie auf frisch abgesetzten Stuhl eine große Prise Salz. Daraufhin kriechen die Würmer aus dem Stuhl heraus.

Eine andere Methode ist es, am Abend auf den After einen Tesastreifen zu kleben. Über Nacht kommen die Würmer aus dem Darm und bleiben dann an dem Klebestreifen hängen.

Diätempfehlungen:

Madenwürmer bekämpfen Sie am einfachsten mit einer Diät aus Möhren. Essen Sie drei Tage nur Möhren als Gemüse, Eintopf oder rohen Salat. Sie dürfen in dieser Zeit keinerlei andere Lebensmittel zu sich nehmen.

Kräutertherapie:

Madenwürmer kann man mit Heidelbeeren therapieren:
Essen Sie drei Tage nur Heidelbeeren, egal, ob frisch oder als Marmelade oder getrocknet. Dazu dürfen Sie allerdings nichts anderes essen. Zum Trinken gibt es zwei Glas Milch und zusätzlich Wasser, so viel, wie gewünscht wird.

●●● Homöopathie:

Bei Madenwürmern:
Cuprum metallicum D12: zweimal eine Tablette täglich

Bei Bandwürmern:

Pestwurz (Petersitis officinalis)-Urtinktur: dreimal 25 Tropfen pro Tag

11. Erkrankungen der Leber

11.1. Fettleber (Steatosis hepatis)

Bei einer Fettleber kommt es zu einer vermehrten Ansammlung von Fett in den Leberzellen. Dies allein verursacht aber meist keine Symptome. Manchmal fällt bei der Untersuchung eine vergrößerte Leber auf oder es finden sich veränderte Leberwerte im Blut.

11.2. Leberentzündung (Hepatitis)

Die durch Viren verursachte Leberentzündung vermittelt zunächst ein starkes Krankheitsgefühl mit Fieber und Gelenkschmerzen. Nach kurzer Zeit färben sich die Augen und die Haut gelb.

 Wenn sich Augen oder Haut gelb verfärben, suchen Sie einen Arzt auf!

11.3. Leberzirrhose (Cirrhosis)

Durch Alkohol, Gifte und Leberentzündungen kann es zur Leberzirrhose kommen. Bei dieser Erkrankung wird Lebergewebe in Narbengewebe umgebaut. Anfangs weisen oft nur veränderte Leberwerte im Blut auf eine Störung hin, später folgen Appetit- und Gewichtsverlust, Müdigkeit und Übelkeit.

11.4. Leberschädigung durch andere Ursachen

Zu Leberbelastungen kann es auch durch die Einnahme starker Medikamente, nach Narkosen, durch den Genuss von Alkohol und durch Stress und Ärger kommen. (Daher rührt auch die Redewendung: „Dem ist eine Laus über die Leber gelaufen".)

Für alle o.g. Lebererkrankungen gelten die gleichen Therapieempfehlungen.

Allgemeine Maßnahmen:
Nehmen Sie so wenig Medikamente wie möglich, da die meisten über die Leber abgebaut werden (auch keine Antibabypille!).

Diätempfehlungen:
Striktes Alkoholverbot!
Bei schwerkranken Zuständen halten Sie ein paar Fastentage ein, in denen Sie nur Tee (z.B. Löwenzahntee, Kamillentee, Mariendisteltee) oder frisch gepresste Säfte (frische Obstsäfte, Möhrensaft mit einem Esslöffel Honig) zu sich nehmen. Danach beginnen Sie mit einem leichten Kostaufbau. Essen Sie kleine Portionen. Kauen Sie jeden Bissen gut. Essen Sie keine schwer verdaulichen Produkte. Meiden Sie Fett und Salz. Essen Sie wenig Fleisch, möglichst kein Schweinefleisch. Zu empfehlen sind: Buttermilch, Haferschleim, fettarmer Joghurt, Karottenbrei, Kartoffelbrei, Quark, Reisbrei, Zwieback.
Gewöhnen Sie sich ein leichtes Frühstück mit Joghurt und Leinsamen an.
Ganz einfach lässt sich auch eine gut schmeckende Leberschutzpaste herstellen: Pürieren Sie Esskastanien und mischen Sie Honig darunter, bis ein Brei entsteht. Essen Sie dreimal täglich nüchtern (am besten vor jeder Mahlzeit) einen Esslöffel davon.

Kräutertherapie:
Zur späteren Weiterbehandlung können Sie sich aus folgenden Pflanzen einen Tee mischen:
Angelikawurzel, Artischocke, Engelwurz, Enzianwurzel, Erdrauch, Kalmus, Kamille, Kümmel, Lavendel, Löwenzahn, Mariendistel, Minze, Odermennig, Petersilie, Pfefferminze, Rhabarber, Tausendgüldenkraut, Wacholder, Wermut.

Kräutertee

Mischen Sie zu gleichen Teilen Anis, Kamille, Melisse, Pfefferminze und Thymian. Nehmen Sie auf eine Tasse kochendes Wasser einen Teelöffel der Mischung und lassen Sie diese 10 Minuten ziehen. Trinken Sie vor jeder Mahlzeit eine Tasse warm. Sie können sich aber auch in der Apotheke eine Teemischung herstellen lassen aus: Johanniskraut 45g, Schafgarbe 40g und Schlehdorn 40g.

Trinken Sie eine Tasse Tee vor dem Frühstück. Übergießen Sie dazu einen Teelöffel der Mischung mit einer Tasse kochendem Wasser.

◆ Physikalische Therapie:

Bei Druckgefühl unter dem Rippenbogen der rechten Seite machen Sie feucht-heiße Umschläge auf diese Region (s. Kapitel I, 6.1. Kneipp- und Wasseranwendungen). Sollte ein starker Juckreiz bestehen, waschen Sie sich am gesamten Körper mit Essigwasser ab.

●●● Homöopathie:

Zur allgemeinen Leberentlastung: Taraxacum D 12
Verstopfung, Besserung durch Liegen auf rechter Seite: Bryonia D12
Geschwollene Knöchel: Arsenicum album D12
Kalte Getränke bessern, werden aber nicht vertragen: Phosphorus D12
Schmerzen unter den Rippen: China D12
Schweiße, dünne Stühle: Mercurius D12

Sie können sich auch folgende Mischung zur Entgiftung der Leber in der Apotheke herstellen lassen (sehr teuer!):

Rp.: Artischocke (Cynara)-Urtinktur
Löwenzahn (Taraxacum)-Urtinktur
Mariendistel (Cardius Marianus)-Urtinktur
Sonnenhut (Echinacea purpurea)-Urtinktur
Meisterwurz (Imperatoria)-Urtinktur
Taigawurzel (Eleuterococcus)-Urtinktur
Ginseng (Ginseng)
Teufelskralle (Harpagophytum)-Urtinktur
Indischer Nierentee (Orthosiphon Stamneus)-Urtinktur
aa ad 100,0

Trinken Sie davon dreimal täglich 25 Tropfen mit etwas Wasser.

 Alle Lebererkrankungen sollten Sie immer einem Arzt vorstellen!

12. Erkrankungen der Gallenblase

12.1. Gallenkolik

Wenn sich Gallensteine bewegen, kann es zu krampfartigen Schmerzen kommen, die man Kolik nennt.

Diätempfehlungen:

Während der Kolik trinken Sie nur Kamillentee. Nach Abklingen der starken Schmerzen bereiten Sie sich frisch gepresste Obstsäfte wie Apfelsaft mit etwas Zitrone, Löwenzahntee mit Honig und Zitrone, Möhrensaft mit Honig, Rettichsaft. Wenn Sie diese Säfte gut vertragen haben, beginnen Sie mit Zwieback oder mit Reis- oder Kartoffelbrei.

Kräutertherapie:
Kräutertee

Als Unterstützung zur Behandlung von Gallenleiden können Sie sich aus folgenden Kräutern einen Tee mischen:
Erdrauch, Engelwurz, Löwenzahn, Mariendistel, Pfefferminze, Rhabarber, Schafgarbe, Zichorie.

Oder mischen Sie zu gleichen Teilen Löwenzahn, Mariendistel und Zichorie. Bereiten Sie aus einem Esslöffel der Mischung und einer Tasse heißem Wasser einen Tee. Trinken Sie mehrfach täglich eine Tasse warm.

♦ Physikalische Therapie:

Während der Kolik bringt es eine Linderung, wenn Sie sich einen Heublumensack (s. Kapitel I, 6.2. Wickel, Kompressen, Packungen) warm auf die Lebergegend (Unterrand der rechten Rippen) auflegen. Ersatzweise kann man sich auch mit feuchtheißen Kompressen (s. Kapitel I, 6.1. Kneipp- und Wasseranwendungen) behelfen. Wenn die Kompressen nicht mehr wärmen, waschen Sie die Leberregion mit kaltem Wasser ab und halten hinterher Bettruhe.

☯ Akupressur:

Kneifen Sie mit dem Fingernagel des Zeigefingers der rechten Hand in einen Punkt, welcher der Mitte der Augenbraue entspricht. Dies ist ein Akupunkturpunkt, den wir sonst bei der Kolik nadeln.

Bei stärkeren Schmerzen gehen Sie bitte immer zum Arzt! Lassen Sie die Ursache abklären!

12.2. Gallenblasenentzündung (Cholecystitis)

Durch Bakterien oder Gallensteine kann sich die Gallenblase entzünden. Es kommt dann zu Schmerzen im Bereich der Rippen auf der rechten Seite. Im Gegensatz zu einer Kolik sind diese Schmerzen gleichmäßig und ständig vorhanden. Meist kommt es zu Fieber und Erbrechen.

Kräutertherapie:
Kräutertee
Bereiten Sie aus gleichen Teilen Kamille, Pfefferminze und Schafgarbe einen Tee. Mischen Sie einen Esslöffel mit einer Tasse heißem Wasser. Lassen Sie den Tee ziehen, seihen Sie ihn ab. Trinken Sie mehrfach täglich eine Tasse warm.

●●● Homöopathie:
Anfallsartige Rückenschmerzen: Berberis D12
Liegen auf der rechten Seite bessert, Besserung durch Druck: Bryonia D12
Einschießender Schmerz: Colocynthis D12

Zur weiteren Therapie halten Sie sich an die im Kapitel III, 12.1. Gallenkolik genannten Therapiehinweise.

Lassen Sie die Ursache bei einem Arzt abklären!

12.3. Gallenfunktionsstörung

Wenn die Funktion der Gallenblase gestört ist, kann es zu folgenden Beschwerden kommen: Blähbauch, Völlegefühl, Unwohlsein.

Diätempfehlungen:
Um die Gallenblase anzuregen, damit sie sich entleert, kann man täglich ein Schnapsglas frisch gepressten Paprikasaft trinken. Essen Sie viel Artischocken, Bärlauch, Brennnessel, Löwenzahn, Kresse, Rettich und schwarzen Radi.

Kräutertherapie:

Kräutertee

Sie können sich aus folgenden Kräutern selbst eine Teemischung bereiten: Angelikawurzel, Enzian, Erdrauch, Fenchel, Kalmuswurzel, Kardamom, Koriander, Kornblumenblüten, Kümmel, Lavendel, Löwenzahn, Mariendistel, Melisse, Minze, Myrrhe, Odermenning, Pfefferminze, Rhabarber, Ringelblumenblüten, Rosmarin, Salbei, Schöllkraut, Schafgarbenkraut, Silberdistel, Tausendgüldenkraut, Wermut, Zichorie.

Sie können sich aber auch in der Apotheke folgenden Tee mischen lassen: Löwenzahn 20g, Pfefferminze 20g, Faulbaumrinde 20g, Hauhechel 15g und Wegwartenwurzel 10g.
Übergießen Sie einen Teelöffel der Mischung mit einer Tasse heißem Wasser, lassen Sie den Tee zehn Minuten ziehen.

☯ Akupressur:

Massieren Sie mit einem Holzmassageroller die Hosennaht auf der Außenseite beider Beine von unten nach oben und wieder zurück. Wiederholen Sie das 50-mal. Zwischen dem Unterrand des Brustbeines und dem Nabel liegt ein Akupunkturpunkt. Diesen massieren Sie unter Druck nach oben.

13. Erkrankungen der Harn- und Geschlechtsorgane

13.1. Blasenentzündung (Cystitis)

Häufiger Harndrang und brennende Schmerzen am Ende des Wasserlassens sind typische Anzeichen einer Blasenentzündung. Wenn die Krankheit weiter fortschreitet, sieht der Urin oft trüb und dunkel aus.

Allgemeine Maßnahmen:

Wechseln Sie beim Baden stets den Badeanzug oder die Badehose, bleiben Sie nicht in den nassen Sachen, egal, wie warm es ist.

Diätempfehlungen:

Essen Sie mehrfach am Tag einen Obstsalat aus Cranberries, Erdbeeren, Himbeeren, Pfirsichen, Preiselbeeren und Melone. Trinken Sie viel Tomatensaft. Mögen Sie es fruchtiger, trinken Sie pro Tag eine Flasche Preiselbeersaft. Beachten Sie, dass in den meisten Geschäften Preiselbeersaft als Muttersaft verkauft wird. Diesen muss man sehr stark mit Wasser verdünnen und gegebenenfalls mit Zucker süßen.

Wenn Sie nur gehäuft Wasser lassen müssen, der Urin aber nicht trüb aussieht, dann trinken Sie zwei bis drei Bier oder zwei bis drei Glas warmen Weißwein pro Tag, bis die Beschwerden vorüber sind.

Wenn die Blasenentzündung über einen längeren Zeitraum auftritt, essen Sie die o.g. Früchte oder trinken Sie die o.g. Säfte oder Teesorten täglich über mehrere Wochen. Die Obstsorten sind Vitamin- C- haltig und beugen Infekten vor und die Teesorten wirken harntreibend und desinfizierend. Wenn man immer wieder zu Blasenentzündungen neigt, kann man sich angewöhnen, vorbeugend jeden Tag eine Handvoll Cranberries zu naschen.

Kräutertherapie:
Eine fertige Kräutermischung aus der Apotheke sind Cystium werm Solidago-Tropfen.

Kräutertee
Übergießen Sie einen Teelöffel getrockneter Gurkenkerne mit einer Tasse kochendem Wasser, lassen Sie den Sud eine Viertelstunde ziehen, seihen Sie ihn ab. Trinken Sie mehrfach täglich eine Tasse warm.

Kochen Sie 50g geschrotete Gerste und zwei Scheiben Ingwer in einem Liter Wasser eine Stunde, seihen Sie alles ab, würzen Sie mit Honig nach. Trinken Sie von dieser Mischung dreimal täglich vor den Mahlzeiten eine Tasse warm.

Überbrühen Sie einen Esslöffel Thymian mit einer Tasse kochendem Wasser. Lassen Sie den Tee zehn Minuten ziehen. Trinken Sie zwei- bis dreimal täglich eine Tasse warm.

Lassen Sie einen Teelöffel Hagebuttenschalen in einer Tasse Wasser eine halbe Stunde quellen, kochen Sie die Mischung, bis sich eine rote Farbe zeigt. Trinken Sie davon zwei- bis dreimal täglich eine Tasse warm.

Bei verstärktem Harndrang hat sich folgender Tee bewährt:
Mischen Sie zu gleichen Teilen Bärentraubenblätter, Baldrianwurzel, Melisse und Thymian. Übergießen Sie einen Esslöffel mit einer Tasse kochendem Wasser. Lassen Sie die Mischung eine Viertelstunde stehen, seihen Sie sie ab. Trinken Sie mehrfach täglich eine Tasse warm.

Mischen Sie zu gleichen Teilen: Hauhechelwurzel, Petersilienwurzel, Süßholzwurzel und Wacholderbeeren. Bereiten Sie einen Tee aus einem Esslöffel der Mischung auf eine Tasse heißes Wasser. Lassen Sie die Mischung eine Viertelstunde ziehen, seihen Sie alles ab. Trinken Sie mehrfach täglich eine Tasse warm.

Mischen Sie 20g Bärentraubenblätter, 10g Birkenblätter, 10g Brennnesselkraut, 10g Heidekraut, 10g Liebstöckel, 15g Schachtelhalm und 20g Pfefferminzblätter. Nehmen Sie auf einen Esslöffel der Mischung eine Tasse heißes Wasser. Trinken Sie mehrfach täglich eine Tasse warm.

Weitere Kräuter für Teerezepturen sind:

Bärentraubenblätter, Birkenblätter, Bohnenhülsen (ohne Inhalt), Hauhechel, Hopfenblüten, Kapuzinerkresse, Liebstöckel, Löwenzahn, Malve, Meerrettichwurzel, Petersilie, Pfefferminzblätter, Queckenwurzel, Riesengoldrute, Rosmarin, Sägepalmfrüchte, Schachtelhalm, schwarze Johannisbeerblätter, Wacholderbeeren, Zinnkraut.

Kräuteröle:

Reiben Sie die Blasenregion mit warmem Rosmarinöl oder mit einer Mischung aus Fenchel- und Rapsöl ein.

◖ Physikalische Therapie:

Halten Sie Lenden und Bauch warm durch feucht-heiße Kompressen (s. Kapitel I, Kneipp- und Wasseranwendungen).

Machen Sie einen Kartoffelwickel auf die Blasenregion (s. Kapitel I, 6.2. Wickel, Kompressen, Packungen).

Nehmen Sie ein warmes Bad für etwa 20 Minuten.

Machen Sie am späten Nachmittag (zwischen 17 und 19 Uhr) aufsteigende Fußbäder (s. Kapitel I, 6.1. Kneipp- und Wasseranwendunegn). Damit erhöht man den Energiefluss im Nierenmeridian.

••• Homöopathie:

Für die homöopathische Therapie unterscheiden wir:

am Anfang:

Plötzlicher Beginn, roter Kopf: Belladonna C200 einmal 5 Kugeln

Plötzlicher Beginn, kein roter Kopf: Aconitum C30

Später wählen Sie zwischen:

Brennen beim Wasserlassen, Besserung durch Wärme: Cantharis D12

Trüber, dicker Urin: Pyrogenium D12

Blasenentzündung mit Fieber: Lachesis D12

Harndrang mit wenig Urin: Nux vomica D12

Blasenentzündung nach Durchnässung: Dulcamara D12

Aroma:

Bergamotte, Eukalyptus, Sandelholz, Tea-tree, Wacholder

Sollten Schmerzen im Bereich der Lenden oder hohes Fieber auftreten oder der Urin blutig verfärbt sein, suchen Sie bitte einen Arzt auf!

13.2. Impotenz

Allgemeine Maßnahmen:
Vermeiden Sie zu enge Unterwäsche oder enge Jeans.

Kräutertherapie:
Kräuteröl
Ein bis zwei Tropfen Muskatnussöl pur auf die Peniswurzel schafft bei leichten Störungen eine Erektion.

Kräutersalben
Lassen Sie sich Beifuss (Artemisia)-Urtinktur in der Apotheke in eine normale Salbengrundlage einmischen und reiben Sie regelmäßig jeden Tag die Lenden damit ein.

Kräutertee
Trinken Sie jeden Tag eine Tasse Pfefferminztee.

••• Homöopathie:
Lycopodium C30: Nehmen Sie täglich am späten Nachmittag fünf Kugeln.

Aroma:
Potenz fördernd: Muskateller-Salbei, Neroli, Pfeffer, Rosmarin, Sandelholz, Tagetes.
Zum Anregen des Geschlechtstriebes: Jasmin, Kardamom, Orangenblüte, Rose, Sandelholz, Vanilleöl, Ylang-Ylang.
Geben Sie von den Ölen einen Spritzer auf eine Aromalampe oder einfach einen Tropfen auf das Kopfkissen.

13.3. Inkontinenz

Allgemeine Maßnahmen:
Rauchen Sie nicht. Trinken Sie keinen Alkohol, keinen Bohnenkaffee. Reduzieren Sie Ihr Gewicht. Führen Sie regelmäßig Beckenbodengymnastik durch. Kurse dazu werden oft von der Volkshochschule angeboten.

Ein paar einfache Übungen für zu Hause sind:

a) Heben Sie in Rückenlage mehrfach das Becken an und senken es wieder ab.
b) Kneifen Sie im Stehen die Po-Backen zusammen.
c) Entleeren Sie beim Wasserlassen zunächst ein bisschen Urin, dann halten Sie den Urinstrahl an und dann lassen Sie erneut Urin.

Führen Sie diese Übungen aus, wann immer Sie Zeit dazu haben. Sie trainieren damit die Beckenbodenmuskulatur und die Inkontinenzbeschwerden werden sich vermindern.

●●● Homöopathie:

Inkontinenz beim Husten und Pressen, Folge von Kälte: Causticum D12
Inkontinenz bei Aufregung: Gelsemium D12
Inkontinenz bei Wasserlassen und Stuhlgang: Aloe D12
Inkontinenz mit Verstopfung, Besserung durch Bewegung: Sepia D12

13.4. Nierensteine (Nephrolithiasis)

Allgemeine Maßnahmen:

Trinken Sie viel (Minimale Trinkmenge pro Tag sind zwei Liter), um die Nieren- und Harnwege durchzuspülen. Insbesondere abends sollten Sie nach dem Abendessen mindestens noch einen Viertelliter Flüssigkeit zu sich nehmen, damit nachts die Harnkonzentration möglichst gering ist. Trinken Sie wenig Wasser aus der Wasserleitung, wenn das Wasser bei Ihnen sehr kalkhaltig ist.

Achten Sie auch immer darauf, wenn Sie durch Sport oder Sauna viel Flüssigkeit verloren haben, diese gleich wieder zu ersetzen.

Diätempfehlungen:

Meiden Sie Salz, Sie können jedes andere Gewürz benutzen. Trinken Sie keine hochprozentigen Alkoholika, Wein und Sekt sind erlaubt. Meiden Sie Schwarztee. Meiden Sie im Allgemeinen zu viel eiweißreiche Nahrung, insbesondere Fleisch. Nehmen Sie keine Kalzium- und Vitamin-D- Präparate ein.

Zu empfehlen sind dagegen bei allen Nierensteinen:
Avocados, Bananen, Hefe, Himbeeren, Hirse, Kohlrabi, Mandeln, Nüsse, Reis und Vollkornprodukte.
Die meisten Nierensteine bestehen aus Calcium. Daher sollten Sie möglichst Milch und Milchprodukte meiden.
Bei den selteneren Oxalatsteinen meiden Sie Blaubeeren, Bohnen, Erdbeeren, Erbsen, Kaffee, Kürbis, Paprika, Schokolade, Sellerie, Spinat, Rhabarber, rote Beete und Weintrauben.

Bei Uratsteinen sollten Sie keine Innereien essen (Nierchen, Hühnerherzen, Lungenhaschee, Leberkäse).

Kräutertherapie:
Steintreibend wirkt ein Tee aus Löwenzahn.

⬩ Physikalische Therapie:
Feucht-heiße Kompressen in der Nierengegend oder auf dem Unterbauch können zumindest die Schmerzen etwas lindern (s. Kapitel I, 6.1. Kneipp- und Wasseranwendungen).

●●● Homöopathie:
Sollten die Nierensteine nicht im Kelchsystem festhängen, kann man einen Austreibungsversuch unternehmen:
Berberis C30: Nehmen Sie fünf Kugeln Berberis, danach essen Sie etwas und trinken Sie sehr viel Flüssigkeit (auch Bier ist erlaubt). Wenn Krämpfe auftreten, nehmen Sie alle halbe Stunde fünf Kugeln Berberis C30. Nun brauchen Sie viel Bewegung. Steigen oder hüpfen Sie Treppen rauf und runter.

Die gleiche Anwendung käme in Frage mit Nux vomica, wenn die Koliken auf der rechten Seite auftreten und ins Bein ausstrahlen. Lycopodium kommt in Erwägung, wenn die Koliken rechts auftreten, aber nicht ins Bein ausstrahlen. Lachesis sollte man in Erwägung ziehen, wenn die Koliken links auftreten.

 In vielen Fällen kann man keine genügende Schmerzreduktion bei einer Kolik erzielen. Suchen Sie dann einen Arzt auf. Er wird Ihnen entsprechende Schmerzmedikamente verordnen. Sie sollten vor einem Steinaustreibungsversuch bei Ihrem Arzt durch einen Ultraschall ausschließen lassen, dass der Stein im Kelchsystem verklemmt liegt. Manchmal müssen Steine auch mit einer Art Schlinge entfernt oder zertrümmert werden. Kontrollieren Sie den Urin durch ein Sieb, um einen abgehenden Stein aufzufangen. Dieser kann dann zur Steinanalyse in ein Labor eingeschickt werden. Aus der Zusammensetzung des Steines resultieren wichtige Hinweise für Ihre spätere Ernährung!

13.5. Prostataentzündung (Prostatitis)

Entzündungen der Prostata entstehen durch Bakterien, die in den Harnwegen aufsteigen oder durch mechanische Reize (z.B. Sitzen auf unbequemen Stühlen, langes Fahrradfahren etc.). Erste Anzeichen sind Probleme beim Wasserlassen, morgendlicher Ausfluss aus der Harnröhre, Schmerzen in der Leiste, im unteren Bereich der Wirbelsäule und zwischen Steißbein und Penis. Bei sehr starken Entzündungen treten Schüttelfrost und Fieber auf.

Allgemeine Maßnahmen:

Nehmen Sie täglich eine Zink-Brausetablette.
Meiden Sie Kälte im Unterbauch (durch kalte Füße, Sitzen auf kalten Steinen etc.).

Diätempfehlungen:

Trinken Sie viel, um den Stuhl zu erweichen. Dem gleichen Ziel dient die Einnahme von Leinsamen. Essen Sie salzarm und nur schwach gewürzt. Reduzieren Sie jeglichen Fleischkonsum. Meiden Sie kalte Getränke. Trinken Sie keinerlei Alkohol. Essen Sie viele Kürbiskerne (in jeder Form). In China empfiehlt man das Essen von Tofu, was bei uns leider noch nicht so verbreitet ist. Tofu kann bei richtiger Zubereitung in der asiatischen Küche sehr lecker schmecken.

Kräutertherapie:

Kochen Sie einen Sud aus zwei Tassen Rotwein, einem gehäuften Löffel Fenchelsamen und zehn zerstoßenen Walnüssen. Lassen Sie die Mischung zehn Minuten kochen. Seihen Sie alles durch ein Sieb. Trinken Sie hiervon mehrfach täglich eine Tasse. Die Beschwerden gehen dann sehr schnell zurück.

Kräutertee

Mischen Sie zwei Tassen Espenblättertee und eine Tasse Brennnesseltee. Trinken Sie hiervon mehrfach täglich eine Tasse warm.
Weitere Kräuter, die Sie für einen Tee verwenden können, sind:
Bärentraubenblätter, Brennnesselwurzel, Knoblauch und Kürbissamen.

◆ Physikalische Therapie:

Machen Sie täglich zwei- bis dreimal ein warmes Sitzbad (s. Kapitel I, 6.1. Kneipp- und Wasseranwendungen).
Legen Sie einen Heublumensack (s. Kapitel I, 6.2. Wickel, Kompressen, Packungen) auf die untere Bauchhälfte und einen auf die Kreuzbeinregion auf, wickeln Sie einen Schal um den Unterbauch und die Lendengegend. Lassen Sie die Heublu-

mensäcke eine Stunde aufliegen und bleiben Sie danach noch eine halbe Stunde im Bett ruhen. Waschen Sie danach den Unterleib mit kaltem Wasser ab und rubbeln Sie die Haut mit einem harten Waschlappen trocken.

••• Homöopathie:

Bei akutem Beginn: Belladonna D12
Viel Harndrang, bei langem Bestehen der Beschwerden: Thuja D12
Gelber Ausfluss: Pulsatilla D12
Starke Schmerzen, wie Glassplitter: Apis D12
Wenn Sie die Beschwerden häufig oder ständig haben, d.h. die Entzündung chronisch geworden ist, dann nehmen Sie von Mercurius D4 dreimal täglich eine Tablette über vier Wochen, danach eine Woche Pause und dann noch einmal wiederholen. Sollte das nicht erfolgreich verlaufen, kann man auch Aristolochia D12 in Betracht ziehen.

 Sollten Sie hohes Fieber haben, suchen Sie bitte einen Arzt auf!

13.6. Prostatavergrößerung (Prostataadenom)

Bei den meisten Männern über 50 Jahren vergrößert sich die Prostata aus unbekannten Gründen.
Beschwerden treten erst dann auf, wenn die vergrößerte Prostata auf den Harnleiter drückt und es trotz Harndrang schwerfällt, Wasser zu lassen.

Allgemeine Maßnahmen:
Vermeiden Sie festen Stuhlgang (s. Kapitel III, 10.7. Verstopfung).

Diätempfehlungen:
Meiden Sie scharfe Gewürze, Fleisch, kalte Getränke und Alkohol.

Kräutertherapie:
Nehmen Sie täglich eine Kapsel Nachtkerzenöl (in Apotheken erhältlich).
Essen Sie täglich ein paar Kürbiskerne. Für Feinschmecker: Sie können einen Esslöffel Kürbiskerne in einem kleinen Glas Likörwein aufkochen und trinken.

Kräutertee
Für die Teezubereitung zu verwenden sind:
Brennnesselwurzel, Hamamelis, Hauhechelwurzel, Kürbiskerne, Löwenzahn, Sägepalmenfrüchte und Schöllkraut.

⬥ **Physikalische Therapie:**

Bürstenbäder und Wechselgüsse (s. Kapitel I 6.1. Kneipp- und Wasseranwendungen) können unterstützend durchgeführt werden.

●●● **Homöopathie:**

Harnverhalt und schmerzhafte Ejakulation: Sabal D12
Wenn sich die Muskulatur verkrampft: Magnesium carbonicum D12

 Suchen Sie in jedem Fall bei erschwertem Urinieren einen Urologen auf, um sicherzustellen, dass es sich um eine harmlose Prostatavergrößerung und nicht um Prostatakrebs handelt!

13.7. Reizblase

Eine gestörte Nervenversorgung der Harnblase kann zu einem Reizzustand führen, der sich in Harndrang und Schmerzen beim Wasserlassen äußert. Der Urin trübt meist nicht ein.

Diätempfehlung:

Essen Sie regelmäßig Kürbiskerne.

Kräutertherapie:

Bereiten Sie einen Tee aus den folgenden Kräutern:
Arnika, Baldrian, Johanniskraut, Odermennig.

13.8. Sterilität bei Mann oder Frau

Allgemeine Maßnahmen:

Klären Sie ab, ob Sie auf einer Wasserader liegen. In der chinesischen Medizin ist der Nierenmeridian u.a. für die Fortpflanzung wichtig. Dieser Meridian reagiert stark auf Wasser. In meiner Praxis wurde oft auf Nachfragen festgestellt, dass Patientinnen, die unfruchtbar waren, auf einer Wasserader lagen.

Aroma:

Geranie, Lavendel, Majoran, Melisse, Olibanum, Rose, Wacholder.

☯ Akupressur:

Wenn Sie eine Narbe auf dem Bauch haben, reiben Sie jeden Abend mit der flachen Hand im Uhrzeigersinn um die Narbe, bis diese warm wird. Das kann manchmal sehr lange dauern (30- 50- mal). Narben blockieren oftmals den Energiefluss, es kommt zu Stauungen im Bereich des Beckens, die wiederum zu Unfruchtbarkeit führen. Sie können diese Narben auch mit Moxa- Akupunktur entstören (s. Kapitel I, Akupunktur/Akupressur). Fahren Sie langsam zehnmal hintereinander mit der brennenden Moxa-Zigarre in einem Zentimeter Abstand über die Narben.

13.9. Vorzeitiger Samenerguss

Aroma:
Sandelholz

14. Frauenleiden

14.1. Geschlechtstrieb vermindert

Kräutertherapie:
Lassen Sie sich folgende Mischung in der Apotheke herstellen:
Rp.: Baldrian (Valeriana officinalis)-Urtinktur
Liebstöckel (Levisticum officinale)-Urtinktur
Gänseblümchen (Bellis perennis)-Urtinktur
Rose (Rosa)-Urtinktur
Sandelholz-Urtinktur
Aa ad 100,0 ml.

Nehmen Sie von dieser Mischung dreimal täglich 25 Tropfen in etwas Wasser.

💧 Physikalische Therapie:
Führen Sie abwechselnd kalte und heiße Waschungen der äußeren Geschlechtsorgane und deren Umgebung (von Oberschenkel bis Leiste) durch. Reiben Sie anschließend diese Region mit einem etwas härteren Handtuch gut trocken. Dies fördert die Durchblutung.

14.2. Herpesinfektion im Genitalbereich

Die gleichen Viren, die den Lippenherpes verursachen, lösen auch den Herpes im Genitalbereich aus. Die Infektion führt zu Juckreiz bis hin zur Bildung kleiner Bläschen, oft verbunden mit starken Schmerzen.

Viele Menschen tragen diesen Virus in sich, er bricht aber nicht bei allen aus. Zur Ausbildung der Symptome kommt es immer dann, wenn unser Immunsystem in irgendeiner Form geschwächt ist (Erkältungskrankheiten, Ekel, psychische Traumen, Stress etc.).

Allgemeine Maßnahmen:

Tragen Sie weite Unterwäsche. Decken Sie die Stellen mit Penatencreme ab. So lange, wie Bläschen auftreten, sollten Sie jeglichen Geschlechtsverkehr wegen möglichen Ansteckungen vermeiden.

Kräutertherapie:

Waschen Sie sich während der Infektionszeit nach jedem Toilettengang den Genitalbereich. Tragen Sie anschließend eine Calendulasalbe auf.

⬥ Physikalische Therapie:

Machen Sie warme Sitzbäder, denen Sie etwas Salz beigeben (s. Kapitel I, 6.1. Kneipp- und Wasseranwendungen).

●●● Homöopathie:

Blasenbildung mit Blutungsneigung: Sempervivum D12
Blasenbildung, trockene Schleimhäute: Natrium muriaticum D12
Brennschmerz, Verschlechterung bei Waschen mit kaltem Wasser,
Verlangen nach warmem Wasser, nächtliche Unruhe: Rhus. toxicodendron D12
Brennschmerz ohne Kälteverschlechterung: Euphorbium D12

14.3. Pilzinfektionen der Scheide (Vulvovaginitis candidomycetica)

Sicherstes Zeichen einer Pilzinfektion im Genitalbereich ist ein ausgeprägter Juckreiz. Meist handelt es sich um Candida-Infektionen. Lassen Sie beim Arzt abklären, ob der Pilz auch im Darm vorkommt. Dann müsste eine Gesamtbehandlung durchgeführt werden, um das Risiko von erneuten Infektionen zu vermeiden.

Allgemeine Maßnahmen:

Tragen Sie Unterwäsche aus Baumwolle. Die Unterwäsche sollte gekocht werden können, da Pilze erst ab 70°C zerstört werden.

Lassen Sie sich in der Apotheke folgende Mischung für Scheidenzäpfchen herstellen:

Rp.: Lymphoblast 1,0g   Nystatin 100 000 I.E.

Vaginalgelgrundlage ad 5 ml

Führen Sie täglich ein Zäpfchen in die Scheide ein.

◆ Physikalische Therapie:

Machen Sie täglich Salzbäder mit einer halben Tasse Salz auf eine Badewanne (s. Kapitel I, 6.1. Kneipp- und Wasseranwendungen).

••• Homöopathie:

Nehmen Sie zusätzlich zu der o.g. Therapie Candida D12: zweimal eine Tablette pro Tag.

14.4. Schmerzhafte Regelblutungen (Dysmenorrhoe)

Schmerzen bei der Regelblutung entstehen bei jungen Frauen oft, wenn die Gebärmutter nach hinten gekippt ist und dadurch das Blut gestaut wird. Deshalb muss man hier krampflösende Mittel geben. Meist richtet sich bei der Geburt des ersten Kindes die Gebärmutter auf und die Probleme lösen sich dann von selbst.

Diätempfehlungen:

Meiden Sie alle Genussmittel (Alkohol, Cola, Nikotin, Koffein, Schwarztee). Essen Sie kaum Milchprodukte. Ernähren Sie sich salzarm. Würzen Sie öfters Speisen mit Kreuzkümmel oder Koriander. Stärkend wirkt auch Hühnerfleisch, welches Sie mit Ingwer und Pfeffer würzen.

Essen Sie viele Pfirsiche. Sie wirken beruhigend auf die Muskulatur im Unterleib.

Kräutertherapie:

Fertige Mischungen aus der Apotheke sind Eberraute (Abrotanum)-Urtinktur oder Jacobskreuzkraut (Senecio vulgaris)-Urtinktur. Nehmen Sie von einer dieser Flüssigkeiten dreimal täglich 20 Tropfen in etwas Wasser.

Kräutertee

Trinken Sie während der Periode mehrfach eine Tasse warmen Frauenmanteltee. Andere Kräuter für Teezubereitungen sind Hirtentäschel, Keuschlammfrüchte,

Schafgarbe und Taubnessel, von denen Sie allerdings über mehrere Wochen einen Tee trinken sollten, um einen längerfristigen Heilerfolg zu haben.

Kräuteröle
Mischen Sie drei Tropfen Melissenöl in 50ml Mandelöl. Reiben Sie täglich mit dieser Mischung den Unterleib in Uhrzeigerrichtung ein, bis die Region warm wird.

Kräuterbäder
Machen Sie in der zweiten Hälfte der Periode täglich heiße Sitzbäder mit Kamille, Melisse, Rosmarin oder Schafgarbe.
Übergießen Sie dazu z.B. 50g Schafgarbe mit einem Liter kochendem Wasser, lassen Sie das Kraut etwa eine halbe Stunde ziehen, setzen Sie dann den Sud dem Badewasser bei.

◆ Physikalische Therapie:
Legen Sie Leinsamenumschläge warm auf den Unterleib (s. Kapitel I, 6.2. Wickel, Kompressen, Packungen).

••• Homöopathie:
Krämpfe, man möchte nicht liegen, hellrotes, stinkendes Blut: Belladonna D12
Krämpfe, die durch feucht- heiße Kompressen und Krümmen besser werden: Magnesium Phosphoricum D12
Gestresste Personen, Verstopfung: Nux Vomica D12
Krämpfe und Kopfschmerzen, dunkles Blut, starke Menstruation: Cimicifuga D12
Krämpfe und Unruhe, nach Ärger, dunkles verklumptes Blut: Chamomilla D12

Aroma:
Melissenöl wirkt krampflösend. Bei starken Rückenschmerzen hilft eine Aromatherapie mit Jasmin unterstützend.

☯ Akupressur:
Massieren Sie als erstes die Haut neben der Achillessehne mit Daumen und Zeigefinger. Danach drücken Sie die Finger aufeinander und tasten sich so langsam nach oben. Etwa in Höhe des Sockenrandes befindet sich auf der Innenseite des Beines ein schmerzhafter Punkt. Diesen drücken Sie unter kleinen Kreisbewegungen mehrfach hintereinander, bis die Schmerzen leichter werden. Sie können diese Massage mehrfach täglich durchführen.

14.5. Zu starke Blutungen (Hypermenorrhoe)

Diätempfehlungen:

Richten Sie sich nach den Diätempfehlungen im Kapitel III, 14.4. Schmerzhafte Regelblutungen.

Kräutertherapie:

Kräutertee

Trinken Sie über mehrere Wochen Hirtentäscheltee.

Übergießen Sie dazu einen Esslöffel Hirtentäschelkraut mit einer Tasse kochendem Wasser, lassen Sie den Tee eine Viertelstunde ziehen, bevor Sie ihn abseihen. Trinken Sie zwei bis drei Tassen warmen Hirtentäscheltee pro Tag. Auch diese Teebehandlung müssen Sie über einen langen Zeitraum durchführen, um eine längerfristige Wirkung zu erzielen.

●●● Homöopathie:

Starke, dunkle Blutungen, stechende einschießende Schmerzen, besonders der Hüfte, rheumatische und seelische Beschwerden: Cimicifuga D12

Blutungen mit rotem, heißem Gesicht, Krämpfe, stinkendes, klumpiges Blut: Belladonna D12

Blutungen mit Übelkeit oder Erbrechen: Ipecacuanha D12

Wechsel zwischen Blutung und Stillstand: China D12

Blutklumpen: Crocus D12

Blutung ganz dünn: Kalium carbonicum D12

Starke Kreislaufbeeinträchtigung: Veratrum album D6

Lange, starke Blutungen, Regel zu früh, weißer Ausfluss: Phosphorus D12

Akupunktur:

Kneifen Sie mit dem Fingernagel des Daumens zirka 50-mal in einen Punkt an der Großzehe: Er liegt im Nagelwinkel außen. Wiederholen Sie diese Übung öfters am Tag.

Kneifen Sie anschließend den Punkt am äußeren Nagelwinkel der kleinen Fußzehe.

Danach massieren Sie einen Punkt zwei Zentimeter über dem Schambein, bis sich diese Region erwärmt.

 Wenn mehrmals hintereinander die Periode zu stark auftritt, suchen Sie den Frauenarzt auf!

14.6. Übelkeit vor der Menstruation (prämenstruelles Syndrom)

Besonders junge Frauen bekommen ein paar Tage vor Einsetzen der Periode Beschwerden, angefangen von depressiven Verstimmungen, Gewichtszunahme durch Wassereinlagerung in den Augenlidern und Beinen bis hin zu einem Spannungsgefühl in den Brüsten.

Diätempfehlungen:
Ernähren Sie sich vitamin- und mineralreich. Meiden Sie alle Genussmittel (Alkohol, Nikotin, Kaffee, Schwarztee). Meiden Sie Salz, Zucker und weißes Mehl. Trinken Sie öfters Fruchtsäfte, essen Sie viel Reis.

Kräutertherapie:
Es steht ein Fertigpräparat aus der Apotheke zur Verfügung: Mönchspfeffer ratiopharm. Das ist ein Extrakt aus Keuschlammfrüchten.

Kräutertee
Kochen Sie in einem Liter Wasser die getrockneten Schalen einer Mandarine und drei Scheiben Ingwer zehn Minuten lang aus. Seihen Sie alles durch ein Sieb. Trinken Sie die Mischung noch warm.

••• Homöopathie:
Heißhunger auf Süßigkeiten, gelber Schweiß: Sulfur D12
Spannungsgefühl in der Brust: Lachesis D12
Weinerlichkeit: Pulsatilla D12
Schwellung in den Beinen: Natrium muriaticum D12

14.7. Wechseljahresbeschwerden (Klimakterisches Syndrom)

Die Wechseljahresbeschwerden sind auf eine verminderte Hormonbildung im zunehmenden Alter zurückzuführen. Allgemein kann man sagen, je eher die Wechseljahre einsetzen, desto schlimmer sind die Beschwerden. Diese reichen von allgemeinem Unwohlsein, über Hitzewallungen besonders im Kopfbereich, Schweißausbrüchen, Müdigkeit, Antriebslosigkeit, Gewichtszunahme bis hin zu Depressionen.

Allgemeine Maßnahmen:
Treiben Sie viel Sport. Wenn Sie regelmäßig jeden Tag eine Stunde einen Ausdauersport (Joggen, Walken etc.) ausüben, werden Ihre Wechseljahresbeschwerden bereits nach wenigen Tagen vergessen sein. Allerdings beginnen diese erneut, wenn Sie länger keinen Sport mehr treiben.

Diätempfehlungen:

In China leidet kaum eine Frau unter den für die Wechseljahre so typischen Symptomen. Das ist damit erklärbar, dass die Chinesen in ihrer Nahrung oft Soja und Miso verwenden. Benutzen Sie ebenfalls Sojaprodukte oder bauen Sie Soja oder Miso in Ihren Speiseplan ein. Inzwischen gibt es auch in Deutschland fertige Miso-Suppen in chinesischen Geschäften zu kaufen.

Essen Sie viel Vollkornprodukte, Obst und Gemüse. Sorgen Sie für einen leichten Stuhlgang.

Essen Sie so oft wie möglich Tintenfische.

Kräutertherapie:

Kräuterwein:

Gegen die schlechten Verstimmungen können Sie sich mit einem Wein behelfen: Kochen Sie ein kleines Stück einer Bertramwurzel (Radix pyrethri) mit einer kleinen Flasche Weißwein auf. Fügen Sie zwei Esslöffel Honig hinzu. Trinken Sie davon morgens und abends ein kleines Schnapsglas voll.

Kräutertee

Treten in den Wechseljahren Kreislaufbeschwerden auf, so empfiehlt sich folgender Tee:

Mischen Sie zu gleichen Teilen:

Baldrianwurzel, Fenchelfrüchte, Pfefferminzblätter und Weißdornblüten.

Bereiten Sie einen Esslöffel der Mischung auf eine Tasse heißes Wasser, lassen Sie den Tee ziehen, seihen Sie ihn ab. Trinken Sie morgens und abends eine Tasse warm.

Lassen Sie sich in der Apotheke eine Mischung herstellen aus:

Rp.: Anisum-Urtinktur
Weiße Taubnessel (Lamium album)-Urtinktur
Rosmarin (Rosmarinus officinalis)-Urtinktur
Jakobskreuzkraut (Senecia vulgaris)-Urtinktur
Nehmen Sie von dieser Mischung dreimal täglich 20 Tropfen in etwas Wasser.

🜖 Physikalische Therapie:

Wenn man ansteigende Armbäder, Saunagänge und Wechselduschen regelmäßig anwendet, regen diese den Kreislauf an und lindern die Beschwerden (s. Kapitel I, 6.1. Kneipp- und Wasseranwendungen).

••• Homöopathie:

Schweiß, Hitzewallungen: Lachesis C30 und Ovaria siccata C30: je einmal fünf Kugeln pro Woche

Schweiß, Hitzewallungen, Verstopfung, depressive Verstimmungen: Sepia D12

Schmerzen im hinteren Kopf- und Nackenbereich, Schlafstörungen, starke Menses: Cimicifuga D12

Man verträgt keinen engen Kragen, Schwächeanfälle: Lachesis D12

Stinkender Schweiß, Scheitelkopfschmerz, hoher Blutdruck: Sulfur D12

Schüssler Salz: Nr 11

Aroma:

Eukalyptus, Fenchel, Muskateller-Salbei, Rose, Zypresse.

15. Erkrankungen in der Schwangerschaft und nach der Geburt

15.1. Erschöpfung nach der Entbindung

Diätempfehlung:

Nutzen Sie ein altes Naturrezept, das noch heute in China befolgt wird: Schwangeren wird nach der Entbindung von den Angehörigen eine frisch gekochte Hühnersuppe ans Krankenbett gebracht. Benutzen Sie keinen Fertigextrakt, sondern kochen Sie Hühnerfleisch aus!

Energiebringende andere Nahrungsmittel sind Lychees und Longanen (lycheeähnliche Früchte).

Essen Sie davon täglich zehn bis fünfzehn Stück. Auch Hasel- und Erdnüsse sind gute Energielieferanten.

15.2. Geburtsvorbereitung

••• Homöopathie:

Cimicifuga D3 und Arnika D3: Zur allgemeinen Geburtsvorbereitung nehmen Sie über einen Monat jeweils von jeder Sorte zweimal täglich fünf Tropfen in etwas Wasser. Pausieren Sie am Wochenende.

Um den Geburtsvorgang zu beschleunigen, d.h. die Geburtszeit zu verkürzen, nehmen Sie Caulophyllum D6 stündlich eine Kugel, maximal über vier Stunden.

Bachblüten:

Nehmen Sie folgende Bachblüten zur Geburtsvorbereitung bereits zwei Wochen vor dem Entbindungstermin: Aspen, Cherry Plum, Elme, Olive. Zur Einnahme empfehlen sich viermal täglich vier Tropfen nüchtern (z.B. vor dem Frühstück, vor dem Mittagessen, vor dem Abendessen und vor dem Ins-Bett-Gehen).

15.3. Krampfadern (Varikosis)

Allgemeine Maßnahmen:

Tragen Sie Stützstrümpfe. Legen Sie nachts die Beine hoch.

⬧ Physikalische Therapie:

Machen Sie täglich kalte Güsse auf Waden und Oberschenkel.

15.4. Schwangerschaftsstreifen (Striae)

Kräutertherapie:

Lassen Sie sich in der Apotheke folgende Mischung zubereiten:

Rp.: Ringelblume (Calendula)-Urtinktur
Asiatischer Wassernabel (Hydrocotyle asiatica)-Urtinktur
Stechapfel (Stramonium)-Urtinktur
Aa ad 60,0.
DS: Nur äußerlich!

Lassen Sie sich von dieser Flüssigkeit etwas in eine neutrale Hautcreme einmischen und massieren die Schwangerschaftsstreifen damit ein. Nur äußerlich anwenden!

Aroma:

Mischen Sie von folgenden Ölen etwas in eine neutrale Hautcreme ein:
Blaue oder römische Kamille, Lavendel, Neroli, Palmarosa.

15.5. Sodbrennen

Allgemeine Maßnahmen:

Nehmen Sie kleine Mahlzeiten zu sich. Legen Sie sich mit erhöhtem Oberkörper hin.

Nehmen Sie vor jeder Mahlzeit eine Messerspitze Natron (in Lebensmittelgeschäften erhältlich) in etwas Wasser ein. Natron puffert die überschüssige Säure ab.

15.6. Übelkeit, Erbrechen (Nausea, Emmesis)

Diätempfehlungen:

Stellen Sie sich ein kühles Getränk (außer Kaffee) ans Bett und trinken Sie kurz nach dem Aufwachen in kleinen Schlucken davon. Frühstücken Sie noch im Liegen und bleiben Sie danach eine halbe Stunde liegen.

Meiden Sie schwer verdauliche Lebensmittel wie Gebratenes, Gegrilltes, Fett, stark Gewürztes.

Essen Sie statt opulenten Mahlzeiten mehrere kleine Portionen über den Tag verteilt.

Bei auftretender Übelkeit hilft Ingwer. Da Sie in der Schwangerschaft nur kleinere Mengen Ingwer zu sich nehmen sollten, kauen oder lutschen Sie nur auf einer Scheibe Ingwer. Wer den puren Geschmack von Ingwer nicht mag, kann auch den Tag mit einer Marmelade aus Orangen- oder Mandarinenschalen beginnen, der man etwas Zimt und ein klein wenig Ingwer zusetzt. Dazu trinken Sie ein Gemisch aus frisch gepresstem Kiwisaft, Mandarinen und ganz wenig Ingwer.

Wenn Sie lieber etwas Deftiges wünschen, essen Sie weißen Rettich mit Salz.

Kräutertherapie:

Kräutertee

Verschiedene Teesorten wie Himbeerblättertee, Melissentee und Minztee haben sich gegen Übelkeitsgefühle in der Schwangerschaft bewährt.

In asiatischen Ländern kochen sich Schwangere einen Tee aus der getrockneten Schale einer Mandarine und einer Scheibe Ingwer. Lassen Sie den Aufguss eine Viertelstunde kochen, seihen Sie ihn ab und trinken Sie den Tee noch warm. Er lindert sehr schnell die Übelkeit.

☯ Akupressur:

Besonders Linkshänder oder umerzogene Linkshänder leiden in der Schwangerschaft unter Übelkeit. Etwa ein Zentimeter vor dem Ohr (Richtung Gesicht) liegt ein Punkt, mit welchem man diese Übelkeit behandeln kann. Kneifen Sie mit einem

Fingernagel diese Region. Stärken Sie den Punkt durch kreisende Kneifbewegungen mit dem Fingernagel auf der Seite, auf welcher der Punkt mehr schmerzt. Sie können diesen Punkt aber auch mit einem Laserpointer (in Schreibwarengeschäften erhältlich) mehrfach täglich zehnmal hintereinander im Intervall von drei Sekunden aus einem Zentimeter Entfernung bestrahlen.

 Wenn das Schwangerschaftserbrechen über lange Zeit bestehen bleibt, suchen Sie bitte Ihren Frauenarzt auf, da Sie mit dem Flüssigkeitsverlust wichtige Nährstoffe für sich und das Kind verlieren!

16. Erkrankungen in der Stillzeit

16.1. Brustdrüsenentzündung (Mastitis)

Brustdrüsenentzündungen entstehen durch einen Milchstau oder durch das Eindringen von Bakterien. Es kommt zu einer Rötung in einer kleineren Region der Brust, die mit Schmerzen verbunden ist. Manchmal tritt Fieber auf.

Allgemeine Maßnahmen:
Stillen Sie weiter. Um einer Entzündung der Brustdrüse vorzubeugen, trocknen Sie die Brust nach dem Stillen nicht mit Tüchern ab, sondern lassen Sie sie immer lufttrocknen. Drücken Sie noch mal etwas Milch heraus und bestreichen Sie die gesamte dunkle Region der Brust mit ein paar Tropfen Milch. Sie können vorbeugend auch eine Kamillensalbe anwenden.

●●● Homöopathie:
Wenn die Rötung auf ein kleines Areal begrenzt bleibt: Belladonna C200
Bei Schwellung mit nur blasser Rötung, aber starker Berührungsempfindlichkeit: Bryonia C30
Schmerzen beim Anlegen des Säuglings: Phytolacca C30
Schmerzen, wenn der Säugling nicht angelegt ist: Phellandrium C30
Für alle o.g. homöopathischen Mittel gilt folgende Anwendungsvorschrift:
Lösen Sie fünf Kugeln in etwas lauwarmem Wasser auf, trinken Sie dies schluckweise über den ganzen Tag verteilt. Bestreichen Sie zusätzlich jede Stunde die gerötete Region der Brust.

◆ Physikalische Therapie:

Quarkpackungen oder Rhizinuskompressen (s. Kapitel I, 6.2. Wickel, Kompressen, Packungen) ziehen die Entzündung heraus und kühlen.

 Gehen Sie zum Arzt, wenn Fieber auftritt oder sich die Rötung nicht innerhalb von kurzer Zeit wesentlich verkleinert!

16.2. Zu wenig Milchfluss (Hypogalaktorrhoe)

Diätempfehlung:

Milchfluss anregend sind Azukibohnen, Erdnüsse, Majoran und Schweinshaxen.

Kräutertherapie:

Kräutertee

Zum Anregen des Milchflusses eignen sich Tees aus Anis, Basilikum, Dillspitzen, Fenchel und Majoran.

••• Homöopathie:

Agnus castus D12

16.3. Zu viel Milchfluss (Hypergalaktorrhoe)

Allgemeine Maßnahmen:

Pumpen Sie die überschüssige Milch ab.

◆ Physikalische Therapie:

Den Milchfluss können Sie stoppen durch das Auflegen von heißen Kompressen auf die Brüste (s. Kapitel I, 6.1. Kneipp- und Wasseranwendungen).

••• Homöopathie:

Sind Sie sehr weinerlich, dann empfiehlt sich die Einnahme von Pulsatilla D12. Wird der Milchfluss bei Kälte noch stärker oder verschlimmern sich die Schmerzen, dann kommt Calcium carbonicum D12 in Frage.

17. Erkrankungen der Knochen

17.1. Fersensporn

Ein Fersensporn ist ein Knochenvorsprung, der sich am Fersenbein bildet, wenn durch Überlastung oder durch „platt" getretene Füße die Sehne im Fußgewölbe gereizt ist. Dann verspürt man beim Auftreten unter der Ferse einen starken Schmerz.

Allgemeine Maßnahmen:

Achten Sie auf weiche Schuhsohlen. Zur zusätzlichen Polsterung können Sie so genannte Fersensporneinlagen in die Schuhe einsetzen. Meiden Sie lange Fortbewegung auf Asphalt oder anderen harten Böden (Tennisspielen auf Betonplätzen, Einkaufsbummel in der Großstadt).

••• Homöopathie:

Hekla lava D12: Lassen Sie dreimal täglich fünf Kugeln langsam unter der Zunge zergehen.

17.2. Knochenbrüche (Frakturen)

Homöopathische Therapie:

Neben der notwendigen chirurgischen Versorgung kann man das Knochenwachstum und damit den Heilungsprozess fördern durch die Gabe von Symphytum D6: Nehmen Sie dreimal täglich fünf Tropfen in etwas Wasser über vier Wochen. Im Allgemeinen ist nach dieser Zeit ein einfacher Knochenbruch verheilt.

17.3. Knochenerweichung (Osteoporose)

Mit zunehmendem Alter kann es zu einem Knochenschwund kommen, gefolgt von einer Knochenerweichung, die man auch im Röntgenbild feststellen kann. Schreitet dieser Prozess sehr schnell fort, nennt man dies Osteoporose.

Diätempfehlung:

Verwenden Sie so wenig wie möglich Kochsalz. Würzen Sie häufig mit Basilikum, Dill, Estragon, Majoran, Rosmarin, Salbei und Thymian. Achten Sie auf einen hohen Anteil an Calcium in Ihrer Nahrung: Calciumreich sind z.B. Bohnen, Broccoli,

Emmentaler, Fisch, frisches Gemüse, Grünkohl, Hartkäse, Haselnüsse, Joghurt, Mandeln, Meersalz, Milch und Milchpulver, Paranüsse, Parmesankäse, Quark, Schmelzkäse (halbfett), Schwarztee, Sojabohnen und Spinat.
Andererseits sollten Sie phosphathaltige Nahrungsmittel meiden: Alkohol, Cola, Fleisch, Rhabarber, Spinat und Tomaten.

••• Homöopathie:
Calcium carbonicum D12

17.4. Phantomschmerzen an amputierten Stümpfen

Phantomschmerzen entstehen nach Amputationen, wenn das Gehirn einen Schmerz dem ehemaligen Arm oder Bein falsch zuordnet.

••• Homöopathie:
Einen Therapieversuch kann man mit Hypericum C200 oder Allium cepa C200 als einmalige Gabe mit fünf Kugeln versuchen.

17.5. Senk-, Spreiz-, Knickfußbeschwerden

Allgemeine Maßnahmen:
Wichtig ist die Versorgung mit entsprechenden Schuheinlagen.

⬥ Physikalische Therapie:
Wenn es zu Schmerzen kommt, sind meist Knochen- und Bänderstrukturen überlastet. Diese Reizungen können Sie durch heiße Salzfußbäder und anschließende kalte Unterschenkelgüsse lindern. Auch Fußwickel sind empfehlenswert (s. Kapitel I, 6.1. Kneipp- und Wasseranwendungen).

17.6. Sudeck'sche Erkrankung

Zur Unterstützung nehmen Sie Sulfur C30 einmal eine Tablette pro Woche.

18. Erkrankungen der Gelenke

18.1. Arthrose

Unter Arthrose versteht man eine Abnutzung von Knorpeln und Knochen. Sie tritt mit zunehmendem Alter unweigerlich auf, denn ab einer gewissen Altersgrenze überwiegen im Körper die Abbauvorgänge gegenüber den Aufbauvorgängen.

Die Arthroseschmerzen treten am Anfang meist morgens auf. Man braucht eine gewisse Zeit, bis sich das Gelenk „eingelaufen" hat. Die Schmerzen lassen nach ein paar Schritten nach. Später treten die Schmerzen unter Belastung, noch später als Dauerzustand auf.

Eine naturheilkundliche Therapie wird nur am Anfang der Arthrose eine Linderung bringen.

Allgemeine Maßnahmen:

Verringern Sie Ihr Gewicht. Jedes Kilo, welches Sie abnehmen, lastet weniger auf Ihren Gelenken. Treiben Sie regelmäßig jeden Tag etwas Sport, um die Restbeweglichkeit der Gelenke zu erhalten. Die Gelenke „rosten" sonst sprichwörtlich ein.

Diätempfehlung:

Meiden Sie Nüsse. Essen Sie viel Vitamin E. Essen Sie Gelatine (Gummibären, Aspik).

Legen Sie Kirschen in Rotwein ein. Naschen Sie ab und zu von dieser Mischung.

Kräutertherapie:

Kräutertinkturen:

Besprühen Sie fünf- bis sechsmal täglich das betroffene Gelenk mit einer Krauttinktur (s. Kapitel II, 2.3. Konservierung der Kräuter).

Nach ein bis zwei Wochen wird eine Linderung der Beschwerden eintreten.

Reiben Sie die schmerzenden Gelenke regelmäßig mit Arnikatinktur (s. Kapitel II, 2.3. Konservierung der Kräuter) ein.

Kräutersalben

Statt Arnikatinktur können Sie auch Arnikasalbe verwenden.

Kräuterkompressen

Eine Alternative ist die Behandlung mit Krautblättern. Dämpfen Sie ein Krautblatt, schlagen Sie die Adern mit einem Schnitzelklopfer auf und binden Sie sich das warme Krautblatt über Nacht um das Gelenk. Führen Sie diese Behandlung täglich durch. Eine Verbesserung wird sich allerdings erst nach mehreren Wochen einstellen.

⬥ Physikalische Therapie:

Wenn die Schmerzen im Gelenk plötzlich aufgetreten sind, machen Sie kalte Wickel, eventuell mit Essigwasser. Bestehen die Beschwerden schon seit mehreren Wochen oder Monaten, machen Sie heiße Wickel. Sie können diesen heißen Wickeln auch geschnittene Zwiebeln oder Knoblauch zusetzen.

Zur Schmerzlinderung machen Sie Pfeffer-Tabak-Kompressen auf das betroffene Gelenk. Immer, wenn die Schmerzen wieder von neuem beginnen, legen Sie eine neue Kompresse auf. Die Abstände zwischen den Schmerzen werden sich verlängern. Dazu vermischen Sie ein Stamperl klaren Schnaps mit einem Teelöffel frisch gestoßenem Pfeffer aus der Pfeffermühle und dem Tabak einer Zigarette. Lassen Sie die Lösung eine halbe Stunde ziehen, seihen Sie sie dann durch ein Sieb ab. Tauchen Sie nun eine Kompresse in den Sud und machen Sie damit Umschläge.

Zu empfehlen sind Fango-, Lehm-, Moor- und Schwefelpackungen (s. Kapitel I, 6.2.), Wickel, Kompressen, Packungen). Sie können aber auch Schwefelbäder machen. Kolloidalen Schwefel erhalten Sie von verschiedenen Firmen in der Apotheke.

●●● Homöopathie:

Zu versuchen ist eine Therapie mit Hekla lava D12 und Silicea D12:
Dazu nehmen Sie einmal täglich fünf Kugeln, später dann dreimal fünf Kugeln pro Woche.

Muskeltraining:

Einen wichtigen Beitrag zur Behandlung der Arthrose oder zur Vorbeugung einer Verschlimmerung können Sie selbst leisten. Es ist wichtig, die abgenutzten Gelenke vorsichtig zu bewegen, da sie sonst „einrosten". Der Gelenkschaden muss durch eine kräftige Muskulatur kompensiert werden und darf auf keinen Fall durch Belastung des Gelenkes während der Muskelübungen zusätzlich verstärkt werden. Führen Sie daher die Übungen ohne großen Kraftaufwand durch. Andererseits benötigen manche Erkrankungen Dehnungen von verkürzter Muskulatur. Sie finden im Anschluss für die meisten Gelenke eine Anleitung. Üben Sie regelmäßig. Es bedarf nur ein paar Minuten Zeitaufwand jeden Tag.

1. Übungen bei Schulterproblemen:

Stellen Sie sich aufrecht hin, die Füße etwas auseinander (Ausgangsstellung).

a) Kreisen Sie die Schultern bei herabhängenden Armen beidseits 10x nach hinten.

b) Nehmen Sie wieder die Ausgangsstellung ein. Nun ziehen Sie die Schultern 10x Richtung Ohren und lassen Sie sie langsam wieder herunter.

c) Nach Einnehmen der Ausgangsstellung pendeln Sie mit den Armen seitlich am Körper vorbei nach vorn und nach hinten. Zur Stärkung können Sie auch eine gefüllte Limonadenflasche in beide Hände nehmen (insgesamt zirka 1kg). Heben Sie die Arme im Umkehrpunkt ca. 45° an (sowohl vorn als auch hinten).

d) Fassen Sie im Stehen mit der rechten Hand hinter dem Kopf entlang zur linken Schulter. Fassen Sie mit der linken Hand den rechten Ellenbogen und drücken Sie ihn in die bereits erfolgte Richtung etwas weiter. Halten Sie die Endstellung etwa 10 Sekunden. Führen Sie die Übung jetzt auch mit der anderen Hand durch.

e) Legen Sie sich nun auf den Rücken. Fassen Sie mit der rechten Hand an die linke Schulter. Heben Sie den rechten Ellbogen bis zum Gesicht. Drücken Sie nun mit der linken Hand den rechten Ellbogen in Richtung linke Schulter weiter. In der Endstellung verharren Sie 10 Sekunden. Führen Sie die Übung jetzt auch mit der anderen Hand durch.

2. Übungen bei Hüftproblemen:

Legen Sie sich auf den Rücken, die Beine liegen gestreckt nebeneinander (Ausgangsstellung).

a) Heben Sie ein Bein zirka zehn Zentimeter an und spreizen Sie es so weit wie möglich ab.
Führen Sie ohne Absetzen das Bein wieder zurück (fünfmal wiederholen).

b) Umfassen Sie ein Knie mit beiden Händen und ziehen Sie es zur Nase (fünfmal wiederholen).

c) Heben Sie das gestreckte Bein zirka zehn Zentimeter an. Ziehen Sie die Fußspitzen Richtung Gesicht. Halten Sie diese Spannung fünf Sekunden (fünfmal wiederholen).

d) Drücken Sie das gestreckte Bein fest in die Unterlage, ziehen Sie dabei die Fußspitzen Richtung Gesicht. Halten Sie die Spannung fünf Sekunden (fünfmal wiederholen).

e) Beugen Sie ein Bein an, der Fuß bleibt auf dem Boden. Drücken Sie nun mit der Hand so fest, wie es Ihnen möglich ist, gegen das Bein. Halten Sie die Spannung fünf Sekunden (fünfmal wiederholen).
Drehen Sie sich nun auf die Seite (Ausgangsstellung).

a) Spreizen Sie das Bein möglichst weit nach oben ab. Halten Sie diese Stellung fünf Sekunden (fünfmal wiederholen).
Drehen Sie sich weiter auf den Bauch (Ausgangsstellung).

a) Heben Sie das gestreckte Bein so weit wie möglich vom Boden ab, das Becken muss dabei auf dem Boden bleiben. Halten Sie diese Spannung fünf Sekunden (fünfmal wiederholen).

b) Versuchen Sie im Liegen, mit einem Bein den Po zu berühren (fünfmal wiederholen).
Bitte beachten Sie, dass Sie diese Übungen stets mit beiden Beinen abwechselnd durchführen müssen. Die Muskulatur sollte nie einseitig trainiert werden.

3. Übungen bei HWS- Beschwerden:

(s. Kapitel III, 20.1. Halswirbelsäulensyndrom)

4. Übungen bei BWS- Beschwerden:

(s. Kapitel III, 20.2. Brustwirbelsäulensyndrom)

5. Übungen bei LWS- Beschwerden:

(s. Kapitel III, 20.3. Hexenschuss)

6. Übungen bei Knieproblemen:

(s. Kapitel III, 18.5. Knorpelschaden im Kniegelenk)

7. Übungen bei Ellbogenproblemen:

(s. Kapitel III, 18.9. Tennisarm)

18.2. Bechterew´sche Erkrankung

Die auch Spondylitis ankylosans genannte Erkrankung führt zu einer Versteifung von Wirbelgelenken und großen Gelenken. Mit Krankengymnastik und Naturheilkunde können Sie lediglich versuchen, den Krankheitsprozess etwas aufzuhalten. Eine eigentliche Therapie muss aber schulmedizinisch durchgeführt werden.

Allgemeine Maßnahmen:
Bei Beschwerden im Bereich des Brustkorbes führen Sie regelmäßig eine Atemgymnastik durch. Um der Versteifung der Gelenke entgegenzuwirken, führen Sie regelmäßig Gymnastik durch.

◆ Physikalische Therapie:
Thermal-, Moor-, Radonbäder
Heilstollen (z.B. in Bad Gastein)

••• Homöopathie:
Zur Unterstützung der unbedingt notwendigen krankengymnastischen Therapie nehmen Sie Ginkgo biloba D6 und Ginseng D6: dreimal täglich je fünf Tropfen.

☯ Akupressur:
Reiben Sie täglich 50-mal die geballten Hände mit dem Kleinfingerballen gegeneinander, bis die Region sich erwärmt. Danach drücken Sie 50-mal mit dem Nagel des Zeigefingers in eine Senke unterhalb des Außenknöchels an beiden Füßen.

18.3. Frostbeulen (Perniones)

Eine Frostbeule ist, wie der Name schon sagt, auf Kälteeinwirkung zurückzuführen. Es ist eine brennende, juckende Schwellung am Fuß.

Lassen Sie sich in der Apotheke folgende Salbe zusammenmischen:
Ammonium sulfobituminosum 30,0
Vaselinum 70,0
Tragen Sie diese Salbe täglich einmal auf die betroffenen Stellen auf.

Kräutertherapie:
Schneiden Sie eine Knoblauchzehe durch und reiben Sie sich täglich einmal die Frostbeule damit ein.

Kräutersalben
Sie können aber auch Meerrettich in eine neutrale Salbengrundlage einmischen und diese auf die Frostbeule auftragen.

Kräuteröl
Salbeiöl eignet sich zum lokalen Auftragen.

Kräuterumschläge

Machen Sie täglich Blutwurz- Umschläge auf die Frostbeulen. Dazu setzen Sie zwei Teelöffel Tormentillwurzel auf eine Tasse Wasser an. Kochen Sie die Wurzelstücke eine Viertelstunde. Tauchen Sie eine Kompresse oder ein Tuch in den Sud und machen Sie damit Umschläge.

Kräuterfußbäder

Machen Sie abends ein heißes Kartoffel-Fußbad (s. Kapitel I, 6.1. Kneipp- und Wasseranwendungen).

18.4. Gicht (Hyperurikämie)

Gicht resultiert aus einer erhöhten Konzentration von Harnsäure im Blut. Ab einem bestimmten Wert fällt die Harnsäure als Kristalle aus, welche sich dann auf die Gelenkkapseln legen. Dies führt in Schüben immer wieder zu Entzündungen der Gelenke mit Schwellungen, Rötung und starken Schmerzen. Erfolgt keine Therapie, so kann es durch die fortwährende Entzündung zur Versteifung der Gelenke kommen.

Allgemeine Maßnahmen:

Verringern Sie Ihr Körpergewicht, um die Gelenke zu entlasten. Vermeiden Sie Unterkühlungen.

Diätempfehlungen:

Vermeiden Sie Alkoholika, insbesondere Bier.

Verringern Sie die Harnsäurezufuhr mit der Nahrung: Einen sehr hohen Gehalt an Harnsäure haben folgende Lebensmittel, die daher von Gichtpatienten strikt zu meiden sind: Fleischextrakt, Hering, Innereien, Kalbsbries, Leberwurst, Leberkäse, Ölsardinen, Schweinefleisch, Spargel und Tomaten.

Ganz gefährliche Kombinationen locken auf Volksfesten: Leberkäse und Bier!!! Nahezu nach jedem Volksfest gibt es am nächsten Tag Gichtanfälle in meiner Arztpraxis zu sehen.

Begrenzt erlaubt (täglich oder alle zwei Tage 100 bis 150mg) sind: Bohnen, Erbsen, Fisch, Fleisch, Geflügel, Gries, Knäckebrot, Linsen und Spinat.

Günstig, d.h. purinarm, sind: Äpfel, Birnen, Brotsorten, Eier, Erdbeeren, Gurke, Kopfsalat, Möhren, Nudeln, Rettich, Rhabarber, Sellerie und Zwieback.

Keine Harnsäure enthalten: Butter, Getränke ohne Alkohol, Honig, Johannisbeeren, Kaffee, Käse, Kirschen, Marmelade, Milch, Nudeln, Öl, Pflaumen, Quark, Reis, Tee und Zucker.

Um die Harnsäure im Blut zu senken, trinken Sie öfters Kirschsaft und Grapefruitsaft.

Kräutertherapie:

Kräutertee

Gewöhnen Sie sich an, täglich drei große Tassen grünen Hafertee zu trinken. Andere Kräuter zur Teeherstellung können zusätzlich Verwendung finden: Birkenblätter, Brennnessel, Feigen, Preiselbeerblätter, Mädesüßkraut, Walnussblätter.

 Lassen Sie beim Hausarzt die Harnsäurewerte kontrollieren!

Gichtanfall:

Diätempfehlung:

Trinken Sie einen Liter Sauerkirschsaft. Sauerkirschen wirken sich positiv auf den Harnsäuregehalt aus.

Kräutertherapie:

Kräutertee

In zwei Liter Orthosiphon stamneus (Indischer Nierentee, in der Apotheke erhältlich) lösen Sie zehn Tabletten Restructa forte S auf. Trinken Sie diesen Tee über den Tag verteilt. Lassen Sie vom Arzt Harnsäure- und Nierenwerte dabei überwachen. Als Dauerbehandlung im Anschluss kann eine Therapie mit viermal täglich einer Tablette Restructa forte S erfolgen. Sie müssen bei dieser Therapie aber stets für viel Flüssigkeitszufuhr sorgen.

Kräuterkompressen:

Entscheiden Sie vor der Therapie, was Ihnen angenehmer erscheint. Manche Menschen reagieren bei einem Gichtanfall besser auf Wärme, manche besser auf Kälte. Ist es Ihnen angenehmer, das Gelenk zu kühlen, so begießen Sie es laufend mit Alkohol (in der Apotheke erhältlich).

Ist Ihnen Wärme auf dem Gelenk angenehmer, so reiben Sie mit einem Petersilien-Weinrautenbrei (s. Kapitel I, 6.2. Wickel, Kompressen, Packungen) das betroffene Gelenk ein, decken Sie es mit einer Kompresse ab und stellen Sie es mit einem Verband ruhig.

Sie können aber auch eine Tasse Kohlepulver (in Apotheken erhältlich) mit Kinderöl zu einem Brei vermischen und diesen in heißer Milch auflösen. Die so entstandene Emulsion lösen Sie in einem Eimer mit heißem Wasser auf und baden das betroffene Gelenk über längere Zeit darin.

18.5. Knorpelschaden im Kniegelenk (Chondropathia patellae)

Allgemeine Maßnahmen:

Essen Sie viel Gelatine (Aspik, Gummibärchen etc.). Nehmen Sie täglich 600mg Vitamin E zu sich.

Meiden Sie eine Kombination aus Kälte und Nässe. Sollte dies einmal nicht zu verhindern sein, dann tragen Sie Knieschoner (z.B. aus Schafwolle), dies fördert die Durchblutung und wirkt einer Knorpelreizung entgegen.

◆ Physikalische Therapie:

Nehmen Sie ein heißes Vollbad und schmieren Sie sich die Kniegelenke dabei mit einem Schwefelbadzusatz ein (z.B. Schwefelbad Dr. Klopfer, in Apotheken erhältlich).

Nutzen Sie schwefelhaltige Heilquellen.

Muskelübungen für die Knie:

Befestigen Sie eine Schlinge am Fußende des Bettes.

Legen Sie sich auf den Rücken, verschränken Sie die Arme über der Brust. Stecken Sie den Fuß durch die Schlinge.

Drücken Sie die Knie nach hinten durch und heben Sie das Bein in der Schlinge an. Dazu ziehen Sie die Zehen Richtung Kopf.

Machen Sie diese Übung früh vor dem Aufstehen. Bei akuten Erkrankungen führen Sie diese Übungen stündlich durch, später viermal pro Tag, zuletzt nur noch einmal täglich.

Ein Übungskomplex besteht aus fünfmaligem Anheben des Beines über zehn Sekunden (dabei bis 30 zählen), danach halten Sie eine Pause von jeweils drei Sekunden ein.

Legen Sie sich auf den Fußboden in Rückenlage. Spannen Sie nun die Oberschenkelmuskulatur an, zählen Sie bis zehn. Wiederholen Sie die Übung zehnmal.

Trainieren Sie die Oberschenkelmuskulatur durch Fahrradfahren.

☯ Akupressur:

Setzen Sie sich auf einen Stuhl, so dass die Knie über dem Sprunggelenk stehen. Suchen Sie sich den oberen äußeren Rand der Kniescheibe. Von diesem zirka vier Zentimeter entfernt befindet sich ein Punkt, der schmerzhaft ist. Diesen massieren Sie in kleinen kreisenden Bewegungen.

18.6. Prellungen (Kontusionen)

Allgemeine Maßnahmen:
Kühlen Sie die geprellte Region mit Eis oder Alkohol.

Kräutertherapie:
Kräutertinkturen
Machen Sie kalte Umschläge mit Arnika- oder Beinwelltinktur (s. Kapitel II, 2.3. Konservierung der Kräuter) oder Essigsaurer Tonerde.

Kräuterwickel
Alternativ können Sie auch Umschläge aus Beinwell oder Vogelmiere machen. Kochen Sie dazu die Pflanzen aus und legen Sie die warmen Pflanzen auf die Blutergüsse. Binden Sie dann das entsprechende Gelenk ein. Wiederholen Sie den Vorgang öfters.

Kräuteröle
Auch selbst hergestellte Öle aus Rosmarin oder Lavendel kann man direkt auf die Haut auftragen.

••• Homöopathie:
Geben Sie bei jeder Verletzung Arnica C200 einmalig fünf Kugeln.
Nervenschmerzen nach Quetschungen (z.B. eingequetschte Finger oder Fußzehen) behandelt man am besten mit Hypericum D6 fünf Kugeln stündlich bis zur Besserung.

Prellungen und Stauchungen gehen oft einher mit starken Blutergüssen. Tragen Sie mehrfach täglich ein paar Tropfen Symphytum D6 auf die blauen Flecken auf. Es kommt dadurch viel schneller zur Resorption des Blutergusses.

18.7. Rheuma

Unter Rheuma verstehen wir eine Entzündung von Gelenken, die mit Rötung, Schwellung und Schmerzen einhergeht. Befallen sein können fast alle Gelenke. Die Erkrankung tritt in Schüben auf.

Allgemeine Maßnahmen:
Meiden Sie Unterkühlung, insbesondere feuchte Kälte. Machen Sie täglich Bewegungsbäder in warmem Wasser. Diese Übungen sind wichtig, um die Beweglichkeit der Gelenke zu erhalten. Machen Sie Physiotherapie bis zur Schmerzgrenze.

Diätempfehlungen:

Wenn verstärkt Schmerzen auftreten, halten Sie sich an die folgenden Empfehlungen, bis die Beschwerden abgeklungen sind. Dann dürfen Sie langsam wieder in eine normale Ernährung übergehen. Meiden Sie Essig, Honig, Kaffee, Milchprodukte (auch Butter), Nikotin, Rindfleisch, Schokolade, Schwarztee, Südfrüchte, Weißes Mehl, Weißzucker, Zitronensäure. Strikt verboten sind Alkohol, Süßigkeiten sowie Schweinefleisch.

Ernähren Sie sich überwiegend von Fisch, Geflügel, Gemüse (jede Sorte erlaubt), Kräutertees, Obst aus einheimischem Anbau sowie Vollkornprodukten.

Zu empfehlen sind Äpfel, Apfeltee, Ananas, Auberginen, Bananen, Bitterorangen, Blumenkohl, Bohnen (grüne), Brennnessel, Ebereschen, Gurken, Holunder, Johannisbeeren, Löwenzahn, Mandeln, Meerrettich, Melisse, Melone, Möhren, Pampelmusen, Papaya, Paprika, Pfirsich, Pflaumen, Preiselbeeren, Sauerkraut, Schlehen, Sellerie, Soja, Wacholderbeeren, Zwetschgen.

Man nimmt an, dass eine Übersäuerung des Organismus eine wesentliche Rolle beim Auftreten rheumatischer Entzündungen spielt. Halten Sie daher öfters einen Safttag ein. Planen Sie in Ihrem Speiseplan öfters im Jahr zwei bis drei Wochen reine Rohkosternährung ein.

Führen Sie ab und zu eine Messung des ph- Wertes im Urin durch. Entsprechende Teststreifen können Sie aus der Apotheke beziehen. Sollte eine Übersäuerung vorliegen, stellen Sie Ihre Ernährung um oder nehmen Sie z.B. Basen-Tabs ein, die auch in der Apotheke erhältlich sind.

Rheuma in den kleinen Fingergelenken

Kräutertherapie:

Führen Sie zweimal jährlich über einen Monat eine Kur mit Teufelskrallenextrakt (in der Apotheke erhältlich) durch.
Essen Sie öfters Hiobstränensamen.

Kräutertees

s. Rheuma in den großen Gelenken

Kräuteröle

Mischen Sie sich in einer kleinen Flasche einen Teil Olivenöl mit drei Teilen Zimtöl. Reiben Sie sich vor dem Zu-Bett-Gehen die Fingergelenke mit dieser Flüssigkeit ein.

Kräutertinkturen
Umschläge oder das Besprühen der Fingergelenke mit einer Fliedertinktur bringen bei langer Anwendung Linderung (s. Kapitel II, 2.3. Konservierung der Kräuter).

Kräuterbäder
Füllen Sie gehackten Rosmarin, zerdrückte Wacholderbeeren und geschnittene Kiefernnadeln in einen Dederonkniestrumpf und hängen Sie diesen ins Badewasser. (Alternativ können Sie auch die fertigen Öle in der Apotheke kaufen.) Andere Badezusätze, die für rheumatische Erkrankungen geeignet sind, sind Birkenblätter und Schachtelhalmkraut.
Nehmen Sie ein warmes Bad über eine halbe Stunde. Führen Sie Bürstungen mit einem harten Schwamm oder einer Wurzelbürste durch. Dies fördert zusätzlich die Durchblutung in den betroffenen Gelenken. Nach dem Bad müssen Sie unbedingt eine Stunde Bettruhe halten.

Kräuterkompressen:
Binden Sie über Nacht die Hände in warme Krautblätter ein. Machen Sie dafür die Krautblätter im warmen Wasser oder in der Mikrowelle warm, schlagen Sie die Adern der Blätter mit einem Fleischklopfer auf und legen Sie die Blätter mit der Seite der Adern auf die Handaußenflächen, legen Sie darüber einen normalen Verband. Sie brauchen bei dieser Anwendung etwas Geduld, denn eine Besserung wird erst nach zwei bis drei Wochen eintreten.
Sie können auch tagsüber Heublumensäcke anwenden (s. Kapitel I, 6.2. Wickel, Kompressen, Packungen).

◆ **Physikalische Therapie:**
Bei plötzlich aufgetretenen Schmerzen legen Sie Eisbeutel auf die schmerzende Region und eine warme Packung (Kompresse) auf die daneben befindliche verspannte Muskulatur.

●●● **Homöopathie:**
Montag: Ferrum phosphoricum C30
Dienstag: Lithium carbonicum C30
Mittwoch: Natrium sulfuricum C30
Donnerstag: Nux vomica C30
Freitag: Rhododendron C30
Samstag: Spirea ulmaria C30
Sonntag: ---
Nehmen Sie in der angegebenen Reihenfolge täglich eine Tablette.

Ein fertiges Präparat aus der Apotheke ist Staudosal, eine Mischung aus Weide, Teufelskralle, Berberitze und Taigawurzel. Dieser Extrakt wirkt schmerzlindernd, entgiftend und entzündungshemmend.
Trinken Sie hiervon zwei Wochen lang dreimal täglich 30 bis 40 Tropfen, danach dreimal täglich 20 bis 30 Tropfen.

Rheuma in den großen Gelenken

Kräutertherapie:
Kräutertees
Mischen Sie zu gleichen Teilen: Primelwurzel, Ringelblumenblüten, Spierstaudenblüten und Veilchenkraut.
Setzen Sie über Nacht drei Esslöffel dieser Mischung auf einen halben Liter kaltes Wasser an. Kochen Sie am Morgen die Mischung kurz auf und seihen Sie sie ab. Trinken Sie nach jeder Mahlzeit eine Tasse warm.

Sie können Spierstaudenblüten aber auch einzeln als Tee trinken:
Setzen Sie über Nacht zwei Teelöffel auf eine Tasse kaltes Wasser an, erwärmen Sie die Mischung am Morgen. Trinken Sie nach dem Frühstück eine Tasse Spierstaudentee.

Für Teezubereitungen können Sie auch folgende Kräuter verwenden:
Angelikawurzel, Arnika, Birkenblätter, Brennnesselkraut, Ebereschenbeere, Eisenkraut, Fenchel, Johanniskraut, Kalmuswurzel, Klettenwurzel, Kümmel, Koriander, Liebstöckel, Löwenzahn, Quendel, Ringelblume, Rosmarinblätter, Thymian, Wegwarte, Weide, Zimtrinde.
Sie haben ganz unterschiedliche Wirkungen. Manche enthalten viel natürliches Vitamin C, andere entgiften über die Leber, wieder andere über die Niere. Bei rheumatischen Erkrankungen ist es sehr wichtig, den Körper regelmäßig zu entschlacken und zu entgiften.

Kräutersalben
Stellen Sie sich eine Salbe her aus Beinwell, Lavendel, Rosmarin und Sumpfporst.

Kräuteröle
Setzen Sie sich Orangenschalen und Wacholderbeeren in Öl an (s. Kapitel II, 2.3. Konservierung der Kräuter). Sie können damit direkt die Gelenke einschmieren.

Kräutertinkturen

Das unter Rheuma der kleinen Gelenke beschriebene Krautspray (s. Kapitel II, 2.3. Konservierung der Kräuter) ist auch für die großen Gelenke geeignet.

◆ Physikalische Therapie:

Bei plötzlich aufgetretenen Gelenkentzündungen helfen oft Lehmwickel.

Für bereits chronisch gewordene Schmerzen sollten Sie Moor- und Schwefelbäder nutzen. In vielen öffentlichen Thermalbädern ist aber inzwischen der Schwefelgehalt sehr niedrig geworden. Eine kleine Hilfe zur groben Orientierung: In einem guten Schwefelbad mit einer therapeutisch wirksamen Konzentration an Schwefel verfärbt sich vergoldeter Modeschmuck bzw. 333er Gold dunkel (eluxiert). Damit können Sie selbst leicht ausprobieren, ob der Schwefelgehalt für eine medizinische Anwendung ausreichend ist.

Chronisch gewordene Gelenkschmerzen können Sie aber auch zu Hause behandeln. Machen Sie zwei- bis dreimal pro Woche ein Heublumenbad oder ein Haferstrohbad (s. Kapitel I, 5.2. Kräutervollbad).

Bleiben Sie nicht länger als eine halbe Stunde in der Badewanne, trocknen Sie sich gut ab und legen Sie sich sofort ins Bett. Halten Sie nun unbedingt mindestens eine Stunde Bettruhe.

18.8. Schleimbeutelentzündung (Bursitis)

Schleimbeutel haben eine ähnliche Funktion wie Stoßdämpfer. Sie verhindern die Reibung, in ihrem speziellen Fall zwischen Sehnen und Knochen. Bei Verletzungen und Überlastungen können sie sich entzünden. Sie schwellen dann an, sind rot und schmerzhaft.

Allgemeine Maßnahmen:

Halten Sie die Extremität ruhig, kühlen Sie mit Eis.

Kräutertherapie:

Kompressen mit einer Tinktur aus Ringelblumen (s. Kapitel II, 2.3. Konservierung der Kräuter) haben sich besonders in der Praxis bewährt. Sie sollten in jedem Fall eine solche Tinktur ansetzen, da Verletzungen im Haushalt bekanntlich öfters vorkommen.

◆ Physikalische Therapie:

Stellen Sie sich aus Rivanol- Tabletten (in Apotheken erhältlich) eine Lösung für Umschläge her und kühlen Sie damit das Gelenk. Erneuern Sie die Umschläge, sobald diese nicht mehr kühlen. (Vorsicht! Die gelbe Farbe ist sehr intensiv und farbecht!)

••• Homöopathie:

Schleimbeutelentzündung durch einen Aufprall des Gelenkes: Arnika D12
Der Schleimbeutel ist rot und heiß: Belladonna D12
Schmerz verschlimmert sich durch Bewegung, starke Schwellung: Bryonia D12
Schmerz verschlimmert sich durch Ruhe, Person ist nervös: Rhus toxicodendron D12
Schmerz verschlimmert sich durch Wärme, Splitterschmerz, Erguss: Apis D12

18.9. Tennisarm (Epicondylitis)

Eine Überlastung durch ungewohnte Bewegungen (Tennisspielen, Hecke schneiden, Schrauben eindrehen etc.) führt zu einer Reizung von Sehnenansätzen am Knochen und damit zu Schmerzen an den Knochenvorsprüngen des Ellenbogens. Besonders sind solche Bewegungen schmerzhaft, bei denen man versucht, Gegenstände anzuheben (Kaffeekanne, Bierkrug o.ä.).

Allgemeine Maßnahmen:

Schonen Sie das betroffene Gelenk.
Nach Abklingen der akuten Schmerzen sollten Sie ein Muskelaufbautraining durchführen, um später das Gelenk zu entlasten.
Dazu kneten Sie zunächst 20-mal einen Softball im warmen Wasser, später einen etwas härteren Ball, z.B. einen Tennisball. Können Sie diese Übung mühelos durchführen, kaufen Sie sich im Sportgeschäft einen Handimpander. Auch hier führen Sie zunächst täglich so viele Übungen durch, wie Sie mühelos schaffen, steigern Sie die Anzahl täglich um eine Federbeugung.
Folgende Übung stabilisiert andere Muskelgruppen: Nehmen Sie eine zur Hälfte mit Wasser gefüllte Flasche in die Hand. Legen Sie Ihren Arm auf den Tisch, die Handfläche mit der Wasserflasche dabei vom Tisch abgewandt. Lassen Sie nun bei gestrecktem Arm die Hand über die Tischkante hängen. Heben und senken Sie die Hand 15-mal, danach machen Sie eine kleine Pause. Wiederholen Sie diese Übung fünfmal. Brechen Sie die Übungen sofort ab, wenn Schmerzen auftreten. Wiederholen Sie dann bei Schmerzfreiheit die Übung noch einmal mit weniger Gewicht (Flasche weniger befüllen). Trainieren Sie jeden zweiten Tag, steigern Sie bei Beschwerdefreiheit langsam das Gewicht.

••• Homöopathie:

Schmerzen nach einer Prellung oder einem Unfall: Arnika D12
Schmerzverschlimmerung durch warme Umschläge: Bryonia D12
Schmerzverschlimmerung durch Ruhe: Rhus toxicodendron D12

☯ Akupressur:

Setzen Sie sich an einen Tisch und legen Sie beide Arme auf die Tischplatte. Dort, wo die Ellenbogenfalte, die beim Anbeugen des Ellenbogens auf 90° entsteht, zu Ende ist, liegt ein Akupunkturpunkt. Drücken Sie tief mit dem Zeigefinger in diesen Punkt hinein und massieren Sie. Die Wirkung können Sie noch verstärken, wenn Sie dabei die Faust im Wechsel öffnen und schließen.

18.10. Verstauchungen (Distorsionen)

Allgemeine Maßnahmen:

Kühlen Sie das entsprechende Gelenk.
Schonen Sie das Gelenk und stellen Sie es für ein paar Tage ruhig.

Kräutertherapie:

Machen Sie kühle Umschläge mit essigsaurer Tonerde, Arnika- oder Beinwelltinktur (s. Kapitel II, 2.3. Konservierung der Kräuter).

••• Homöopathie:

Verstauchungen mit Bluterguss: Rhus toxicodendron D12
Verstauchungen ohne Bluterguss: Bryonia D12
Wenn ein starker Bluterguss vorliegen sollte, reiben Sie das Gelenk zusätzlich stündlich mit ein paar Tropfen Symphytum D6 ein.

19. Erkrankungen von Muskulatur, Sehnen und Bändern

19.1. Karpaltunnelsyndrom (CTS)

In der Nähe des Handgelenkes befindet sich ein Band, das bei Überanstrengung anschwellen kann. Dadurch kommt es zu einem Druck auf den darunterliegenden Nerv, was wiederum zu Missempfindungen und Taubheit in den ersten drei Fingern führt und zu Schmerzen der gesamten Hand, die typischerweise nachts auftreten. Manchmal leiten sich die Schmerzen auch in die Arme nach oben fort.

Allgemeine Maßnahmen:

Legen Sie so oft wie möglich die Hände hoch. Unterstützend kann man Vitamin B einnehmen.
Führen Sie täglich folgende Übungen durch:
1. Kreisen Sie 30-mal mit den Handgelenken
2. Kreisen Sie 20-mal den Kopf in jede Richtung

◆ Physikalische Therapie:

Nehmen Sie auf eine Schüssel kaltes Wasser einen Esslöffel Salz und baden Sie die Hände darin. Tägliche Anwendungen über einen längeren Zeitraum werden Ihnen eine Besserung bringen.

••• Homöopathie:

Starke Schmerzen nachts: Aconitum D12
Warme Umschläge bessern: Magnesium phosphoricum D12

19.2. Muskelkater

Wer kennt nicht das Gefühl, wenn man nach einer langen Bergtour am nächsten Tag keine Treppe mehr hinaufkommt?… Wenn man nicht weiß, wie man laufen soll?

◆ Physikalische Therapie:

Machen Sie ein kaltes Bad, dem Sie etwas Lavendel beifügen. Nehmen Sie auf keinen Fall ein heißes Bad, dies würde den Muskelkater verstärken, da Wärme die Säurebildung im Muskel fördert.

••• Homöopathie:

Rhus Toxicodendron C200: Lösen Sie fünf Kugeln in einem Glas Wasser auf und trinken Sie davon jede Stunde einen Schluck.

19.3. Schiefhals (Torti colli spasticus)

◆ Physikalische Therapie:

Legen Sie sich gemütlich auf den Rücken und polstern Sie den Hals in einen warmen Heublumensack (s. Kapitel I).

☯ Akupressur:

Gehen Sie in der Schwimmhaut zwischen dem zweiten und dritten Finger etwa zwei bis drei Zentimeter Richtung Handgelenk. Den dort aufgefundenen, sehr schmerzhaften Punkt massieren Sie 30-mal mit dem Daumennagel. Danach reiben Sie mit geballten Fäusten die Kleinfingerseiten gegeneinander, bis ein angenehmes Wärmegefühl entsteht.

19.4. Sehnenscheidenentzündung (Tendovaginitis)

Sehnen laufen in so genannten Sehnenfächern, einer Art Führungstunnel. Kommt es durch Überanstrengung zur Anschwellung der Sehnen, entsteht Reibung und damit der Schmerz im Bereich des Handgelenkes und der Unterarme.

Allgemeine Maßnahmen:

Binden Sie den gesamten Unterarm ein oder legen Sie ihn in eine Unterarmschiene, um die Sehnen ruhigzustellen.

Kräutertherapie:

Kräutertinkturen:
Machen Sie Umschläge mit Arnikatinktur (s. Kapitel II, 2.3. Konservierung der Kräuter).

◆ Physikalische Therapie:

Machen Sie ein heißes Armbad, legen Sie danach ein feucht-warmes Tuch mit klein- geschnittenen Zwiebelstückchen auf den Unterarm, binden Sie alles in eine Haushaltsplastikfolie und legen Sie eine Wärmflasche drauf. Erneuern Sie die Wärmflasche, sobald die Packung nicht mehr wärmt. Wiederholen Sie diesen Vorgang fünf- bis sechsmal.
Massieren Sie die schmerzenden Stellen zwei- bis dreimal täglich mit Vipratox-Salbe ein. Dies ist eine industriemäßig hergestellte Salbe aus Schlangengift.

••• Homöopathie:

Schmerzlinderung durch Wärme und Bewegung,
Schmerzen am Anfang der Bewegung am stärksten: Rhus toxicodendron D12
Schmerzverstärkung durch Bewegung: Bryonia D12
Schmerzverstärkung durch Bewegung, Unfall als Ursache: Arnica D12

19.5. Überbein (Ganglion)

An Sehnenscheiden bilden sich bei Überanstrengung kleine bis erbsgroße Knoten, die selten schmerzhaft sind. Sie wandern beim Muskelanspannen im Sehnenverlauf hin und her.

Kräutertherapie:

Da es sich um eine Art Entzündung handelt, kann man eine Therapie in Form von täglichen Einreibungen mit Nelkenöl versuchen.

••• Homöopathie:

Ruta D12
Sollte dies keine Linderung bringen, nehmen Sie Aqua silicata D12.

19.6. Verspannungen der Muskulatur (Myogelosen)

Allgemeine Maßnahmen:

Wenn Sie immer wieder an Muskelverspannungen leiden, kaufen Sie sich einen Schröpfkopf (in Apotheken erhältlich). Setzen Sie mit Unterdruck den Schröpfkopf auf die verspannte Muskulatur und massieren Sie damit in kleinen kreisenden Bewegungen. Wenden Sie, entsprechend der Empfindlichkeit Ihrer Haut, Schröpfköpfe nur alle zwei bis drei Tage an. Es können blaue Flecken entstehen, die aber nach ein paar Tagen wieder vergehen (s. Kapitel II, 7.2. Schröpfkopftherapie).

Kräutertherapie:
Kräutersalben

Zur Behandlung von Muskelverspannungen eignet sich eine Vielzahl von Pflanzen, die man in eine Salbengrundlage einarbeiten kann (s. Kapitel II, 2.3. Konservierung der Kräuter).
Arnika, Beinwell, Birkenblätter, Eisenkraut, Kiefer, Klettenwurzel, Koriander, Kümmel, Lavendel, Liebstöckel, Ringelblume, Rosmarin, Sumpfporst, Thymian, Wacholderbeeren, Wegwarte, Weide.

Kräuteröle

Man kann auch fertige Öle pur anwenden oder in eine neutrale Salbengrundlage einmischen:

Bergamotteöl, Eukalyptusöl, Johanniskrautöl, Pfefferminzöl, Thymianöl, Zitronenöl. Reiben Sie die betroffene Muskulatur mit der Salbe oder dem unverdünnten Öl ein, decken Sie die Region mit einer Haushaltsfolie ab und schlagen Sie zunächst ein Tuch und dann einen Wollschal darüber. Belassen Sie die Packungen, solange diese angenehm warm sind.

Kräuterbäder

Nehmen Sie ein heißes Bad über zwanzig Minuten mit Kiefernnadelextrakt, Rosmarinöl oder Wacholderöl. Sie können die Öle auch kombinieren. Eine ähnliche Wirkung erzielen Sie, wenn Sie dem Bad eine halbe Tasse Holunderbeersirup zusetzen. Führen Sie während des warmen Bades Bürstungen der verspannten Muskulatur durch. Am besten eignen sich dafür sehr harte Bürsten. Sie sollten den Bürstentyp Ihrem Hauttyp entsprechend auswählen.

Kräuterpackungen

Bei starken Schmerzen durch Muskelverspannungen hilft die Auflage einer Kompresse mit Meerrettichbrei.

◆ Physikalische Therapie:

Nutzen Sie bei Muskelverspannungen die Muskel entspannende Therapie mit einer „Heißen Rolle" (s. Kapitel I, 6.1. Kneipp- und Wasseranwendungen).

●●● Homöopathie:

Treten schmerzhafte Verspannungen der Muskulatur auf, so müssen wir verschiedene Ursachen unterscheiden. Dies ist wichtig für die Therapie.

Zugluft (z.B. Klimaanlage): Aconitum C30

Lokale, umschriebene Unterkühlung: Belladonna C30

Unterkühlung und Durchnässung (Regen): Dulcamara C30

Unterkühlung, Durchnässung und Überanstrengung (Bergtour): Rhus toxicodendron C30

Überanstrengung (Bergtour bei schönem Wetter): Arnika C30

19.7. Wadenkrämpfe

Durch Mineralverlust (z.B. bei Sport oder starkem Schwitzen) kann es zu Mangel an Magnesium, Calcium und Zink kommen. Besonders nachts treten dann starke Krämpfe der Muskulatur, insbesondere der Wadenmuskulatur, auf.

Allgemeine Maßnahmen:

Nehmen Sie jeweils eine Tablette Magnesium und eine Tablette Zink pro Tag. Die Zinkeinnahme sollte spätnachmittags zwischen 17.00 Uhr und 19.00 Uhr erfolgen. (Zink wirkt nach der chinesischen Medizin auf den so genannten Nierenmeridian, welcher am späten Nachmittag am aktivsten ist).

Bestrahlen Sie mit einer Taschenlampe und einer blauen Folie (in Schreibwarengeschäften erhältlich) auf der linken Hand die Schwimmhaut zwischen dem kleinen und dem Ringfinger bis zum Handwurzelknochen und wieder zurück, insgesamt etwa eine halbe Minute. Haben Sie keine blaue Folie zur Hand, so massieren Sie diesen Bereich. Es kommt sehr schnell zu einer Linderung der Wadenkrämpfe.

Kräutertherapie:

Kräuteröle

Beim Auftreten von Krämpfen reiben Sie die Waden mit chinesischem Pfefferminzöl ein. Vorbeugen können Sie, indem Sie jeden Abend vor dem Zu-Bett-Gehen die Waden mit Olivenöl einmassieren.

Kräutersalben

Mischen Sie frisch gestoßenen Koriander, frisch gemahlenen Kümmel oder frisch geriebenen Meerrettich in eine neutrale Salbe ein. Auch diese Salben kann man in die Waden einmassieren.

19.8. Zerrungen

Wenn man sich vor dem Sport nicht richtig aufwärmt, kann es zu Zerrungen in der Muskulatur kommen. Häufig betroffen sind die Waden- und die Oberschenkelmuskulatur.

◆ Physikalische Therapie:

Machen Sie heiße Wickel (s. Kapitel I, 6.1. Kneipp- und Wasseranwendungen) um die entsprechende Extremität. Dehnen Sie ganz langsam die Muskulatur in der gleichen Stellung, in der Sie sich die Zerrung zugezogen haben. Machen Sie dabei bitte keine ruckartigen Dehnversuche!

••• Homöopathie:

Nehmen Sie Ruta D12 über einen längeren Zeitraum.

20. Erkrankungen des Rückens

Abnutzungen im Bereich der Wirbelkörper, Bandscheibenvorwölbungen und Wirbelgleiten sind nur einige Ursachen, die Schmerzen entlang der Wirbelsäule hervorrufen.

Lassen Sie sich in jedem Fall von Ihrem Arzt untersuchen. Unterstützend können Sie in den meisten Fällen gymnastische Übungen zu Hause durchführen, wie sie im Anschluss beschrieben sind.

20.1. Halswirbelsäulensyndrom

Schmerzen im Bereich der Halswirbelsäule und des Nackens, die bis in die Arme ausstrahlen, fasst man zusammen unter dem so genannten Halswirbelsäulensyndrom.

Kräutertherapie:

Zur Behandlung der Muskelverspannungen richten Sie sich nach den Therapiehinweisen im Kapitel III, 19.6. Verspannungen der Muskulatur. Alle dort benannten Kräutertherapien kommen auch hier zur Anwendung.

♦ Physikalische Therapie:

Da diese Symptome oft mit Muskelverspannungen einhergehen, werden Ihnen Schröpfköpfe und die „heiße Rolle" eine Linderung bringen (s. Kapitel I, 6.1. Kneipp- und Wasseranwendungen).

●●● Homöopathie:

Beginnen Sie die Therapie mit Pichi-Pichi D12. Sollte dies keine Besserung bringen, unterscheiden Sie:
Schmerzen in der oberen Halswirbelsäule: Dulcamara D12
Schmerzen in der unteren Halswirbelsäule: Causticum D12
Berührungsschmerz: Bryonia D12
Steifigkeitsgefühl: Cimicifuga D12

☯ Akupressur:

Fahren Sie mit dem Finger auf dem Muskel entlang, der vom Ohr zur Schulter zieht. Auf halber Höhe weichen Sie mit dem Finger nach hinten auf den Rücken ab, ein Zentimeter unterhalb der Muskelkante liegt ein Punkt, der sehr schmerzhaft sein wird. Diesen massieren Sie nun und zupfen die Haut zwischen Daumen- und Zeigefinger etwa 20-mal hoch.

Reiben Sie die Fäuste etwa 50-mal mit dem Kleinfingerballen ganz fest gegeneinander, bis diese Region sehr warm wird.

Fahren Sie in der Schwimmhaut zwischen dem zweiten und dritten Finger sowie zwischen dem vierten und fünften Finger auf beiden Handrücken zirka zwei Zentimeter Richtung Handgelenk. Dort finden Sie Punkte, die schmerzhaft sind. Kneifen Sie diese Punkte jeweils 20-mal mit den Fingernägeln ganz fest. Sie können diese Punkte aber auch zehnmal hintereinander moxen (s. Kapitel I, 1. Akupunktur/Akupressur).

Drücken Sie Daumen und Zeigefinger ganz fest zusammen, es entsteht eine Muskelerhöhung. Kneifen Sie in die Mitte der Muskelerhöhung 50-mal mit dem Daumennagel der anderen Hand. Auch diesen Punkt können Sie durch Moxa-Akupunktur (s. Kapitel I, 1. Akupunktur/Akupressur) behandeln.

Kräftigung der Muskulatur bei HWS- Syndrom:
Bevor wir die Muskeln kräftigen können, müssen wir Dehnübungen durchführen. Legen Sie sich dazu auf den Rücken, die Arme seitlich neben dem Körper. Fahren Sie mit dem rechten Arm im großen Bogen um den Kopf und fassen Sie mit der rechten Hand die linke Gesichtshälfte. Nun ziehen Sie vorsichtig mit der rechten Hand den Kopf Richtung rechte Schulter. Verfahren Sie genauso mit der Gegenseite.
Setzen Sie sich auf einen Stuhl, lehnen Sie sich locker hinten an die Lehne. Lehnen Sie nun den Kopf zurück in den Nacken, bis es unangenehm wird, bleiben Sie aber mit dem Kinn in Nähe des Brustbeines. Atmen Sie mehrmals ruhig tief ein und aus. Lösen Sie die Spannung.
Nun beginnen wir mit den Kräftigungsübungen.

Ausgangsstellung:
Setzen Sie sich gerade auf einen Stuhl. Die Hände umfassen seitlich die Sitzfläche. Setzen Sie sich ganz gerade, drücken Sie die Wirbelsäule nach vorn durch. Stemmen Sie die Hände nach unten gegen die Sitzfläche.
Ausführung:

1. Ausgangsstellung: Drücken Sie die Schultern gegen die Stuhllehne. Atmen Sie langsam ein, blicken Sie nach oben (nur die Augen bewegen, nicht den ganzen Kopf). Heben Sie die Schultern an, lassen Sie die Arme locker herabhängen. Atmen Sie langsam aus, nehmen Sie die Schultern herab, blicken Sie nach unten (zehnmal wiederholen).

2. Ausgangsstellung: Senken Sie den Kopf auf die Brust und danach in den Nacken. (20-mal wiederholen).

3. Ausgangsstellung: Drehen Sie das Kinn zur rechten und danach zur linken Schulter (20-mal wiederholen).
   Setzen Sie sich wieder gerade hin.

4. Ausgangsstellung: Kippen Sie den Kopf seitlich zur rechten und danach zur linken Schulter (20-mal wiederholen).

5. Ausgangsstellung: Nehmen Sie einen kleinen Gegenstand in die eine Hand und führen Sie ihn hoch über den Kopf zur anderen Hand und wieder zurück (zehnmal wiederholen).

6. Ausgangsstellung: Falten Sie die Hände hinter dem Kopf und federn Sie nach (fünfmal wiederholen).

7. Ausgangsstellung: Heben Sie die Arme vor dem Körper an, fassen Sie sich bei den Händen, ziehen Sie die Hände in den Nacken und strecken Sie sich (fünfmal wiederholen).

8. Ausgangsstellung: Halten Sie den rechten Arm nach oben, fassen Sie mit der rechten Hand zur linken Schulter und umgekehrt (zehnmal wiederholen).

Ausgangsstellung:
Stand. Arme hängen locker seitlich am Körper nach unten.

1. Ausgangsstellung: Schwingen Sie die Arme seitlich neben dem Körper in kleinen, langsamen Bewegungen. Werden Sie immer schneller, bis Sie einen Kreis schließen (zehnmal wiederholen).

2. Ausgangsstellung: Schwingen Sie die Arme vor dem Körper bis zum Kreis (zehnmal wiederholen).

3. Ausgangsstellung: Beschreiben Sie mit Ihren Armen Achterkreise vor und hinter dem Körper (zehnmal wiederholen).

20.2. Brustwirbelsäulensyndrom

 Veränderungen in der Brustwirbelsäule können ähnliche Symptome verursachen wie ein Herzinfarkt. Suchen Sie deshalb immer einen Arzt auf!

Treten die Brustschmerzen eher bei Bewegung oder am Ende der Einatmung auf, so handelt es sich vermutlich um Schmerzen, die von der Wirbelsäule ausgehen. Dies ist aber keine 100%ige Sicherheit.
Eine Kräftigung der Muskulatur entlang der Brustwirbelsäule erreichen Sie am besten durch regelmäßiges Schwimmtraining.

🌢 **Physikalische Therapie:**

Heiße Kompressen, Schröpfkopfmassagen und Heiße Rolle (s. Kapitel I, 6.1. Kneipp- und Wasseranwendungen) kommen zum Einsatz.

●●● **Homöopathie:**

Anhalonium D3: Nehmen Sie dreimal fünf Tropfen pro Tag.

20.3. Hexenschuss (Ischias)

Die meisten von uns kennen sicher die Situation: Es wird Herbst und die Terrassen-kübel wandern nun mal nicht von allein in den Keller. Oder ein plötzlicher Winter-einbruch: Es liegt ein halber Meter Schnee und der Gehsteig muss freigeschaufelt werden. Am nächsten Tag quälen einen dann starke Schmerzen im unteren Rü-ckenbereich, man kann sich kaum drehen, nicht bücken und die Schmerzen strah-len teilweise sogar in die Beine aus.

Kräutertherapie:

Kräuterkompresse:

Ist der Schmerz akut in den letzten Minuten aufgetreten, so legen Sie Eisbeutel auf die betreffende Stelle, sind die Beschwerden dagegen schon älter, so helfen Sie sich mit heißen Kompressen. Pürieren Sie dazu einen Meerrettich und legen Sie eine Kompresse mit Meerrettichbrei auf die betroffene Stelle auf.

Kräuteröl

Statt einer Kompresse können Sie auch ersatzweise Kompressen mit Rotöl (Johan-niskrautöl) auflegen (s. Kapitel II, 2.3. Konservierung der Kräuter).

🌢 **Physikalische Therapie:**

Legen Sie sich in eine Badewanne mit lauwarmem Wasser. Das Fußende der Wanne bedecken Sie mit einem Brett. Platzieren Sie darauf ihre Unterschenkel. Lassen Sie nun heißes Wasser zulaufen, so heiß, wie Sie es bequem aushalten. Durch diese Lagerung, kombiniert mit Wärmezufuhr, dehnt sich die Muskulatur gerade in dem Bereich, wo die Schmerzen auftreten, nämlich seitlich der Len-denwirbelsäule aus. Nach fünfzehn bis zwanzig Minuten trocknen Sie sich gut ab, reiben Sie sich die schmerzenden Stellen mit einer wärmenden Creme ein (z.B. Finalgon oder Vipratox) und legen sich in eine Stufenlagerung. Dazu legen Sie eine Decke auf den Fußboden, möglichst ein Heizkissen unter den Rücken, legen Sie die Unterschenkel angewinkelt auf einen Stuhl, so dass die Knie und die Hüf-ten jeweils rechtwinklig gebeugt sind. Decken Sie sich mit der Decke komplett bis zum Hals zu. Bleiben Sie so lange wie möglich in dieser Position liegen. Unter der

Wärme dehnt sich die Muskulatur seitlich der Lendenwirbelsäule noch weiter auf und der Druck auf den eingeklemmten Nerv lässt nach, so dass die Schmerzen gelindert werden.

Bewährt haben sich auch Getreidepackungen (s. Kapitel I). Legen Sie sich dazu auf den Bauch, lassen Sie sich die Packungen so warm wie möglich auf die schmerzende Stelle legen und eine Decke darüber decken. Bleiben Sie nun so lange wie möglich liegen.

Schröpfköpfe können zu einer Auflockerung der Muskulatur Anwendung finden (s. Kapitel I).

••• Homöopathie:
Hypericum C30: Nehmen Sie alle zwei Stunden fünf Kugeln.

Unterscheiden Sie bitte, ob Ihre Beschwerden besser werden, wenn Sie sich eine Wärmflasche auflegen oder wenn Sie ein Kühlgel benutzen.

Bei Besserung durch Wärme:
Rhus toxicodendron D12: Lassen Sie fünf Kugeln im Mund zergehen und jeweils weitere fünf, wenn die Beschwerden wieder schlimmer werden.

Bei Besserung durch Kälte:
Bryonia D12: Lassen Sie fünf Kugeln im Mund zergehen und jeweils fünf weitere, wenn die Beschwerden wieder schlimmer werden.
Wenn die Beschwerden durch Wärme sogar verschlechtert werden (z.B. nachts durch Bettwärme), dann nehmen Sie Sulfur D12.

Unterscheiden Sie auch nach der Ursache:
Zugluft: Aconitum D12
Verletzung, Prellung: Arnika D12
Unterkühlung, Durchnässung: Dulcamara D12

Kräftigung der Muskulatur bei LWS- Syndrom:
Ausgangsstellung:
Legen Sie sich auf eine dünne Gymnastikmatte auf den Boden in Rückenlage. Lassen Sie die Arme seitlich locker neben dem Körper liegen. Die Beine sind gestreckt.
1. Ausgangsstellung:
   Schieben Sie die Fingerspitzen unter die Lendenwirbel. Drücken Sie nun den Rücken fest auf die Fingerspitzen. Halten Sie einen Moment die Spannung, lassen Sie wieder locker (zehnmal wiederholen).

2. Ausgangsstellung:
   Stellen Sie beide Beine an. Nehmen Sie die Hände in den Nacken. Nun drücken Sie mit den Ellbogen gegen die Unterlage und gehen mit der Lendenwirbelsäule in ein Hohlkreuz. Halten Sie einige Sekunden die Spannung, dann lassen Sie wieder locker (zehnmal wiederholen).
3. Ausgangsstellung:
   Strecken Sie den rechten Arm nach hinten weit vom Körper weg. Legen Sie die linke Hand unter den Kopf. Beugen Sie das rechte Bein in Knie und Hüfte und führen Sie es an den Körper heran. Das linke Bein dagegen strecken Sie so weit wie möglich aus dem Körper nach unten hinaus. Führen Sie diese Übung nun wechselseitig aus (zehnmal wiederholen).

Nehmen Sie wieder die Ausgangsstellung ein. Legen Sie sich diesmal aber ein kleines Kissen unter den Kopf. Stellen Sie beide Beine auf. Heben und senken Sie nun das Becken (20-mal wiederholen).

Drehen Sie sich nun auf den Bauch.
Ausgangsstellung:
Bauchlage. Die Arme liegen schulterbreit auseinander, gestreckt nach vorn.
1. Ausgangsstellung:
   Ziehen Sie die Füße an. Die Beine bleiben gestreckt. Spannen Sie die Gesäßmuskulatur einige Sekunden an, lassen Sie wieder locker. Strecken Sie die Fußzehen wieder aus (20-mal wiederholen).
2. Ausgangsstellung:
   Strecken Sie das rechte Bein nach unten, den linken Arm nach vorn aus dem Körper raus. Halten Sie für einige Sekunden diese Spannung, bevor Sie wieder locker lassen. Führen Sie diese Übung auf beiden Seiten im Wechsel aus (zehnmal wiederholen).

Nehmen Sie nun den so genannten Vierfüßlerstand ein:
Knien Sie sich auf eine weiche Unterlage. Die Knie sollten dabei einen Abstand von fünf Zentimetern haben. Stützen Sie sich mit den Händen am Boden ab. Die Hände liegen schulterbreit auseinander. Verlagern Sie Ihr gesamtes Gewicht nach hinten und schieben Sie sich nun mit den Händen am Boden so weit wie möglich nach vorn und dann wieder zurück auf das Gesäß.

Setzen Sie sich auf einen Stuhl an die Kante:
Spreizen Sie die Beine rechtwinklig nach außen. Bleiben Sie in den Knien 90° gebeugt. Strecken Sie den Rücken durch. Gehen Sie nun bei gestrecktem Rücken so weit hinunter wie möglich. Dann strecken Sie einen Arm nach vorn oben und strecken diesen so weit wie möglich aus dem Körper hinaus. Dabei sollte ein

Spannungsgefühl in der Lendenwirbelsäule auftreten. Halten Sie die Spannung ein paar Sekunden, bevor Sie die Übung auf der anderen Seite wiederholen (zehnmal wiederholen).

20.4. Prellungen

Prellungen der Wirbelsäule treten häufig nach Stürzen im Bereich des Steißbeines auf. Diese sind besonders schmerzhaft. Wer z.B. bei Nacht gefrorene Langlaufloipen fährt und beim Ausrutschen auf seinem Hinterteil landet, wird lange an diesen Nachtausflug zurückdenken.

Allgemeine Maßnahmen:
Auch wenn Sie sich dadurch etwas Spott einfangen, setzen Sie sich auf einen halb gefüllten Kinderschwimmring. Sie werden diesen Sitz bald zu schätzen wissen.

Kräutertherapie:
Als Einreibung bieten sich an Beinwell, Bergamotteöl, Erdnussöl, Fichtennadelöl und Lavendelöl.

••• Homöopathie:
Nehmen Sie im Wechsel Arnika D12 und Hyperikum D12 alle zwei Stunden fünf Kugeln.

20.5. Scheuermann´sche Erkrankung

Die Scheuermann´sche Erkrankung tritt bei Jugendlichen in der Wachstumsperiode auf, gehäuft bei Jungen. Erste Anzeichen sind Schmerzen im Rücken. Die Jugendlichen stehen oft mit herunterhängenden Schultern. Als Folge kommt es zur Ausbildung eines Rundrückens.

Allgemeine Maßnahmen:
Die wichtigste Behandlung ist die Kräftigung der Rückenmuskulatur durch regelmäßige Gymnastik. (s. hierzu auch Kapitel III, 20.1.- 20.3.)

••• Homöopathie:
Calcium phosphoricum D12: einmal eine Tablette pro Tag

Geben Sie zusätzlich anabol loges-Kapseln sowie ein Calcium-Präparat, wie z.B. Calcium frubiase forte 500 Trinkampullen.

21. Erkrankungen der Haut

21.1. Abszesse

Wenn durch kleine Hautverletzungen Bakterien in die Haut eingedrungen sind, vermehren sie sich schnell. Die dabei entstehenden Stoffe führen zu einer Überhitzung der Haut und einer Rötung.

Kräutertherapie:
Kräutersalben
Sollte der Abszess sich von allein öffnen, tragen Sie Ringelblumensalbe auf.

● Physikalische Therapie:
Legen Sie feucht-heiße Kompressen zum Erweichen des Abszesses auf (s. Kapitel I, 6.1. Kneipp- und Wasseranwendungen).

●●● Homöopathie:
Ganz am Anfang, wenn die Haut nur gerötet, aber nicht schmerzhaft ist, nehmen Sie eine Hochpotenz von Belladonna C200 als Einmalgabe fünf Kugeln, aufgelöst in einem Glas Wasser, schluckweise über den Tag verteilt.
Ist der Abszess schon älter und schmerzhaft, kommt Hepar sulfuris in Frage. Dieses Mittel ist das so genannte homöopathische Messer. Nehmen Sie Hepar sulfuris D4 stündlich eine Tablette, bis der Abszess aufgeht.

 Gehen Sie zum Arzt, wenn hohes Fieber auftritt oder wenn ab der Verletzungsstelle ein roter Strich in der Haut verläuft!

21.2. Akne

Mehr oder weniger schlimm war wohl jeder in der Pubertät von der Akne befallen.

Allgemeine Maßnahmen:
Tragen Sie keine Unterwäsche aus künstlichen Materialien, wählen Sie möglichst Baumwolle oder andere Naturprodukte.
Vermeiden Sie Seifen, verwenden Sie stattdessen lieber Reinigungsmilch oder benutzen Sie neutrale Kinderseifen. Benutzen Sie keine fettenden oder parfümier-

ten Kosmetika, insbesondere fettige Make-ups, waschen Sie das Make-up jeden Abend gründlich ab.

Gehen Sie häufig ins Solarium. Die UV-Strahlung tötet die für die Akne verantwortlichen Bakterien ab und Ihre Haut wird sich erholen.

Kräutertherapie:

Kräuterdampfbad und Kräuterkompressen:

Machen Sie zweimal pro Woche heiße Kompressen ins Gesicht:

Dazu übergießen Sie zu gleichen Teilen Ringelblumen, Erdbeerblätter und Petersilie mit kochendem Wasser. Den Sud gießen Sie durch ein feines Sieb ab. Tauchen Sie nun ein Stück Stoff (am besten eine neue Stoffwindel) in die Flüssigkeit, wringen Sie das Tuch aus und legen diese Kompresse warm aufs Gesicht (Vorsicht vor Verbrennungen!). Entfernen Sie die Kompresse, wenn sie abgekühlt ist. Waschen Sie nun das Gesicht gründlich mit kaltem Wasser ab.

Sie können auch eine Kompresse herstellen aus einem dicken Malventee und Honig. Lassen Sie dazu zwei Teebeutel Malventee lange ziehen und geben Sie zwei Teelöffel Honig dazu. Tauchen Sie auch nun wieder eine Stoffwindel in die Flüssigkeit, wringen Sie diese aus und legen sich die warme Kompresse für eine Viertelstunde ins Gesicht. Waschen Sie danach gründlich nach.

Kräutercreme:

Stellen Sie sich als Pflegecreme eine Ringelblumensalbe (s. Kapitel II, 2.3. Konservierung der Kräuter) her. Wer den Aufwand nicht betreiben möchte, kann auch auf Fertigprodukte aus der Apotheke zurückgreifen.

Eine andere Pflegecreme wäre folgende Mischung: Rühren Sie ein paar Tropfen folgender Öle in eine Creme ein, die Sie regelmäßig auf die Pickel auftragen: Bergamotte, Kamille, Lavendel oder betupfen Sie die Pickel mit einem Petersiliensud.

⬤ Physikalische Therapie:

Waschen Sie sich das Gesicht oder die von Akne betroffenen Stellen mit einem groben Waschlappen und heißem Wasser ab, rubbeln Sie die Haut mit einem groben Tuch trocken. Machen Sie nun ein Dampfbad mit frischen Pfefferminzstängeln. Verrühren Sie nun etwas Kinderöl und einen Teelöffel Zucker miteinander und tragen Sie dies wie eine Maske auf. Nach etwa 20 Minuten entfernen Sie alles mit heißem Wasser. Sie werden einen Effekt feststellen, dass Ihre Haut förmlich aufatmet. Das Kinderöl wirkt hauterweichend, der Zucker auf die in den Akneknoten befindlichen Bakterien keimabtötend.

●●● Homöopathie:

Nehmen Sie Mercurius cyanatus D12 bis viermal täglich eine Tablette über eine Woche (nie länger als eine Woche einnehmen!!!).

Wenn die Aknepusteln hochrot sind und sich warm anfühlen, dann nehmen Sie Belladonna D12: einmal eine Tablette pro Tag.
Wenn die Akneknoten dunkelbläulich violett erscheinen, nehmen Sie Lachesis D12: einmal eine Tablette pro Tag.
Sind die Aknepusteln extrem groß, denken Sie an Sulfur. Diese Patienten klagen auch oft über einen übel riechenden Schweiß: Sulfur D12: einmal eine Tablette pro Tag.
Haben Sie einen ausgesprochenen Appetit auf salzhaltige Speisen, so nehmen Sie Natrium chloratum D12: einmal eine Tablette pro Tag.
Zur Unterstützung kann man auch Testosteron D12 geben. Auch hier nehmen Sie täglich eine Tablette.
Befinden sich die Aknepusteln vermehrt um den Mund, so nehmen Sie Antimonium crudum D12: einmal täglich eine Tablette.
Die Therapien mit den o.g. Mitteln müssen Sie jeweils über einen sehr langen Zeitraum durchführen. (Ausnahme: Mercurius cyanatus nie länger als eine Woche! S.o.)

Zu empfehlen sind auch noch:
Schwef-Heel Tropfen: dreimal zehn Tropfen pro Tag einnehmen.

Führen Sie zur Akne-Behandlung grundsätzlich eine Entgiftung durch (s. Kapitel I, 7.1. Entschlackung und Entgiftung).

Ernährung:
Übernehmen Sie komplett die Diätempfehlungen für Neurodermitis.

21.3. Blaue Flecke (Hämatome)

Allgemeine Maßnahmen:

Haben Sie ein Hämatom unter einem Finger- oder Fußnagel nach einer Quetschung, so machen Sie eine Büroklammer in einer Flamme (z.B. Feuerzeug, Kerze) heiß und stechen diese durch den Nagel. Desinfizieren Sie vorher den Nagel mit Alkohol. Durch das Aufstechen des Nagels kann das Blut abfließen und der pulsierende Druck lässt sofort nach.

●●● Homöopathie:

Nehmen Sie zunächst einmalig fünf Kugeln Arnika C200, danach verdünnen Sie fünf Tropfen Symphytum D6 in einem Glas Wasser und trinken Sie dieses schluckweise über den Tag verteilt. Streichen Sie zusätzlich die blauen Flecke mit der Flüssigkeit stündlich ein.

21.4. Ekzeme

Kräutertherapie:

Kräutersalben

Salben mit folgenden Ölen finden bei der Behandlung von Ekzemen Anwendung: Hamamelis, Johanniskrautöl, Olivenöl, Ringelblumenöl, weiße Taubnessel, Wollblumen.

Tritt das Ekzem am Kopf auf, dann reiben Sie die Kopfhaut mit einer Mischung aus Rosmarinöl und Thymianöl ein, lassen Sie die Öle 30 Minuten einwirken. Spülen Sie das Öl danach gut mit Wasser aus.

Kräuterbad:

Bereiten Sie sich zweimal pro Woche ein Bad mit Kalmusöl und Salbeiöl.

21.5. Eingewachsene Nägel (Panaritium)

Verletzt man beim Nägelschneiden die Haut, so kann es zu einer Entzündung kommen, die Haut wird rot und schmerzhaft.

Kräutertherapie:

Um die Entzündung durch die eingewachsenen Nägel zu lindern, wickeln Sie täglich frisch um den Nagel die innere weiße Haut eines gekochten Eies und decken alles mit einem Pflaster ab. Wiederholen Sie diese Prozedur mehrere Tage.

Tritt die Entzündung an den Fingern auf, so können Sie auch auf die Rötung Honig streichen und den Finger über Nacht mit einem Pflaster zukleben. Wiederholen Sie diesen Vorgang, bis die Rötung weg ist.

●●● Homöopathie:

Nehmen Sie zunächst Belladonna C200 einmalig fünf Kugeln, damit das pulsierende Gefühl stagniert. Danach nehmen Sie Hepar sulfuris C30 täglich fünf Kugeln.

21.6. Faltenbildung

Kräutertherapie:

Gegen vorzeitige Faltenbildung hilft eine Mischung aus:

Ginseng-Urtinktur, Hydrocotyle asiatica-Urtinktur, Ackerschachtelhalm (Equisetum)-Urtinktur, Taigawurzel (Eleuterococcus)-Urtinktur. Lassen Sie diese Flüssigkeiten zu gleichen Teilen in der Apotheke vermengen und so viel in eine neutrale Salbengrundlage mischen, wie diese aufnimmt. Tragen Sie diese Salbe nach einer gründlichen Reinigung der Haut mit heißem Wasser auf. Zusätzlich nehmen Sie von dieser Mischung dreimal täglich zehn Tropfen ein.

Überbrühen Sie zwei Teelöffel Melissenblätter mit einem Liter kochendem Wasser. Machen Sie über einer Schüssel ein Dampfbad. Danach machen Sie sich Packungen mit ausgekochten Schafgarbeblättern in einem Leinensäckchen als warme Auflagen ins Gesicht. Wenn die Kompressen kalt sind, entfernen Sie diese. Trocknen Sie das Gesicht gut ab. Tragen Sie nun eine Mischung aus Retinol (Vitamin A) und Rosenblättern zur Pflege auf: Erhitzen Sie dazu den Inhalt einer Flasche Vitadral-Tropfen (in Apotheken erhältlich), tauchen Sie so viele frische Rosenblütenblätter ein, wie das Öl aufnimmt und lassen Sie diese Mischung stehen, bis sie kalt wird. Danach entfernen Sie die Rosenblütenblätter und kochen das Öl erneut auf. Nun ist es haltbar. Bewahren Sie es an einem kühlen Ort auf. Nach dem Gesichtsdampfbad tragen Sie nun einige Tropfen von diesem Öl auf die betroffenen Stellen auf.

Für Falten oberhalb der Oberlippe eignet sich ein Fertigprodukt aus der Apotheke: Linoladiol- HN Creme.

Aroma:

Als Aromamassage eignen sich: Lavendel-Öl, Palmarosa-Öl, Neroli-Öl als 6%ige Einmischung in eine neutrale Salbengrundlage (z.B. in Salbe mit Mandelöl, Weizenkeimöl, Bilobaöl).
Apotheken können Ihnen folgende Rezeptur herstellen:

Rp.: Salbengrundlage 94,0
Ol. Lavendulae, Ol. Neroli, Ol. Palmarosa aa ad 100,0
M.f. Ungt. DS: Äußerlich

21.7. Fettansammlungen in der Haut (Lipome)

Manche Menschen neigen dazu, kleine Fettgeschwülste zu bilden. Das sind teigige Knoten, die man dicht unter der Haut tasten kann. Sie sind gutartig, meist kugelig.

••• Homöopathie:

Nehmen Sie zunächst Barium carbonicum D4, danach D6 jeweils über vier Wochen dreimal eine Tablette pro Tag. Danach wechseln Sie auf Silicea D6, gefolgt von D12 jeweils über 12 Tage zweimal eine Tablette pro Tag.

21.8. Fette Gesichtshaut

Reinigen Sie das Gesicht mit heißem Wasser. Rubbeln Sie mit einem harten Waschlappen die Haut trocken. Nun legen Sie folgende Kompresse auf:
Übergießen Sie einen Esslöffel Salbei und drei Esslöffel Birkenblätter mit einer Tasse heißem Wasser. Gießen Sie den Sud durch ein Sieb. Tauchen Sie ein Stück einer Stoffwindel in die Flüssigkeit und legen Sie diese als Kompresse auf das Gesicht, sobald Sie die Temperatur als angenehm empfinden. Entfernen Sie die Kompresse, wenn das Wasser kalt geworden ist.
Sparen Sie bei Gesichtskompressen stets Augen und Mundregion aus (am besten mit einem Wattepad abdecken).

Schälen Sie ein kleines Stück Gurke, pürieren Sie dieses zusammen mit einem halben Teelöffel frisch gepressten Zitronensaft, einem Hühnereiweiß, einer halben Tasse frisch gepflückter Pfefferminzblätter (im Winter kann man auch getrocknete Blätter verwenden) und einem Becher Quark. Tragen Sie von dieser Masse eine Maske im Gesicht auf. Lassen Sie die Augen (am besten mit einem Wattebausch abdecken) und die Mundregion frei. Die Maske muss nun eine Viertelstunde einwirken. Spülen Sie danach mit lauwarmem Wasser das Gesicht gründlich ab.

21.9. Fette Haut

Kräutertherapie:

Setzen Sie Ihrem Badewasser ein Säckchen mit Birkenblättern, Kamille, Salbei und Schafgarbe zu.

21.10. Feuchte, schweißige Hände

Kräutertherapie:

Machen Sie zweimal pro Woche ein Handbad. Nehmen Sie dazu einige Stängel Salbei und übergießen Sie diese mit kochendem Wasser, lassen Sie das Wasser auf eine angenehme Temperatur abkühlen. Baden Sie nun die Hände in dem Sud, den Sie durch ein Sieb abgegossen haben. Damit das Wasser etwas weicher wird, fügen Sie noch einen Esslöffel Weizenkleie hinzu.

21.11. Furunkel

Wenn Bakterien (meist Staphylokokken) die Haarbälge befallen, kommt es dort zu kleinen, roten, schmerzhaften Knoten, den so genannten Eiterbeulen oder Furunkeln.

Kräutertherapie:

Legen Sie die Schnittfläche einer halben Zwiebel auf den Furunkel.

◆ Physikalische Therapie:

Machen Sie feucht-heiße Kompressen, um den Furunkel aufzuweichen (s. Kapitel I, 6.1. Kneipp- und Wasseranwendungen).
Tragen Sie danach einen Verband mit Teersalbe (in Apotheken erhältlich) auf oder tragen Sie Heilerde (z.B. Luvos, in Apotheken erhältlich), mit heißem Wasser zu einem Brei vermischt, auf den Furunkel auf und binden Sie alles mit einem Verband ein. Wenn die Heilerde bröcklig geworden ist, d.h. ausgetrocknet ist, kann man den Verband abnehmen. Wiederholen Sie diese Therapie mehrfach.

●●● Homöopathie:

Furunkel werden meist durch Staphylokokken ausgelöst. Daher lohnt ein Therapieversuch mit Staphylococcus C200: Nehmen Sie einmalig fünf Kugeln. Die Symptome werden sich daraufhin zunächst bessern. Nehmen Sie jeweils erneut fünf Kugeln bei einer Wiederverschlechterung.

21.12. Fußnagelpilz

Fußnagelpilze sind oft sehr hartnäckig. Da der Pilz sehr lange braucht, um den ganzen Nagel zu befallen, dauert es ebenso lange, ihn zu bekämpfen. Haben Sie daher etwas Geduld. Oft erstreckt sich die Behandlung über Wochen oder Monate.

Kräutertherapie:

Bestreichen Sie die von Pilz befallenen Stellen des Nagels (diese sind erkennbar an der weißen oder gelben Verfärbung des Nagels) täglich mit einem Wattupp-Stäbchen, welches Sie in Teebaumöl getränkt haben. Versuchen Sie auch einen Tropfen Teebaumöl unter den Nagel zu bringen.

Mit der Zeit wird der erkrankte Teil des Nagels weich und Sie können dann mit einem scharfen Gegenstand den befallenen Teil des Nagels langsam abschaben.

••• Homöopathie:

Wenn der Nagel hell verfärbt ist, verwenden Sie Silicea D12, bei Dunkelfärbung Graphites D12.

21.13. Fußpilz

Die Füße brennen, es juckt in den Zehenzwischenräumen. Manchmal schält sich die Haut, manchmal bilden sich Blasen. Das sind sichere Anzeichen eines Fußpilzes.

Allgemeine Maßnahmen:

Pilze werden erst ab einer Temperatur von zirka 70°C abgetötet. Tragen Sie daher nur weiße Socken, die Sie kochen können, um eine wiederholte Infektion zu verhindern. Denken Sie auch daran, Ihre Schuhe mit einem Desinfektionsspray zu behandeln, sonst übertragen Sie sich den Pilz immer wieder von neuem selbst.

Kräutertherapie:

Zur weiteren Anwendung kommen Fußbäder mit Teebaumöl. Dazu nehmen Sie auf eine Schüssel lauwarmes Wasser maximal fünf Tropfen Teebaumöl. Tragen Sie nach dem Fußbad Stärkemehl als Puder auf.

••• Homöopathie:

Bei völlig therapieresistentem Fußpilz kann man aus der von Pilz befallenen Haut etwas abschaben und in ein Labor einschicken lassen (z.B. Fa. Stauffen) und eine homöopathische Verdünnung in der D12 herstellen lassen. Von dieser sollten dann täglich einmal fünf Tropfen über vier Wochen eingenommen werden.

21.14. Gürtelrose (Herpes Zoster)

Hat man als Kind schon einmal Windpocken gehabt, dann kapseln sich die Viren ab und bleiben mehrere Jahre versteckt in Nervenbahnen, bis sie durch eine Schwäche im Immunsystem wieder aktiviert werden. Das kann als Begleitung anderer Erkrankungen, infolge eines schweren seelischen Schocks oder bei Stress der Fall sein. Dann bilden sich entlang der jeweiligen Nerven kleine, rötliche Bläschen, die sehr schmerzhaft sind.

Allgemeine Maßnahmen:

Decken Sie die Hautpartien zum Austrocknen dick mit Penaten-Creme ab. Nehmen Sie Vitamin B Komplex ein.

● Physikalische Therapie:

Nehmen Sie früh und abends ein Eichenrindenbad (s. Kapitel I, 6.1. Kneipp- und Wasseranwendungen).
Sollte Ihnen ein warmes Bad unangenehm sein, machen Sie mehrfach täglich kühle Umschläge auf die betroffene Stelle. Für die Umschläge können Sie eine Tasse kaltes Wasser mit zehn Tropfen Hypericum D2 mischen.

••• Homöopathie:

Nehmen Sie im Wechsel Rhus toxicodendron C30 und Mezereum C30 morgens und abends fünf Kugeln.

Aroma:

Eukalyptus, Geranium, Tea-Tree

 Sollten Sie einen ausgedehnten Herpes im Gesicht oder gar im Auge haben, suchen Sie immer einen Arzt auf. Gesichtsherpes kann zu Thrombosen in den Gesichtsvenen führen, Herpes am Auge zu bleibenden Sehstörungen!

21.15. Hühneraugen (Clavus)

Schlecht sitzende Schuhe oder sehr hohe Absätze führen oft zu Dauerdruckstellen an den Füßen, deren Folge eine Entzündung der Hornhaut ist. Bei den Hühneraugen bilden sich Verhärtungen, die von außen nach innen wie ein Spieß wachsen.

Zerstoßen Sie fünf Aspirin-Tabletten zu einem Pulver und verrühren Sie diese mit ganz wenig Wasser zu einem Brei, geben Sie ein paar Tropfen Zitronensaft hinzu.

Tragen Sie diese Paste auf das Hühnerauge auf, decken Sie eine Haushaltsfolie darüber, wickeln Sie alles in ein warmes Tuch. Waschen Sie die Masse nach etwa zehn Minuten wieder ab und rubbeln Sie die Haut anschließend mit einer Hautfeile oder einem Bimsstein ab.

Kräutertherapie:

Machen Sie ein heißes Fußbad. Schneiden Sie von einer Knoblauchzehe in Längsrichtung eine Scheibe ab, kleben Sie diese mit einem Pflaster 24 Stunden auf das Hühnerauge. Wiederholen Sie diese Prozedur täglich, bis das Hühnerauge weg ist. Wenn Sie wegen unangenehmer Geruchsbelästigung keine Knoblauchzehe anwenden können, behelfen Sie sich mit einer Rosine, die in der gleichen Art aufgeklebt wird.

••• Homöopathie:

Nehmen Sie Antimonium D12 Kugeln zweimal täglich fünf Kugeln über einen längeren Zeitraum ein.

21.16. Insektenstiche und Tierbisse

Kräutertherapie:

Vermischen Sie Thymian, Petersilie und Meerrettich zu einem Brei und tragen Sie diesen auf die Stichstelle auf. Sie können auch Meerrettich einzeln als Brei benutzen.

Des Weiteren kann man eine gute Linderung erzielen, wenn man eine Spitzwegerichtinktur (s. Kapitel II, 2.3. Konservierung der Kräuter) mehrfach hintereinander auf die Stichstelle aufträgt. Sie können auch frische Spitzwegerichblätter zwischen den Fingern zerreiben und handtellergroß um die Stichstelle auflegen. Diesen Vorgang sollte man zwei- bis dreimal alle fünf Minuten wiederholen.

◆ Physikalische Therapie:

Zum Kühlen eignen sich Umschläge mit essigsaurer Tonerde (in Apotheken erhältlich). Sie können auch Backpulver mit etwas Wasser zu einem Brei mischen und diesen auf die Stichstelle auftragen. Dieser Brei brennt am Anfang etwas beim Auftragen.

••• Homöopathie:

Bei jeglichen Insektenstichen sowie Bissverletzungen durch Spinnen, Schlangen, Mäuse kann man zur Vermeidung von Komplikationen Ledum D12 geben. Dazu lösen Sie zehn Kugeln in Wasser auf und trinken jede Stunde einen Schluck.

Tritt nach dem Stich eine Verdickung der Stichstelle ein, so nehmen Sie zusätzlich Apis D12 in gleicher Form.
Zusätzlich zur Einnahme der Tropfen können Sie diese auch stündlich auf die Stich- oder Bissstelle auftragen.

Aroma:
Zum Vertreiben von Insekten eignen sich folgende Öle auf einer Aromalampe: Geranie, Zedernholz, Zitronella.
Nicht umsonst sind Balkone mit Geranien weit verbreitet. Sie dienten früher dazu, die von den im Untergeschoss befindlichen Kuhställen angezogenen Fliegen von den Wohnungen darüber fern zu halten.

21.17. Knutschflecken
••• Homöopathie:
Nehmen Sie von Bellis perennis D6 alle Stunden ein Kügelchen.

21.18. Lippenherpes (Herpes labialis)
Bachblüten:
Vor Entstehung der typischen Herpesbläschen tritt oftmals ein Spannungsgefühl auf. In diesem Anfangsstadium betupfen Sie die betroffene Stelle mit der Bachblüte Clematis. Meist kommt es dann gar nicht zum Ausbilden der Bläschen.

Sind die Blasen schon ausgebildet, tragen Sie folgende Salbenmischung auf, die Ihnen der Apotheker herstellen kann:

Rp.: Zinkoxid 3,0	Menthol 0,25
Phenol liquid. 0,1	Ol.Thymi 0,5
Ol. Calend. Infus. 0,8	Panthenol 2,0
Ol. Caryophylli 2,5	Cera alba 8,2
Wollwachsalkoholsalbe ad 50,0	M.f. Ungt. DS. Äußerlich

Kräuter:
Machen Sie Kompressen mit Melissenblättertinktur (s. Kapitel II, 2.3. Konservierung der Kräuter) oder betupfen Sie die Bläschen mit Herviros-Lösung (in Apotheken erhältlich).

21.19. Narbenbildung (Keloid)

Bei den meisten Menschen heilen Wunden mit kleinen Narben ab. Ist die Narbenbildung verstärkt (genetisch bedingt z.B. bei Dunkelhäutigen oder durch mechanische Reizung der Narbe), so nennt man dies Keloidbildung. Die Narben sind dann hervorgewölbt und anfangs röter als die Umgebung.

Kräutertherapie:

Sobald die Wunde nach der Operation zugeheilt und nicht mehr gereizt ist, können Sie sie mit Johanniskrautöl (Rotöl), Nachtkerzenöl (s. Kapitel II, 2.3. Konservierung der Kräuter) oder Vitamin E massieren. Diese Öle sind teilweise als Kapseln in der Apotheke oder dem Reformhaus erhältlich. Schneiden Sie eine Kapsel mit einem Messer ein und lassen Sie den Inhalt auf die Narbe tropfen.

Schon länger bestehende Narben können Sie auch täglich mit einer Ringelblumensalbe massieren.

Zur äußeren Anwendung eignet sich folgendes Spezialrezept, das Ihnen die Apotheke herstellt:

Rp.: Basis Creme Halbfett 15,0
Hydrocotyle asiatica 5,0
M.f. Ungt. DS: Äußerlich

●●● Homöopathie:

Graphites D12 und Silicea D12: Nehmen Sie morgens und abends im Wechsel je fünf Kugeln.

21.20. Neurodermitis

Zunächst sieht die Haut nur glänzend aus, später aber schuppig und manchmal gerötet. Diese Erkrankung verläuft in Schüben, die durch verschiedene Mechanismen ausgelöst werden können. U.a. führen Stress und der Genuss bestimmter Lebensmittel zu einer veränderten Schweißproduktion, die durch eine Übersäuerung der Haut die Hauterscheinungen verstärkt erscheinen lässt.

Allgemeine Maßnahmen:

Meiden Sie Wolle und gemischte Gewebe. Benutzen Sie milde, fette, ph-neutrale Seifen (Kinderseifen). Benutzen Sie milde Putz- und Spülmittel. Baden Sie nicht häufig, vor allem nicht heiß. Auch Cremebäder trocknen die Haut aus. Halten Sie die Luftfeuchtigkeit im Zimmer hoch, damit die Haut nicht noch zusätzlich austrocknet. Fetten Sie die Haut regelmäßig ein. Planen Sie, wann immer es möglich ist, Ihren Urlaub im Hochgebirge oder am Meer.

Bei bestehender Neurodermitis sollten Sie sich so wenig wie möglich impfen lassen, beschränken Sie sich auf die allernotwendigsten Impfungen. Besprechen Sie das mit Ihrem Arzt.

Junge Menschen, die an Neurodermitis erkrankt sind, sollten keine Berufe ergreifen, in denen sie mit Tierhaaren, Tierschuppen, Pollen, Getreidestaub oder Mehl Kontakt haben.

Diätempfehlungen:

Verzichten Sie auf Reizstoffe wie Alkohol und Kaffee. Meiden Sie Fett, Zucker, sehr saure Speisen (die Haut sollte basisch werden) und schweißtreibende Gewürze. Ernähren Sie sich vollwertig und fleischarm.

Im Allgemeinen sollte jeder Neurodermitiker öfters Obsttage oder Safttage einlegen. Verwenden Sie wenig Kochsalz. Essen Sie kalziumreich. Meiden Sie tierische Fette und Eiweiße. Führen Sie viele Vitamine zu.

Die Anlage zur Entstehung einer Neurodermitis wird vererbt. Ob die Erkrankung aber ausbricht oder nicht, hängt davon ab, ob das Immunsystem gereizt wird. Suchen Sie also nach allem, was Ihr Immunsystem reizen könnte, und versuchen Sie, dies zu beseitigen. Reagieren Sie auf Hausstaubmilben? Wird die Neurodermitis nach Staubsaugen schlimmer? Vertragen Sie bestimmte Nahrungsmittel nicht? Nicht selten sind die Auslöser einer Neurodermitis verschiedene Lebensmittel. Machen Sie einen so genannten Weglassversuch über zwei Wochen und beobachten Sie, ob sich die Haut verbessert: Trinken oder essen Sie keine Milch, keine Eier, keinen Orangensaft, keine Erdbeeren, keine Himbeeren, keine Nüsse, keinen Weizen, kein Schweinefleisch. Dies sind die häufigsten Allergene, die ich bisher in der Praxis ausgetestet habe. Wird unter dieser Weglassdiät die Neurodermitis besser, so bauen Sie jede Woche eines der oben genannten Lebensmittel wieder in Ihren Speiseplan ein und beobachten Sie, wann die Neurodermitis wieder einsetzt.

Essen Sie während der Weglassdiät keine Fertigprodukte, denn in den meisten sind Eiweiß oder Milch verarbeitet.

Wenn ein Schub auftritt, sollten Sie zunächst eine Fastenkur machen. Trinken Sie am ersten Tag nur folgende Teesorten: Schwarztee, Hagebuttentee, Pfefferminztee, Malventee und Apfeltee. Am zweiten Tag ernähren Sie sich nur von Säften: frisch gepresste Gemüsesäfte oder Fruchtsäfte aus Früchten der Saison, Hagebuttentee, Soja- oder Mandelmilch.

Nach diesen beiden Tagen (die Sie gern auch verlängern können) steigen Sie für drei Wochen auf Rohkost um. Gestalten Sie sich Ihren Ernährungsplan aus folgenden Lebensmitteln: Müsli, Früchte der Saison, getrocknete Früchte wie Dat-

teln, Feigen, Pflaumen und Bananen sowie aus frischem Gemüse: Blumenkohl, Eisbergsalat, Feldsalat, Gurken, Möhren, Kohlrabi, Kopfsalat, Kresse, Radieschen, Rettich, Rote Beete, Sellerie, Tomaten, Zucchini.
Trinken Sie in dieser Zeit viel Kräutertee.

Ernähren Sie sich anschließend sechs Wochen rein vegetarisch. Nun dürfen Sie die Produkte auch kochen oder garen. Sie können alle Gemüsesorten als Suppen, Eintöpfe oder Beilagen verarbeiten. Als weitere Beilagen dürfen Pellkartoffeln und Naturreis in den Speiseplan eingearbeitet werden. Zum Trinken können Sie nun neben Kräutertees auch Obstsäfte benutzen.

Kräutertherapie:
Wegwarte (Cichorium intybus)-Urtinktur: dreimal 25 Tropfen pro Tag

Kräuteröle
Massieren Sie die betroffenen Stellen mit Erdnussöl, Kamillenöl, Nachtkerzenöl oder Sojabohnenöl.

Zusätzlich können Sie den Körper von innen stärken mit Borretschöl oder mit Johanniskrautöl (in der Apotheke als Kapseln erhältlich). Nehmen Sie eine Kapsel pro Tag über ein halbes Jahr ein.

Kräuterbad
Machen Sie ein Kamillenblütenbad. Beginnen Sie in der ersten Woche mit täglichen Bädern, pausieren Sie nur am Sonntag. Sobald eine Besserung eintritt, nehmen Sie dreimal pro Woche ein Bad. Später reicht es, wenn Sie einmal pro Woche in Kamillenblüten baden.
Ersatzweise können Sie auch ein Kamillenöl als Badezusatz benutzen. Sie sollten dann aber auf ein reines Öl achten: Römische Kamille oder blaue Kamille. Vermischen Sie dazu ein paar Tropfen Öl mit etwas Milch und erhitzen Sie diese Mischung auf dem Herd zu einer Emulsion. Diese können Sie dann dem Badewasser zusetzen.
Andere zu empfehlende Bäder sind: Meersalzbäder, Pfefferminzbäder, Rosenölbäder, Weizenkleiebäder und Zinnkrautbäder.
Fetten Sie nach dem Baden den Körper stets ein mit einer Salbe, die Ihnen die Apotheke anmischen kann:

Rp.: Erdnussöl (Ol. Arachidis) 10,0
Eucerin 95,0
Aqua ad 200,0
M.f. Ungt. DS: Äußerlich

◆ Physikalische Therapie:

Machen Sie bei nässendem Ekzem feuchte Wickel auf die betroffenen Stellen (s. Kapitel I, 6.1. Kneipp- und Wasseranwendungen).
Bei Juckreiz durch Krusten machen Sie Umschläge mit Rescue-Creme.
Juckreiz ohne offenen Ausschlag kann gelindert werden durch Wickel mit verdünntem Essig.

••• Homöopathie:

Bei der Behandlung der Neurodermitis unterscheiden wir zwei verschiedene Typen:

a) Die Hauterscheinungen verschlimmern sich beim Duschen, d.h. bei Kontakt mit Wasser. Die Hautveränderungen werden dunkler oder jucken nach Wasserkontakt.
Hier kommt als Therapie Mezereum in Betracht. Nehmen Sie jeweils eine Woche Mezereum D4-, dann D6-, D8-, D12- und zuletzt C30-Tabletten. Von der letzten Potenz brauchen Sie nur noch einmal pro Woche eine Tablette zu nehmen, die übrigen sollten Sie einmal pro Tag nehmen.

b) Die Hauterscheinungen ändern sich beim Duschen nicht, Wasser empfinden Sie als angenehm.
Dann nehmen Sie Viola tricolor D4-, danach D6-, D8-, D12- und zuletzt C30-Tabletten. Von allen D-Potenzen nehmen Sie einmal pro Tag eine Tablette, von der C-Potenz einmal pro Woche eine Tablette.
Zusätzlich sind lokale Umschläge hilfreich mit einer Abkochung aus dunkelvioletten Stiefmütterchen. Dazu nehmen Sie 20 Blütenblätter und kochen Sie zehn Minuten in sehr wenig Wasser aus. Handelt es sich bei der Neurodermitis um „trockene Stellen" und nicht um „offene Stellen", so können Sie die Stiefmütterchenblüten auch in Apothekenalkohol ansetzen (s. Kapitel II, 2.3. Konservierung der Kräuter) und zu Umschlägen verwenden.

Des Weiteren sollte man nach dem Aussehen der Hauterscheinungen unterscheiden:
Sind die Neurodermitisherde stark geschwollen, dann verwenden Sie Apis C200 Kugeln: Lösen Sie fünf Kugeln in Wasser auf und trinken Sie diese schluckweise.
Besteht ein starker Juckreiz, wechseln Sie auf Urtica urens D12 und Apis D12: Nehmen Sie jeweils abwechselnd zweimal pro Tag fünf Kugeln Urtica urens und fünf Kugeln Apis.
Besteht neben dem Juckreiz starker Durst, empfiehlt sich Berberis D12.

In die Neurodermitisbehandlung sollten Sie unbedingt auch psychische Aspekte einbeziehen:

Ist als Ursache Stress zu vermuten: Gentiana D6 und Cichorium D6: Lassen Sie dreimal täglich fünf Kugeln (zehn Minuten vor dem Essen) im Mund zergehen.

Vermuten Sie als Ursache Eifersucht, so muss man weiter differenzieren: Ist die Person eher aggressiv, so nehmen Sie: Lachesis C30, ist die Person eher affektiert, dann verwenden Sie: Hyoscyamus C30. Bei eifersüchtigen Kindern steht uns Ignatia C30 zur Verfügung.

Wenn die Neurodermitis erstmals nach einem schweren Schockerlebnis aufgetreten ist: Argentum nitricum D12: Jeden Abend 10 Kugeln vor dem Schlafengehen

Man kann auch entsprechend der chinesischen Medizin nach der Persönlichkeit unterscheiden:

Eine Neurodermitis kann durch eine Schwäche in dem Energiemeridian der Milz oder der Leber entstehen.

Leiden Sie an einer so genannten Milzschwäche, dann haben Sie auffallend weichen Stuhl. Dies sind auch Patienten, die sehr häufig Heißhungerattacken auf Süßigkeiten haben.

In diesem Fall sollten Sie Lien compositum Globuli von WALA einnehmen.

Ist eher der Lebermeridian betroffen, so haben Sie extrem harten Stuhl. Dann nehmen Sie Hepar compositum Globuli von WALA. In beiden Fällen müssten Sie dreimal täglich fünf Kugeln einnehmen. Zusätzlich sollten Sie immer über die Niere ausleiten mit Berberis D6: dreimal fünf Kugeln pro Tag.

Wenn keines dieser Mittel zutrifft, können Sie einen Therapieversuch mit Sulfur C30 unternehmen. Dazu nehmen Sie einmal fünf Kugeln pro Woche.

21.21. Niednägel

Reiben Sie täglich die Niednägel mit ein paar Tropfen Olivenöl ein.

21.22. Schuppen der Kopfhaut

Allgemeine Maßnahmen:

Waschen Sie sich täglich die Haare. Benutzen Sie hierzu ein mildes Shampoo. Achtung! Viele denken, dass Shampoos für Kinder milder sind. Das ist ein Irrtum! Die meisten Kindershampoos sind aggressiver, da Kinder ja durch das Spielen viel stärker verschmutzte Haare haben als Erwachsene.

Tragen Sie mit einem Butterpinsel Ringelblumenöl (s. Kapitel II, 2.3. Konservierung der Kräuter) auf die Kopfhaut auf und bedecken Sie den Kopf für eine halbe Stunde mit einer dünnen Haushaltsfolie.

Sie können aber auch zum Aufweichen der Schuppen einen Aspirinbrei herstellen. Dazu zerdrücken Sie zwei Aspirintabletten zwischen zwei Löffeln und mischen das Pulver mit ganz wenig Wasser zu einem Brei. Tragen Sie diesen auf die schuppenden Stellen auf. Lassen Sie den Brei ein paar Minuten einwirken.
Nach dem Einwirken von Ringelblumenöl oder Aspirinbrei spülen Sie alles mit einem Antischuppenshampoo wieder aus.

Weichen Sie zwei Stängel Rosmarin, zwei Stängel Thymian und eine Handvoll Weidenblätter in wenig kochendes Wasser ein. Lassen Sie das Ganze über Nacht ziehen. Seihen Sie die Flüssigkeit durch ein Sieb und benutzen Sie den Sud als Spülung nach dem Waschen der Haare.

21.23. Schuppenflechte (Psoriasis)

Wie der Name schon sagt, werden bei dieser Hauterkrankung Schuppen gebildet. Wenn diese sich ablösen, bleiben rötlich-glänzende Flecken zurück.

Kräutertherapie:
Kräutersalben
Stellen Sie sich Salben aus Hamamelis, Kamillenöl, Lavendelöl, Lorbeeröl, Nachtkerzenöl oder Stiefmütterchenextrakt her (s. Kapitel II, 2.3. Konservierung der Kräuter).
Tragen Sie diese Salben abends auf und waschen Sie sie am Morgen ab.
Nehmen Sie zusätzlich Fertigpräparate aus Johanniskraut und Nachtkerzenöl ein.

Kräuterbäder
Zur Pflege können benutzt werden: Kamille, Olivenöl, Erdnussöl, Rosmarin, Salbei.

Kräuterumschläge
Machen Sie Umschläge mit Brennnesselsaft.

Führen Sie immer bei der Behandlung der Schuppenflechte auch eine Entgiftung der Leber und der Niere durch (s. Kapitel I, 7.1. Entschlackung und Entgiftung).

Oft sind Narbenstörherde Auslöser für eine Schuppenflechte. Tritt die Schuppenflechte im zeitlichen Zusammenhang mit einer Narbenbildung auf (etwa ein oder zwei Jahre nach dem Entstehen der Narbe), so ist vermutlich die Narbe ein Störherd. Entstören können Sie diesen Herd mit einer Moxa-Akupunktur (S. Kapitel I, 1. Akupunktur/Akupressur).

21.24. Schwielenbildung

Schwielenbildungen können Sie vorbeugen, wenn Sie bei den ersten Anzeichen einer Druckstelle die Haut mit Schweineschmalz einreiben. Sollten sich schon Schwielen gebildet haben, benutzen Sie Buenoson-Fußbalsam, eine Mischung aus Johanniskraut und anderen pflanzlichen Stoffen, die Sie in der Apotheke kaufen können.

21.25. Sonnenbrand

Wohl jeder hat schon mal die unangenehme Erfahrung mit der südländischen Sonne gemacht.

Kräutertherapie:

Selbst wenn sich die Haut schon zu Blasen abgehoben hat, kann man mit einer chinesischen Kräuterlösung noch eine Rückbildung der Entzündung erwarten. Befeuchten Sie mehrfach täglich die geröteten Hautpartien mit Tschamba Fii (in Apotheken erhältlich).

Kräutersalbe

Benutzen Sie zum Auftragen auf die verbrannten Hautpartien Kamillensalbe oder pures Aloe vera- Gel.

◗ Physikalische Therapie:

Mischen Sie vier Tassen Wasser und eine Tasse Milch, tränken Sie eine Kompresse damit und legen Sie diese auf die geröteten Hautpartien auf. Statt Milch können Sie auch Joghurt benutzen. Eine Verstärkung der Wirkung erzielen Sie, wenn Sie die Milch oder den Joghurt vorher in den Kühlschrank stellen.
Haben Sie einen sehr großflächigen Sonnenbrand, nehmen Sie ein kaltes Bad, in das Sie eine halbe Tasse Essig (keine Essigessenz!) geben und eine Tüte Backpulver. Zur Pflege tragen Sie hinterher eine Ringelblumensalbe (s. Kapitel II, 2.3. Konservierung der Kräuter) auf.

●●● Homöopathie:

Verdünnen Sie zehn Tropfen Belladonna C30 in einem Glas Wasser. Trinken Sie hiervon alle zehn Minuten einen Schluck. Befeuchten Sie zusätzlich alle zehn Minuten die befallenen Hautstellen mit der Mischung, bis das Brennen nachlässt.

21.26. Trockene Gesichtshaut

⬤ Physikalische Therapie:

Machen Sie zweimal pro Woche ein Gesichtsdampfbad mit Äpfeln. Schneiden Sie dazu in einer Schüssel zwei Äpfel in sehr kleine Stücke. Gießen Sie heißes Wasser darüber. Nun gehen Sie mit dem Kopf darüber und fächeln Sie sich den heißen Dampf ins Gesicht, sobald die Temperatur gut auszuhalten ist.

Reinigen Sie sich das Gesicht mit heißem Wasser, trocknen Sie sich mit einem harten Handtuch ab. Nun machen Sie über einer Schüssel ein Kamillendampfbad, trocknen Sie sich auch jetzt noch einmal das Gesicht gut ab.

Stellen Sie sich nun mit einem Püriergerät einen Brei her aus Quark, Mango (ersatzweise auch Pfirsich), Papaya und Honig. Diesen tragen Sie als Maske für zehn bis fünfzehn Minuten auf das Gesicht auf. Lassen Sie Augen und Mundregion frei (Abdecken mit einem Wattepad). Waschen Sie sich die Masse mit einem in heißes Wasser getauchten Tuch wieder gründlich ab.

In gleicher Weise können Sie auch mit folgender Maske verfahren:

Zerdrücken Sie das Fruchtfleisch einer Avocado und einen Esslöffel cremigen Quark mit einer Gabel. Pürieren Sie alles, geben Sie den Saft einer halben Zitrone dazu. Zerschneiden Sie zwei Kapseln Vitamin E und lassen das Öl in den Brei tropfen. Pürieren Sie noch einmal alles. Heben Sie ein Eigelb unter. Mixen Sie alles zu einem cremigen Brei und tragen Sie diesen als Maske auf, wobei Sie die Augenpartie und den Mund aussparen sollten. Belassen Sie diese Maske für zehn bis fünfzehn Minuten. Waschen Sie alles mit einem Waschlappen gründlich ab.

Feuchtigkeit spendend wirken auch folgende Naturprodukte, die Sie in die Maske einmischen können: Aloe vera, Papayaöl, Mangobutter, Aprikosen- und Mandelöl, Hamamelis, Gurke, Honig, Vitamin E, Macadamiaöl.

21.27. Trockene Haut

Allgemeine Maßnahmen:

Sie sollten eher duschen statt baden, dies trocknet die Haut weniger aus. Sollten Sie doch einmal baden wollen, so hängen Sie ein Säckchen mit Haferkleie ins Wasser. Das macht das Wasser weicher. Meiden Sie sehr heißes Wasser.

Halten Sie die Luftfeuchtigkeit in den Zimmern hoch, um ein zusätzliches Austrocknen zu vermeiden.

Insbesondere die Hände sind sehr anfällig für Temperaturschwankungen. Viele Menschen haben in den Wintermonaten aufgesprungene Hände. Hier helfen verschiedene Einreibungen:

Tragen Sie auf die aufgerissenen Stellen Hirschhorntalg auf. Sie bekommen Hirschhorntalgstifte in Autohäusern. Sie werden sonst dazu benutzt, das Aufspringen von Gummieinfassungen an den Autofenstern zu verhindern.

Kräutertherapie:

Mischen Sie in eine Hautcreme, die Sie sonst gut vertragen, ein paar Tropfen Sesamöl ein und massieren Sie die Creme täglich in die Hände ein. Gut fettende Substanzen sind auch Vaseline oder Melkfett. Auch eine Salbe aus Glycerin mit ein paar Tropfen Zitronensaft ist hilfreich. Reiben Sie sich öfters die Hände mit Apfelschalen ein.

Für trockene Hände übergießen Sie ein paar Stängel Thymian mit kochendem Wasser. Wenn das Wasser etwas abgekühlt ist, machen Sie darin ein Handbad. Cremen Sie die Hände hinterher mit einer Hamameliscreme ein, der Sie ein paar Tropfen Erdnussöl beigemischt haben. Reiben Sie die Haut neben den Fingernägeln mit einem Tropfen Olivenöl ein.

Kräuteröle

Zur Pflege trockener Haut eignen sich verschiedene, in der Natur vorkommende Öle: Erdnussöl, Jojobaöl, Macadamiaöl, Mandelöl, Olivenöl, Pfirsichkernöl, Rosenöl, Sojabohnenöl.

Olivenöl ist sicher eines der preisgünstigsten davon, hinterlässt aber einen Geruch. Die meisten anderen Öle sind durch die aufwendige Herstellung sehr teuer.

◆ Physikalische Therapie:

Lassen Sie ein Milch-Öl-Gemisch auf dem Ofen heiß werden, bis sich eine Emulsion bildet: zwei Teile Milch, ein Teil Kinderöl (statt Kinderöl können Sie auch eines der o.g. Pflegeöle verwenden). Gießen Sie diese Mischung ins Badewasser. Wenn Sie dann aus der Badewanne steigen, bildet sich automatisch ein durchgehender Ölfilm auf dem Körper, der Ihnen das lästige Eincremen erspart.

21.28. Trockene Lippen

Cremen Sie sich die Lippen täglich mit einer reinen Aloe vera-Salbe ein. Tragen Sie ab und zu ein paar Tropfen Sesamöl auf die Lippen auf.

Sind die Lippen nicht nur trocken, sondern auch entzündet, so streichen Sie die Lippen mit einem angewärmten Honig ein.

21.29. Verbrennungen

Handelt es sich nur um Rötungen, keine offenen Verbrennungen, halten Sie die betroffene Stelle eine halbe Stunde unter kaltes Wasser. Tragen Sie direkt auf die Verbrennungen pures Aloe Vera-Gel auf oder massieren Sie die chinesische Flüssigkeit Tschamba Fii (in Apotheken erhältlich) auf die verbrannte Stelle ein.

Ist bei der Verbrennung bereits eine offene Wunde entstanden, so pinseln Sie die Wunde mit einer Jod-Lösung ein.
Decken Sie die Wunde nun mit Gassolind-Tüll ab.
Auf den Tüll tragen Sie folgende Brandsalbe auf, die Ihnen die Apotheke herstellt:

Rp.: Furacin sol.
Anaesthesin 20% Salbe aa ad 100,0
M.f. Ungt. DS: Äußerlich

Gegen den Brandschmerz bei Verbrennungen hilft die Kombination aus
Rhus toxicodendron C30 und Cantharis C30: Nehmen Sie im Wechsel alle halbe Stunde fünf Kugeln ein.
Gegen die Rötungen hilft Bella donna C30: Lösen Sie fünf Kugeln in Wasser auf und trinken Sie davon viertelstündlich einen Schluck. Bestreichen Sie zusätzlich die Haut mit der Lösung.
Bei schlechtem Allgemeinzustand, insbesondere bei Kreislaufreaktionen, hilft Apis C30 in einer Dosierung von zweimal täglich fünf Kugeln.

21.30. Warzen (Verrucae)

Warzen werden durch Viren verursacht. An den Händen wachsen sie meist als kleine Knötchen hervor, an den Fußsohlen dagegen wachsen sie nach innen.

a) Auf Warzen am Fuß kleben Sie mit einem Pflaster (täglich neu) ein Stück aus einem Schöllkrautblatt, das Sie mit einem Messer etwas anstechen (angestochene Seite auf die Haut). Sie können aber auch ein Stück Bananenschale (weiße Seite muss auf der Haut aufliegen), oder eine dünne Scheibe einer rohen Kartoffel oder eine dünne Knoblauchscheibe oder einen Brei aus Backpulver und Rhizinusöl täglich neu mit einem Pflaster fixieren. Warzen kann man auch durch tägliches Betupfen mit Zitronenöl bekämpfen.

••• Homöopathie:
Causticum D12 im Wechsel mit Antimonium crudum D12: täglich zweimal fünf Kugeln.

b) Warzen an der Hand lassen sich mit einem Höllensteinstift (in der Apotheke erhältlich) behandeln. Sie müssen dazu die Warzen täglich mit dem Stift bestreichen.
Den gleichen Effekt erzielt man auch durch Betupfen mit der Milch aus Löwenzahnstängeln.

Zur Unterstützung nehmen Sie Thuja D12 im Wechsel mit Kalium chloratum D12: täglich zweimal fünf Kugeln.

Bei der Behandlung von Warzen sollten Sie viel Geduld mitbringen. So tief, wie die Warzen in die Haut hineinwachsen, so lange braucht man auch zur Behandlung. Rechnen Sie immer mit vielen Wochen.

21.31. Wunden

a) frische Wunden
Frische Wunden kann man am besten mit einer Jodlösung desinfizieren. Sehr wirksam sind auch Spülungen mit Kaliumpermanganat. Von dieser Substanz nur wenige kleine Krümel in einer Schüssel mit Wasser (Achtung Verfärbung möglich!!!) auflösen, so dass eine leicht rosa Flüssigkeit entsteht.
Tropfen Sie Calendula-Tinktur (s. Kapitel II, 2.3. Konservierung der Kräuter) in die Wunde, bevor Sie diese verbinden.

b) schlecht heilende Wunden
Nehmen Sie Calendula D6 alle zwei Stunden eine Tablette über zwei Tage, bei Besserung nehmen Sie danach bis zum Abheilen der Wunden Calendula D6 zweimal täglich eine Tablette.

Nach dem gleichen Einnahmeschema können Sie auch die folgenden Homöopathika anwenden:
Unterscheiden Sie wie folgt:

Nach dem Aussehen der Wunden:
Hellrote tiefe Wunden: Arnica
Dunkelrote geschwollene Wunden, Umgebung heiß: Belladonna

Sehr dunkle Wunden: Lachesis
Extrem verschmutzte Wunden: Gunpowder

Nach den Schmerzen:
Helle Wunden mit starken Schmerzen: Staphysagria
Hellrote, glasige, aufgedunsene Schwellung, Schmerzen: Apis
Dunkelrote Wunden mit starkem Schmerz: Bryonia
Wunden mit Nervenschmerzen: Hypericum

Nach der Absonderung:
Eitrige, nicht riechende Wunden: Mercurius
Eitrige, stinkende Wunden: Hepar sulfuris

21.32. Zellulitis

Kräutertherapie:
Lassen Sie sich folgende Mischung von Ihrem Apotheker herstellen:
Füllen Sie zu gleichen Teilen die Urtinkturen von Blasentang, Efeu und Schachtelhalm in eine kleine Flasche (alles in Apotheken erhältlich). Mischen Sie von dieser Tinktur so viele Tropfen in eine neutrale Salbengrundlage ein, wie diese aufnimmt. Reiben Sie mit dieser Salbe die Problemzonen ein und massieren Sie diese Regionen mit dem Holzroller.

◆ Physikalische Therapie:
Machen Sie Wechselduschen. Enden Sie mit dem kalten Wasser (s. Kapitel I, 6.1. Kneipp- und Wasseranwendungen). Durch die unterschiedlichen Temperaturreize auf die Haut werden die Gefäße stimuliert und damit die Durchblutung verbessert.

Aroma:
Mischen Sie in eine neutrale Salbengrundlage insgesamt bis zu einem Zehntel folgende Öle ein: Fenchel-, Geranien-, Lavendel-, Malven-, Palmarosa-, Rosmarin-, Salbei-, Wacholder-, Zitronen- oder Zypressenöl. Reiben Sie die Problemzonen damit ein.

22. Allergische Erkrankungen

Allergene können über die Haut, die Atemwege und über den Magen in den Körper eindringen. Dementsprechend können sie verschiedene Reaktionen auslösen, angefangen von Hautausschlägen über Atemnot bis hin zu Durchfällen.

22.1. Allergischer Ausschlag (Urtikaria)

Tritt ein allergischer Ausschlag nur in einem kleinen begrenzten Hautbereich auf, sollten Sie überlegen, mit welchem Material Sie Kontakt an dieser Stelle hatten (Duschgel, Hautcreme, Haushaltchemikalien, Kosmetikartikel, Shampoo, Verdünnungsmittel etc.).
Tritt der Ausschlag dagegen am gesamten Körper auf, dann haben Sie vermutlich auf ein Nahrungsmittel reagiert. Die häufigsten Lebensmittelallergien sind Reaktionen auf: Erdbeeren, Fisch, Himbeeren, Meerestiere, Nüsse und Südfrüchte.

Kräutertherapie:

Machen Sie kalte Umschläge mit Schwarztee. Sollte das nicht helfen, setzen Sie ein Eichenrindenbad an (s. Kapitel I, 6.1. Kneipp- und Wasseranwendungen) und machen mit dem Sud Umschläge.
Sie können aber auch das Innere einer Gurke aushöhlen und in einer Schüssel mit etwas kalter Milch zu einem Brei verrühren und diesen auf die geröteten Hautpartien auftragen. Dies führt schnell zu Kühlung und Linderung.

Physikalische Therapie:

Haben Sie all das nicht im Haus, so machen Sie einfach Umschläge mit kaltem Seifenwasser. Auch das bringt eine Linderung.

••• Homöopathie:

a) Zur akuten Therapie bei plötzlichem allergischen Ausschlag:
Urtica urens D12 und Dulcamara D12: Geben Sie je fünf Tropfen zusammen in ein Glas Wasser, trinken Sie davon alle fünf Minuten einen Schluck.

b) Zur Therapie von chronischen Allergien:
Apis D12 sowie Cortisonum D12: Nehmen Sie jeweils von einem Mittel früh und einem Mittel abends 5 Kugeln.

Zur Therapie von chronischen Allergien eignet sich auch die Eigenurintherapie (s. Kapitel I, 10. Eigenurintherapie).

Um Allergien zu behandeln, sollten Sie immer versuchen, die Allergene auch über die Niere auszuleiten. Trinken Sie daher bei jeder Allergiebehandlung fünf Tassen Brennnesseltee pro Tag.

22.2. Allergie gegen Nahrungsmittel (Milch)

Allergien auf Lebensmittel äußern sich meist durch Bauchkrämpfe oder einen relativ schnell einsetzenden Durchfall nach dem Genuss bestimmter Speisen. Das Wichtigste bei Allergien ist das strikte Meiden des auslösenden Allergens.

Die häufigste Lebensmittelallergie ist eine Reaktion auf Kuhmilch. In diesem Fall ist Milch in jeder Form verboten. Denken Sie insbesondere an die „versteckte" Milch, z.B. in Fertigsaucen und -suppen, Margarine, Süßigkeiten, Wurst.

Eine Desensibilisierung kann man selbst durchführen. Halten Sie sich dabei strikt an die vorgeschriebenen Mengen. Besorgen Sie sich am besten eine Spritze bei Ihrem Arzt. Sie erleichtert die Dosierung.

Trinken Sie auf ein großes Glas Wasser verdünnt:

Tag	morgens	abends
1. Tag	1 Tropfen	2 Tropfen Milch
2. Tag	3	4
3. Tag	5	6
4. Tag	7	8
5. Tag	9	10
6. Tag	12	14
7. Tag	16	18
8. Tag	20	25
9. Tag	30	35
10. Tag	40	45
11. Tag	50	55
12. Tag	60	65
13. Tag	70	75
14. Tag	80	85
15. Tag	90 Tr.= 5ml	7,5ml

Tag	morgens	abends
17. Tag	30ml	40ml
18. Tag	50ml	60ml
19. Tag	80ml	100ml
20. Tag	125ml	150ml
21. Tag	Steigern Sie in diesem Rhythmus weiter, bis Sie einen Liter Milch trinken können.	

Dies ist eine Desensibilisierung gegen Milch, bei der Sie nach einigen Wochen einen Liter Milch trinken können.

22.3. Allergischer Schnupfen (Rhinopathia vasomotorica)

Verdacht auf einen allergischen Schnupfen kann man immer dann haben, wenn der Schnupfen sehr lange besteht und das Sekret, das aus der Nase rinnt, durchsichtig ist. Man kann beim Arzt einen Allergietest machen lassen. Allergien lösen u.a. Hausstaub, Tierhaare, Milben und verschiedene Pollen aus.

Allgemeine Maßnahmen:
Die wichtigste Regel: Meiden Sie das Allergen.
Bei Hausstauballergien verhindern Sie eine große Staubkonzentration in Ihren Räumen (keine Teppiche, wenig waagerechte Flächen, offene Regale, Plüschgarnituren, keine Trockenblumensträuße, häufig Staubsaugen).
Hausstaubmilben kommen, wie der Name schon sagt, im Hausstaub vor. Personen, die von Hausstaubmilbenallergien betroffen sind, sollten möglichst nicht selbst Staub wischen, die Betten machen, Gardinen abhängen, da sich besonders dort die Milben sammeln. Ist dies nicht zu verhindern, benutzen Sie ein Mundtuch (ähnlich wie beim Zahnarzt). Benutzen Sie ein Antiallergiespray für Ihre Möbel (ähnlich einem antistatischen Cockpit-Spray, in Apotheken erhältlich). Kaufen Sie antiallergische Bettwäsche. Wechseln Sie wöchentlich die Bettbezüge. Waschen Sie häufig die Matratzenschoner. Kaufen Sie möglichst Schaumstoffmatratzen.
Leiden Sie unter einer Pollenallergie, dann halten Sie sich bei hoher Pollenflugkonzentration möglichst wenig im Freien auf. In unseren Breiten ist der Pollenflug in den frühen Morgenstunden am stärksten. Joggen Sie daher nie am frühen Morgen. Allergiker sollten deswegen auch nie bei offenem Fenster schlafen.

Diätempfehlungen:
Essen Sie viel Obst und Gemüse. Meiden Sie Zucker. Sie können stattdessen mit Honig würzen.

Trinken Sie zum Frühstück eine Mischung aus frisch gepresstem Saft von Äpfeln, Karotten und Sellerie.
Trinken Sie über mehrere Monate Aloe vera-Saft. Das hat schon vielen Patienten mit Allergien geholfen.

Beachten Sie beim Auftreten von Heuschnupfensymptomen auch die möglichen Kreuzreaktionen. Einige sind bekannt:

Baumpollen (z.B. Birke, Hasel):	Apfel, Avocado, Birne, Gewürze, Haselnuss, Karotten, Kartoffel, Kirsche, Kiwi, Lychee, Mandel, Pfirsich, Pflaume, Sellerie, Walnuss
Geflügelallergene:	Hühnerei
Gräser- und Getreidepollen:	Curry, Erdnüsse, Getreide, Haferflocken, Hülsenfrüchte, Leinsamen, Mehl, Petersilie, Sellerie (roh), Soja, Thymian
Kräuterpollen (z.B. Beifuß):	Anis, Artischocke, Chili, Estragon, Gurke, Ingwer, Kamille, Karotte, Kümmel, Löwenzahn, Melone, Paprika, Petersilie, Pfeffer, Sellerie, Tomaten, Wermut, Zimt
Latex:	Avocado, Banane, Kiwi
Rinder- und Kälberhaut:	Milchprodukte

Als milde Nasentropfen können Sie sich in der Apotheke mischen lassen:
Rp.: Vitamin A 30 000 IE
Menthol. Synth. 0,1
Ol. Oliv. ad 30,0
D.S. Nasentropfen
Davon träufeln Sie dreimal täglich fünf Tropfen in jedes Nasenloch ein.
Sie können aber auch auf naturheilkundliche Fertigprodukte aus der Apotheke zurückgreifen:
Euphorbium compositum als Nasenspray und Luffa-Nasentropfen.

Kräutertherapie:
Kräutertee
Trinken Sie mehrfach täglich eine Tasse Löwenzahntee sowie grünen Tee.

••• Homöopathie:

Beginnen Sie mit Heuschnupfentropfen DHU. Das ist eine fertige homöopathische Mischung.

Sollte dies keinen entsprechenden Erfolg zeigen, dann wählen Sie:

Nach der Art des Sekretes:

Viel dünnes, wässriges Nasensekret: Allium cepa D12

Viel dickes, zähes Nasensekret: Silicea D12

Nach den Begleiterscheinungen:

Häufige Niesattacken wie Anfälle: Dulcamara D12

Krampfartiger Husten in Verbindung mit Heuschnupfen: Aralia D12

Rote Augen: Nux vomica D12

Tränende Augen: Euphrasia D12

In seltenen Fällen ist der Heuschnupfen nachts schlimmer als tagsüber, dann wählen Sie: Arsenicum album D12

Benutzen Sie zusätzlich HORVI-Serpalgin-Tropfen.

Ein weiteres Fertigprodukt sind Spenglersan-Kolloid-K-Tropfen.

 Wenn bei einer Allergie Atembeschwerden oder Kreislaufsymptome auftreten, rufen Sie immer einen Arzt!

22.4. Allergie durch Umweltbelastung

Tritt ein allergischer Schnupfen nach einem Wohnungswechsel oder dem Kauf von neuen Möbeln auf, so sollte man daran denken, dass die eventuelle Ursache eine Formalinunverträglichkeit sein kann. Formalin findet sich in Klebern für Teppiche und Fußbodenbeläge sowie in Pressspanplatten, die zur Herstellung von Möbeln genutzt werden.

••• Homöopathie:

Die Therapie besteht aus einmal täglich fünf Kugeln Formalinum C30.

22.5. Sonnenallergie

Allgemeine Maßnahmen:

Nehmen Sie bereits 14 Tage vor der Sonnenexposition sowie den gesamten Urlaub über täglich eine Trinktablette Calcium 500mg sowie ein Echinacin-Präparat (in Apotheken erhältlich) ein.

Eine Mischung kann die Apotheke herstellen:
Rp.: Prednisolonum 0,3
Ol. Pedum Tauri 20,0
Ol. Arachidis 10,0
Cera perliquida 20,0
Alkohol. Emulsif. 30,0
Aqua ad 220,0
M.f. Ungt. DS: Äußerlich
Tragen Sie diese Salbe nur äußerlich auf.

••• Homöopathie:
Urtica urens D12

23. Befindlichkeitsstörungen

Bei der Behandlung von Krankheiten ist es nicht nur wichtig, das Grundleiden zu beseitigen, sondern man sollte auch versuchen, psychische Missstimmungen mit auszugleichen. In meiner Praxis habe ich oft beobachtet, dass negative Seelenzustände auch physische Folgen haben können. So z.B. erkranken Patienten, die ihren Lebenspartner verloren haben, ganz plötzlich selbst, obwohl sie bis dahin kerngesund waren. Umgekehrt verursachen sehr lange bestehende chronische Erkrankungen, wie z.B. Schmerzsyndrome, auch psychische Veränderungen, wie Verstimmtheit, Jähzorn, Verdrossenheit. Deshalb lege ich Ihnen hier nahe, immer auch den psychischen Zustand, sofern er nicht ausgeglichen ist, mitzubehandeln.

23.1. Abgeschlagenheit

Diätempfehlungen:
Energie kann man hervorragend durch eine sinnvolle Ernährung spenden. Kochen Sie sich folgende Suppe zum Frühstück: Kochen Sie drei Esslöffel Haferflocken in Wasser, fügen Sie Milch hinzu, lassen Sie alles aufkochen. Zupfen Sie ein paar Stückchen Schwarzbrot hinein und salzen Sie die Suppe.

Kräutertherapie:
Ein stärkendes Bad sollte folgende Kräuter enthalten:
Basilikumöl, Bergamotte, Pfefferminze

Kräutertees:
Birkenblätter, Brennnesselblätter, Eibischwurzeln, Hagebutten, Schachtelhalmkraut, schwarzer Tee

Bachblüten:
Hornbeam, Wildoat, Olive, Rescue

23.2. Angst

Es gibt verschiedene ätherische Öle, die angstlösend wirken. Natürlich können sie
keine alleinige Therapie darstellen, aber sie können eine begonnene Therapie sehr
gut unterstützen.

Kräuter:
Johanniskraut

Aroma:
Vernebeln Sie je einen Tropfen folgender Öle auf einer Aromalampe über Nacht:
Bergamotte, Muskateller-Salbei, Neroli, Olibanum, Tagetes.

Bachblüten:
Aspen, Mimulus

23.3. Antriebsschwäche

Kräutertherapie:
Kräuterbad:
Basilikum, Bergamotte, Pfefferminze, Quitte, Rosmarin

Aroma:
Jasmin

23.4. Aufhellen der Psyche

Aroma:
Neroli, Tagetes

23.5. Beschwerden durch Kummer

Aroma:
Majoran

Bachblüten:
Mustard

23.6. Beruhigungsmittel

Kräutertherapie:
Kräuterbäder
Sie können sich Badezusätze, die beruhigend wirken, leicht selbst herstellen.
Setzen Sie Melissenöl an (s. Kapitel II, 2.3. Konservierung der Kräuter), benutzen
Sie zwei Esslöffel auf ein Vollbad.
Ähnlich können Sie verfahren mit Baldrianwurzel, Hagebuttenschalen, Hopfen, Kalmuswurzel, Kiefernnadeln, Lavendel, Salbei, Thymian und Zitronenmelisse.
Wenn Sie dies alles nicht im Haus haben, schneiden Sie die Schale einer Orange
in kleine Würfel, kochen Sie davon einen Sud und setzen Sie diesen dem Bad zu.
Nehmen Sie ein warmes Bad über eine halbe Stunde und halten Sie danach Bettruhe.

Kräutertee
In der Türkei ist z.B. Apfeltee weit verbreitet. Er schmeckt nicht nur gut, sondern er
wirkt auch beruhigend. Dazu schneiden Sie geschälte Äpfel klein, geben die Apfelschalen dazu und kochen alles eine Viertelstunde aus. Gießen Sie den Sud ab.
Trinken Sie mehrfach täglich eine große Tasse.
Oder:
Mischen Sie zu gleichen Teilen Baldrianwurzel, Pfefferminzblätter und Orangenschalen. Diesen Tee müssen Sie zwölf Stunden kalt angesetzt ziehen lassen, danach abseihen und warm trinken. Setzen Sie entsprechend einen Esslöffel der Mischung auf eine Tasse an.

••• Homöopathie:
Hypericum D 12: Lassen Sie mehrfach täglich fünf Kugeln im Mund zergehen.

23.7. Depressive Verstimmungen

Diätempfehlung:
Esskastanien heben die Stimmung. Essen Sie täglich zehn Esskastanien.

Kräutertherapie:
Pressen Sie frischen Fenchelsaft aus. Reiben Sie sich damit mehrfach täglich Stirn, Schläfen und Brust ein.

Kräuterbad
Nehmen Sie ein warmes Bad mit Bergamotteöl und Salbei.

Kräutertee
Bereiten Sie sich eine Mischung aus einem Schnapsglas voll Flohsamen und einer Flasche Weißwein. Lassen Sie das Ganze kurz kochen. Gießen Sie alles durch ein Teesieb. Trinken Sie von dieser Mischung jeden Tag ein Glas warm.

Aroma:
Stellen Sie sich eine Aromalampe mit Rosenöl ins Zimmer.

Bachblüten:
Vine

23.8. Durchsetzungsvermögen geschwächt

Kräutertherapie:
Lassen Sie sich in der Apotheke eine Tinktur herstellen, die zu gleichen Teilen aus Allermannsharnisch (Bulbus victorialis)-Urtinktur und Eisenkraut (Verbena officinalis)- Urtinktur besteht. Nehmen Sie dreimal täglich von dieser Mischung 25 Tropfen in etwas Wasser ein.

Bachblüten:
Cerato, Elme, Gentian, Gorse, Larch, Rescue

23.9. Erschöpfung

Kräutertherapie:
Kräuterbad:
Heublumen, Olive, Rosmarin, Schafgarbe, Zypresse

Aroma:
Elemi, Kardamom, Rosmarin, (Basilikum, Pfefferminze, Minze)

Bachblüten:
Olive, Elm, Rescue

23.10. Gesichtsflecken durch Aufregung

Mischen Sie fünf Tropfen Melissen-Öl in 100ml Mandel- oder Weizenkeimöl in einer Flasche. Reiben Sie täglich den Rücken neben der Wirbelsäule mit diesem Öl ein.

23.11. Hysterie

Aroma:
Lavendel, Melisse, Neroli, Olibanum

Kräutertherapie:
Nehmen Sie von Artemisia-Urtinktur dreimal täglich 25 Tropfen oder von Stinkasat (Asa foetida) D4 dreimal täglich fünf Tropfen ein.

23.12. Intoleranz

Bachblüten:
Beech

23.13. Jähzorn

Diätempfehlung:
Meiden Sie Alkohol, Kaffee und Rotwein. Wenn Sie etwas trinken möchten, dann Bier.
Essen Sie öfter einen Salat aus Stangensellerie mit Tomaten.

Bachblüten:
Heather, Holly, Impatiens, Rock Rose, Vine und Rescue

23.14. Konzentrationsstörungen

Diätempfehlungen:
Merkfähigkeit und Konzentration können Sie mit verschiedenen Lebensmitteln wie Basilikum, Mais, Maroni, Rosmarin, Thymian verbessern.

Ein Fruchtsalat am Morgen kann bereits dazu beitragen, dass Sie sich besser konzentrieren können. Für einen solchen Salat eignen sich Birnen, Datteln, Haselnüsse, Nüsse, Pfirsiche und Rosinen. Maroni erfüllen übrigens den gleichen Zweck wie Nüsse.

Kräutertherapie:
Kräutertee
Apfeltee wirkt nervenentspannend.

Kräuterbad
Wenn Sie in den Sommermonaten sehr abgespannt sind, machen Sie sich einen alten Trick zu Nutze: Geben Sie Ihrem Bad mehrere Hände voll Rosenblüten und etwas Lavendel zu. Sie werden angenehm überrascht sein, wie schnell man sich dabei entspannt.

Bachblüten:
Olive, Elme, Clematis, Rescue

☺ Akupressur:
Setzen Sie sich auf einen Stuhl, Oberkörper aufrecht. Nun fassen Sie jeweils mit dem Daumen die oberste Stelle Ihres Ohres. Die Zeigefinger lassen Sie über dem Kopf einander treffen. Hier an der höchsten Stelle des Kopfes liegt ein Akupunkturpunkt, den Sie 20-mal in jede Richtung, beginnend mit dem Uhrzeigersinn, massieren.

Halten Sie die Hand mit der Handfläche nach oben, als wollten Sie einen kleinen Ball halten. In der tiefsten Stelle der Hohlhand liegt ein Akupunkturpunkt, den Sie 40-mal mit dem Fingernagel des Daumens tief drücken. Stützen Sie sich dabei mit dem Zeigefinger auf dem Handrücken ab.

Aroma:
Stellen Sie sich eine Aromalampe auf mit folgenden Duftstoffen:
Rosmarin und Thymian oder Zitronenöl oder Rosenöl oder Pfefferminzöl.

23.14. Kontaktschwierigkeiten

Kräutertherapie:

Eine Mischung aus den folgenden Pflanzendrogen kann Ihnen die Apotheke herstellen:

Argentum nitricum D6

Damiana D3

Mephites D12

Moschus D3

Eisenkraut (Verbena officinalis)-Urtinktur

Aa ad 100,0

Es empfiehlt sich die Einnahme von dreimal täglich 25 Tropfen über einen längeren Zeitraum.

Bachblüten:

Mimulus

23.15. Lampenfieber

Auch diese Mischung können Sie in der Apotheke herstellen lassen:

Allermannsharnisch-Urtinktur

Eisenkraut (Verbena officinalis)-Urtinktur

Salbei (Salvia officinalis)-Urtinktur

Cava Cava D6

Ginseng D6

Codeinum phosphoricum D30

Aa ad 100,0

Auch hier empfiehlt sich die Einnahme von dreimal täglich 25 Tropfen über einen längeren Zeitraum.

23.16. Minderwertigkeitskomplexe

Bachblüten:

Larch, Cerato, Walnut, Elm, Rescue

23.17. Melancholie

Kräutertherapie:
Cichorium intybus

23.18. Müdigkeit

Diätempfehlung:
Essen Sie häufig Haselnüsse. Sie helfen gut gegen Müdigkeit und Konzentrationsstörungen.

☯ Akupressur:
Setzen Sie sich auf einen Stuhl, legen Sie die zu 90° gebeugten Arme vor sich auf den Tisch. Dort, wo die Falte im Ellenbogen zu Ende ist, liegt ein Akupunkturpunkt. Zwicken Sie mit dem Daumennagel der rechten Hand in die Falte des linken, mit dem Daumennagel der linken Hand in die Falte des rechten Ellenbogens, wiederholen Sie diese Übung 20-mal.

Setzen Sie sich auf einen Stuhl. Legen Sie Ihre Hand auf das Knie. Dort, wo der kleine Finger aufliegt, befindet sich ein Akupunkturpunkt. Massieren Sie diesen Punkt in kreisenden Bewegungen 20-mal auf beiden Knien.

23.19. Nervosität (z.B. bei Vorstellungsgesprächen)

Kräutertherapie:
Diese Kräutermischung kann Ihnen jede Apotheke zusammenstellen:
Cactus grandiflorus-Urtinktur
Ferrum siderum D12
Mephites D12
Rubelit D12
Eisenkraut (Verbena officinalis)-Urtinktur
Aa ad 100,0
Nehmen Sie bereits ein paar Tage vor dem geplanten Vorstellungsgespräch dreimal täglich 25 Tropfen ein.

Kräutertee
Mischen Sie zu gleichen Teilen Baldrianwurzel, Hopfenzapfen, Johanniskraut und Melissenblätter.

Setzen Sie einen Esslöffel auf eine Tasse Wasser kalt an, lassen Sie alles zwölf Stunden ziehen. Trinken Sie abends zwei Tassen warm.

Oder:
Rauwolfia 35,0g
Waldmeister 25,0g
Weißdornblüten 30,0g
Wermut 10,0g
Bereiten Sie aus zwei Teelöffeln der Mischung und einer Tasse Wasser einen Aufguss. Trinken Sie morgens und abends eine Tasse warm.

Weitere Kräuter stehen uns zur Verfügung:
Angelikawurzel, Baldrian, Brombeerblätter, Hagebuttenschalen, Heidekraut, Hopfen, Johanniskraut, Kamille, Kiefernnadel, Lavendel, Melisse, Orangenschalen, Passionsblume, Pfefferminze, Salbei, Thymian, Wermut.

Kräuterbäder
Blutorange, Brombeerblätter, Jasmin, Lavendel, Malve, Mandarine, Melisse, Rosmarin, Wildrose, Zitronenmelisse

23.20. Panik
Aroma:
Lavendel, Melisse, Neroli

Bachblüten:
Rock Rose, Rescue

23.21. Pessimismus
Bachblüten:
Gentian

23.22. Psychotisches Hüsteln
Aroma:
Jasmin

23.23. Reizbarkeit

Aroma:
Kamille

Kräutertherapie:
Kräuterbad:
Nehmen Sie ein heißes Vollbad mit Kamillenblüten.

••• Homöopathie:
Acidum phosphoricum D12

Bachblüten:
Impaties, Heather, Rescue

23.24. Selbstbewusstsein geschwächt

Bachblüte:
Mimulus

23.25. Schlechte Laune

Man schlage die Hände ineinander und reibe nun die Daumenballen gegeneinander, bis sie warm werden.

23.26. Stresssyndrom

Kräutertherapie:
Kräuterbad:
Lavendel, Melisse, Rosmarin, Wildrose, Zitronenmelisse

Kräuter:
Taigawurzel (Eleuterococcus)-Urtinktur

23.27. Todesangst

••• Homöopathie:

Aconitum C200 Kugeln: Nehmen Sie umgehend fünf Kugeln.

 ! Suchen Sie immer ärztliche Hilfe!

23.28. Verantwortungsangst

Bachblüten:

Elme

23.29. Verfolgungswahn

Aroma:

Olibanum

23.30. Willenlosigkeit

Reiben Sie ein bis zwei Tropfen Muskatöl auf den Gouverneur-Punkt ein. Das ist im Sitzen der höchste Punkt am Kopf.

24. Sonstige Erkrankungen

24.1. Alkoholschäden

Vorbeugen von Kater

Diätempfehlungen:

Das russische Volk ist bekannt für seine Trinkfestigkeit. Dabei benutzen viele dort einen einfachen Trick: Sie essen vor einer Feier eine Büchse Ölsardinen und tunken das Öl mit Brot aus.

Vorbeugend hilft auch ein Eiersalat, den man aus gekochten Eiern und einer Marinade aus etwas Olivenöl, einem Spritzer Essig, Pfeffer, Salz und etwas Senf bereitet (so genannter „Russischer Eiersalat").

Trinken Sie zwischen den alkoholischen Getränken oft Wasser und essen Sie saure Gurken. Saure Gurken beruhigen die Leber, die durch den Alkohol überlastet ist.

Kater durch Alkohol

Diätempfehlung:

Fangen Sie morgens mit dem Gleichen an, mit dem Sie abends aufgehört haben. Das letzte, was vom Vorabend abgebaut werden muss, ist das schädigende Methanol, das vom gleichen Enzym abgebaut wird wie das besser abbaubare Äthanol. Deshalb baut Alkohol am Morgen das schlechter verdauliche Methanol ab. Leider verschiebt es aber das Problem nur um einige Stunden.

Essen Sie zum Frühstück Salzgurken oder Heringe.

Trinken Sie dazu ein viertel Glas Artischockensaft, das Sie mit frisch gepresstem Orangensaft auffüllen. Würzen Sie mit einem Spritzer Zitronensaft.

Wenn Sie mehr Appetit auf etwas Herzhaftes haben, so mischen Sie ein Glas Tomatensaft, einen Esslöffel Worcestersoße, je eine Prise Salz und frisch gemahlenen Pfeffer. Wenn Sie frische Eier haben, mischen Sie noch ein rohes Eigelb unter (Nur frische Eier benutzen, sonst Gefahr einer Salmonellose!).

Nehmen Sie von diesen Getränken kleine Schlucke, die Sie lange im Mund behalten.

☯ Akupressur:

Man sucht sich den höchsten Punkt des Schädels. Diesen findet man am besten im Sitzen. Man legt beide Daumen an die obersten Spitzen der Ohren und versucht, sich über dem Kopf mit den Zeigefingern zu berühren. Hier liegt der höchste Punkt des Kopfes. Dieser Punkt ist im Allgemeinen sehr schmerzhaft. Nun bohrt man mit dem Fingernagel im Uhrzeigersinn und bewegt sich langsam auf einer gedachten Mittellinie über den Kopf nach hinten unten, bis die Finger in die so genannte Schädelgrube fallen. Hier stimulieren Sie erneut mit den Fingernägeln.

Kneifen Sie sich in die Schwimmhaut zwischen der vierten und der fünften Zehe auf beiden Füßen. Dies lindert die Übelkeit.

Nehmen Sie einen Eiswürfel, wickeln Sie ihn in ein dünnes Tuch und halten sie sich dieses an die Nasenspitze.

24.2. Allgemeine Altersschwäche

Der Kraftlosigkeit, die zwangsläufig mit steigendem Alter kommt, kann man durch eine gesunde, energiereiche Ernährung vorbeugen.

Essen Sie jeden Morgen Hirsebrei oder Haferschleimsuppe (s. Kapitel I, 4. Diätempfehlungen). Diese sind sehr energiereich. Auch eine Dinkelsuppe erfüllt diesen Zweck. Kochen Sie dazu sechs Esslöffel Dinkelkörner in einem halben Liter Wasser, geben Sie zwei Esslöffel Butter und zwei Eidotter hinzu. Würzen Sie mit Salz nach.

Energiespendende Nahrungsmittel sind Erdnüsse, Hühnerfleisch, Longanen (Lycheeähnliche Früchte), Lychees, Porree und Wildfleisch (Hirsch, Wildente, Wildhase). Für alle, die zwar einen hohen Energiebedarf haben, aber nichts essen können (ältere Menschen, schwer Erkrankte), kann man alternativ auch eine Brühe aus Hühnerfleisch kochen (keine Tütensuppen verwenden!).

24.3. Cholesterinerhöhung (Hypercholesterinämie)

Zu hohes Cholesterin führt in den Gefäßen zu Kalkablagerungen (ähnlich wie in den Schläuchen von Kaffeemaschinen). Dies führt zur Verengung der Blutgefäße und birgt die Gefahr, eher als gesunde Gleichaltrige einen Herzinfarkt oder einen Hirnschlag zu erleiden.

Diätempfehlung:

Beginnen Sie den Tag mit einem Haferschleim oder Buchweizengries.

Essen Sie zu jeder Mahlzeit einen Esslöffel Haferkleie oder Getreidekleie (s. Kapitel I, 4. Diätempfehlung).

Meiden Sie alle tierischen Fette, insbesondere Butter. Kochen Sie mit kalt gepresstem Olivenöl.

Meiden Sie Honig. Quitten und Artischockensaft senken auf natürliche Weise das Cholesterin.

Kräutertherapie:
Kräutertees
Trinken Sie täglich eine Tasse Löwenzahntee.

24.4. Fußschweiß

Fußschweiß kann sehr lästig sein. Mancher getraut sich nicht, zu Bekannten auf Besuch zu gehen aus Angst, die Schuhe ausziehen zu müssen.

Allgemeine Maßnahmen:
Tragen Sie Baumwollsocken, möglichst zwei Paar dünne übereinander. Waschen Sie sich oft die Füße.

Diätempfehlung:
Meiden Sie scharfes Essen.

Kräutertherapie:
Reiben Sie nach dem Fußbad die Füße mit einer Birkenblätter-Tinktur ein.
Machen Sie jeden Abend ein Fußbad mit heißem Wasser, dem Sie eine Tasse Essig zusetzen und ein Säckchen mit Liebstöckel und Rosmarin hineinhängen.

24.5. Haarausfall (Effluvium)

Allgemeine Maßnahmen:
Meiden Sie im Sommer direkte Sonnenbestrahlung des Kopfes. Setzen Sie immer eine Kopfbedeckung auf. Viele Menschen haben durch die intensive Sonnenbestrahlung kleine, nicht fühlbare Verbrennungen der Kopfhaut. Wochen später gehen daraufhin die Haare aus.

Kaufen Sie sich in der Apotheke Vitamin B12-Ampullen und Panthenol-Spray. Mischen Sie eine kleine Schüssel voll Panthenol-Schaum und den Inhalt einer Ampulle Vitamin B12. Tragen Sie diesen Schaum auf die Kopfhaut auf, bedecken Sie komplett alle Haare mit einer Haushaltsfolie. Nach zirka 20 Minuten waschen Sie den Schaum wieder aus den Haaren aus.

Diätempfehlungen:
Zur Verbesserung der Haarqualität kann man unterstützend einnehmen: Vitamin H und Kieselsäure. Vitamin H ist enthalten in: Eigelb, Früchten, Hefe, Innereien, Reiskleie, Salaten.

Kräutertherapie:

Oft ist die Kopfhaut verspannt. Dies geschieht vorwiegend bei nervlichen Anstrengungen. Wenn die Kopfhaut wie betoniert ist, kann sich eine Haarwurzel nicht optimal entwickeln (eine kleine Pflanze kann auch nicht in einer Betonstraße wachsen). Reiben Sie daher zur Durchblutungsverbesserung die Kopfhaut mit Pilviril (aus der Produktserie La Biosthetique, in Friseurgeschäften erhältlich) ein. Dies ist eine Mischung aus verschiedenen ätherischen Ölen, die durch eine Verbesserung der Durchblutung zu einer milden Erweichung der Kopfhaut beiträgt. Tragen Sie diese Flüssigkeit mit einem Watup-Stäbchen leicht auf die Kopfhaut auf.

Lassen Sie sich in der Apotheke folgende Mischung herstellen:
Mischen Sie zu gleichen Teilen die Urtinkturen von Birke, Brennnessel, Klette, Rosmarin, Salbei und Thymian in eine kleine Flasche. Trinken Sie davon dreimal täglich 20 Tropfen in etwas Wasser.

◆ Physikalische Therapie:

Mischen Sie mehrere Esslöffel Honig mit vergälltem Alkohol (in der Apotheke erhältlich). Massieren Sie diese Mischung in die Kopfhaut ein. Lassen Sie das Ganze zwei Stunden wirken, bevor Sie es wieder ausspülen.

24.6. Haare, zu trockene

Allgemeine Maßnahmen:

Benutzen Sie wenig Shampoo. Benutzen Sie keinen Föhn, denn Föhnen trocknet die Haare noch mehr aus. Meiden Sie direkte Sonnenbestrahlung. Meiden Sie Schwimmbäder mit starken Desinfektionsmitteln, die meisten dieser Desinfektionsmittel trocknen die Haare aus.

Kräutertherapie:

Tragen Sie eine Maske aus Avocadopüree auf die Kopfhaut auf. Lassen Sie diese 20 Minuten wirken. Spülen Sie sie danach gut aus.

24.7. Haare, zu fettige

Benutzen Sie Bier statt Schaumfestiger.
Spülen Sie nach der Haarwäsche die Haare mit einer Tinktur aus einem Glas Wasser und einem Teelöffel Apfelessig aus.

24.8. Kloßgefühl im Hals (Globus hystericus)

••• Homöopathie:

Asa foetida D4: Nehmen Sie hiervon dreimal 25 Tropfen pro Tag oder
Cimicifuga C30 und Hypericum C30 im Wechsel fünf Kugeln pro Tag

Oder:
Ypsilo Heel-Tabletten dreimal eine Tablette sowie Spongia D4 dreimal eine Tablette
sowie Asa foetida D4 dreimal eine Tablette.

Aroma:

Jasmin

24.9. Narkoseunverträglichkeit

Haben Sie einmal schlechte Erfahrung mit einer Narkose gemacht? Kopfschmerzen, Erbrechen? Das muss sich nicht wiederholen. Bei der nächsten Narkose können Sie dem vorbeugen. Sobald Ihnen die Schwester vor der OP das Beruhigungsmittel gibt, nehmen Sie fünf Kugeln Nux vomica C200. Das verhindert die lästigen Begleiterscheinungen mancher Narkosen.

24.10. Nasenbluten (Epistaxis)

Nasenbluten kann viele Ursachen haben: Es können Gefäße in der Nase platzen, zu hoher Blutdruck kann eine Blutung auslösen.

Allgemeine Maßnahmen:

Befeuchten Sie die Raumluft. Zu trockene Raumluft lässt die Gefäße porös werden. Nasenbluten stoppen kann man sehr schnell, indem man ein zusammengeknülltes Stück Tempo unter die Zunge klemmt.

••• Homöopathie:

Nasenbluten ohne zu hohen Blutdruck:
a)   Geben Sie einen Tropfen Capsellae bursae pastoris D12 auf ein Stück Watte und stecken Sie dieses Wattestück früh morgens in die Nase (Nicht, wenn zu hoher Blutdruck vorliegt!)
b)   Nehmen Sie einmalig fünf Kugeln Phosphorus C200 bei Nasenbluten. Es dient dem sofortigen Blutstillen. Sie können dieses Mittel später auch prophylaktisch nehmen in einer Dosierung von 1x5 Kugeln alle drei Wochen.

Bitte kontrollieren Sie zuerst den Blutdruck! Ist Ihr Blutdruck höher als 150/90 suchen Sie unbedingt einen Arzt auf!

24.11. Operationen

Um Operationen, egal welcher Art, besser vertragen zu können, nehmen Sie im Anschluss an die Operation einmalig fünf Kugeln Arnika C200.

24.12. Schlafstörungen (Insomnie)

Allgemeine Maßnahmen:

Stehen Sie jeden Tag möglichst zu einem festgesetzten Zeitpunkt auf, unabhängig davon, ob Sie müde sind oder nicht. Legen Sie sich nicht zu Mittag hin.

Verzichten Sie auf anregende Genussmittel ab Mittag (Kaffee, Schwarztee). Essen Sie nicht nach 18.00 Uhr.

Gehen Sie mit einem entspannten Gefühl ins Bett. Verkrampfen Sie sich nicht, versuchen Sie nicht, sich zu einem Schlaf zu zwingen. Erholend ist auch schon das entspannende Liegen. Denken Sie immer daran: Wenn der Körper Schlaf braucht, nimmt er ihn sich auch! Durch zu wenig Schlaf kann man nicht krank werden. Das hilft Ihnen vielleicht, leichter über das Schlafproblem hinwegzukommen.

Diätempfehlung:

Essen Sie abends Salat, er wirkt nervenberuhigend.

Wenn Sie schlecht einschlafen können, trinken Sie abends beim Ins-Bett-Gehen ein Glas warme Milch mit Honig. Alternativ geht auch ein Glas warmes Bier oder ein Glas Rotwein mit einem Eigelb und einem Esslöffel Honig.

Ältere Menschen bevorzugen gern einen Maulbeersirup.

Kräutertherapie:
Kräutertee

Bewährt haben sich folgende Teemischungen:

Baldrian, Hopfen, Melisse

Trinken Sie vor dem Ins-Bett-Gehen eine große Tasse Tee heiß mit einem Teelöffel Honig.

Oder:

Mischen Sie zu gleichen Teilen Baldrianwurzel, Beifuß, Heidekraut, Hopfen und Pfefferminzblätter.

Setzen Sie einen Teelöffel der Mischung auf eine Tasse an, lassen Sie die Mischung tagsüber stehen, seihen Sie alles ab. Trinken Sie vor dem Zu-Bett-Gehen eine große Tasse heiß.

Wenn Sie nachts aufwachen, trinken Sie ein Glas Holundersaft mit Honig.

Kräuter
Eine fertige Mischung aus der Apotheke ist Requiesan (Kalifornischer Mohn und grüner Hafer). Nehmen Sie 40 Tropfen in etwas Wasser vor dem Schlafengehen.

Kräuterbad
Nehmen Sie gegen 21.00 Uhr ein entspannendes Bad mit Blutorange, Brombeerblättern, Jasmin, Mandarine und Rose.

◆ Physikalische Therapie:
Außer einem Kräuterbad können Sie auch einfach vor dem Zu-Bett-Gehen ein warmes Salzfußbad machen (s. Kapitel I, 6.1. Kneipp- und Wasseranwendungen).

Aroma:
Können Sie schlecht einschlafen, geben Sie jeweils einen Tropfen Melissen- und Rosmarinöl aufs Kopfkissen.
Oder benutzen Sie eine Aromalampe, die Sie ins Schlafzimmer stellen, mit folgender Mischung:
Drei Tropfen Melisse, drei Tropfen Ylang-Ylang, ein Tropfen Sandelholz, ein Tropfen Anis, ein Tropfen Lavendel.
Bei Durchschlafstörungen benutzen Sie einige Tropfen Neroliöl.

☯ Akupressur:
Genau in der Mitte zwischen den Augenbrauen liegt ein Punkt, von dem aus Sie nach unten streichen bis zur Nasenspitze. Diese Massage wiederholen Sie zirka 50-mal. Danach massieren Sie mit der flachen Hand die gesamte Region um den Bauchnabel in Uhrzeigerrichtung, bis die Region warm wird. Dies stabilisiert nach der chinesischen Medizin die so genannte „Mitte", ein wichtiges Energiezentrum.

24.13. Schweißneigung (Hyperhidrosis)
Kräutertherapie:
Salbeitee

••• Homöopathie:
Salbei (Silvia)-Urtinktur

24.14. Übergewicht (Adipositas)

a) Hungergefühl stoppen

Allgemeine Maßnahmen:

Mit ein paar einfachen Tricks kann man das Hungergefühl unterdrücken:

Das Hungergefühl kann man bereits beim Frühstück stoppen, indem man mit einer großen Portion Wassermelone oder einer Gurke den Tag beginnt. Beides ist sehr wasserreich und füllt schnell den Magen.

Ein großes Glas Wasser oder ungesüßter Kräutertee mit einem Zusatz von etwas Vanille zu jeder vollen Stunde vermindert das Hungergefühl.

Essen Sie über den Tag verteilt eine kleine Schale voll Kresse oder kauen Sie ein paar Blätter frischen Salbei.

In Südamerika zeigten mir die Minenarbeiter unter Tage, wie sie ihren Hunger stillen. Sie kauen den ganzen Tag Mateblätter. Adäquat kann man bei uns Mate-Tee trinken.

Aroma:

Auch das Riechen an einem Streifen mentholhaltigen Kaugummis unterdrückt das Hungergefühl.

☯ Akupressur:

Man suche sich die Mitte der Oberlippe. Von hier geht man auf einer gedachten Mittellinie nach oben bis zum Ansatz der Nasenscheidewand. Auf der Hälfte dieser Strecke liegt ein Punkt, der das Hungergefühl beeinflussen kann. Massieren Sie diesen Punkt bei auftretendem Hunger etwa 30 Sekunden mit dem Fingernagel im Uhrzeigersinn.

In der Akupunktur benutze ich häufig einen Punkt, der auf der Mitte des Knorpels vor dem Ohr liegt. Diesen Punkt kann man auch mit Akupressur reizen. Man sollte diesen Punkt bei Rechtshändern rechts und bei Linkshändern links reizen. Ist man sich über die Händigkeit nicht ganz sicher, kann man den Punkt auch beidseitig stimulieren.

b) Gewichtsreduktion

Allgemeine Maßnahmen:

Denken Sie daran, dass man bei abnehmendem Mond leichter abnimmt. Verlegen Sie daher nie Ihre Diäten in die Phasen des zunehmenden Mondes. Sie werden sonst sehr schnell enttäuscht sein. Machen Sie Diäten nie im Winterhalbjahr. Ihr Körper braucht zu dieser Jahreszeit genügend Energie. Trinken Sie nichts Kaltes. Nehmen Sie möglichst nur warme Speisen und warme Getränke zu sich.

Frühstücken Sie mit einem Hirsebrei oder einem Getreidebrei auf gerösteten Frühlingszwiebeln mit geröstetem Ingwer.

Essen Sie jeden Tag eine der folgenden Suppen: Miso-Suppe (in Chinaläden erhältlich), Kürbissuppe, Tomatensuppe mit Ingwer und Basilikum, Möhrensuppe.

Essen Sie als Beilagen Polenta, Hirse oder Reis.

Trinken Sie viel Schwarztee.

Viele schwören auch auf eine Trennkost. Hier sind die wichtigsten Hinweise für eine Trennkosternährung gegeben:

Beginnen Sie einen Tag nach Vollmond, ab Neumond essen Sie wieder normal. Halten Sie zwischen Frühstück, Mittag- und Abendessen mindestens fünf Stunden ein, in denen Sie nichts essen. Trinken Sie viel Fenchel-, Anis- und Kümmeltee.

Während der Diät sind folgende Produkte völlig zu meiden: Kaffee, Kakao, Schwarztee, rohes Fleisch, Schweinefleisch, rohes Eiweiß, Mayonnaisen, Hülsenfrüchte, Konserven, Fertiggerichte, Zucker, Marmeladen, Produkte aus Weißmehl.

Hier einige Vorschläge für Ihren Speiseplan:

Frühstück:

Getränke: Früchtetee (evtl. mit Ahornsirup), Milch, Kefir, Sauerrahm, Molke, Karob

Essen: Brot, Buchweizen, Vollkorngetreideerzeugnisse, Kuchen und Gebäck aus Vollkorn

Brotauflagen: Topfen, naturbelassene Marmeladen, Honig, alle Käsesorten, alle Weichkäse (Mascarpone, Mozzarella, Ricotta, Schafs- und Ziegenkäse), Butter

Obst: frische Datteln, Feigen, süße mehlige Äpfel, Mangos, Papayas, Kiwis, alle Beerenfrüchte, alles Kern- und Steinobst

Weiteres: Müsli, Gries aus Vollkornmehl, alle Sojaprodukte

Mittagessen:

Getränke:	Früchtetee, Apfelwein, Kefir, Joghurt, Buttermilch, Milch
Obst:	Beerenfrüchte, Kern- und Steinobst, Mangos, Papayas, Kiwi
Beilagen:	Alle Salate, alle Sprossen, alle Keimlinge, Pilze, frische und getrocknete Kräuter, alle Nüsse (außer Erdnüssen und Kastanien), gekochte Tomaten, alle Gewürze, alle Gemüse (außer Kartoffeln, Schwarzwurzeln, Topinambur, Grünkohl)
Weiteres:	Oliven, Öle, Fette, Butter, Kefir, Topfen, Sauerrahm, Schlagsahne, Molke, alle Weichkäse, Eidotter, Geliermittel

Abendessen:

Getränke:	Bier, Milch, Joghurt, Kefir, Sauerrahm, herber Weißwein, Apfelwein, Sekt, Früchtetee, Buttermilch
Essen:	Kartoffeln, Nudeln, Gries aus Vollkorn, Gerste, Dinkellaibchen, Brot aus Buchweizen oder Vollkorn
Brotaufstrich:	Alle Weichkäse, alle festen Käse, Topfen, Butter
Gemüse:	Schwarzwurzeln, Topinambur, Grünkohl, gekochte Tomaten
Obst:	Trockenobst, alle Beerenfrüchte, alles Kern- und Steinobst, Kiwi, Mangos, Papayas
Weiteres:	Öle, Fette, Butter, Schlagsahne

••• Homöopathie:

Helianthus tuberosis D1: Nehmen Sie fünf Tropfen über 12 Wochen ein.
Kämpfen Sie mit einem Heißhunger auf Süßigkeiten, so nehmen Sie zusätzlich täglich fünf Kugeln Sulfur C200 ein.

Aroma:

Fenchel regt die Schilddrüsentätigkeit an und damit den Stoffwechsel.

☯ Akupressur:

Legen Sie die rechte Hand flach neben den Bauchnabel. Massieren Sie nun mit der flachen Hand die Region um den Bauchnabel im Uhrzeigersinn mehrere Minuten. Danach wechseln Sie die Richtung. Es muss ein warmes Gefühl im Bauch entstehen. Durch diese Massage bringen Sie vermehrt Energie in den Bauchraum, die der Körper benötigt, um vermehrt Verdauungsleistung zu vollbringen.

Diätempfehlungen:

Trinken Sie zum Frühstück eine Tasse Hagebuttentee mit etwas Sanddornsirup. Essen Sie dazu ein Müsli aus Ananas, Äpfeln, Bananen, Birnen, Datteln, Erdbeeren, Feigen, Grapefruit, Himbeeren, Kiwis, Papaya, Pfirsichen, Rosinen und Walnüssen.

Wer es lieber deftig mag, der mische sich Magerquark mit Kresse, Sesamkörnern, Schnittlauch und Sonnenblumenkernen.
Nehmen Sie morgens eine Tablette Magnesium.

Mittag:
Essen Sie eine Miso-Suppe oder eine Kürbis- oder Tomatensuppe mit Ingwer. Essen Sie von einer Sorte Fleisch (außer Schweinefleisch) und einer Sorte Gemüse so viel, bis Sie satt sind. Trinken Sie dazu eine Tasse Löwenzahnwurzeltee und eine Tasse Brennnesseltee.

Abends:
Den Abschluss des Tages sollte ein Gericht aus einer Sorte Gemüse mit Pilzen oder Schafskäse oder Mozzarella oder Fisch oder Fleisch bilden. Trinken Sie dazu eine Tasse Johanniskrauttee und ein Glas Wasser mit einem Esslöffel Schlehdornsaft. Nehmen Sie am Abend eine Tablette Zink ein.

Dazwischen trinken Sie jede Stunde ein Glas Wasser oder einen Tee aus Brennnessel, Hagebutten, Lavendel oder Mariendistel.

24.15. Unterkühlungen

Nehmen Sie ein heißes Bad, trinken Sie möglichst viel heißen, gesüßten Tee. Nach dem Bad ist es sofort notwendig, sich in warme Decken einzuwickeln.

24.16. Zuckerkrankheit (Diabetes mellitus)

Die Zuckerkrankheit ist in den Industriestaaten nach der Fettstoffwechselstörung die häufigste Stoffwechselerkrankung. Allein in Deutschland leiden über vier Millionen Menschen unter Diabetes.
Meist wird die Zuckerkrankheit beim Arzt im Laborcheck als Zufallsbefund entdeckt. Die Symptome, mit denen der Diabetes beginnt, sind nämlich sehr unspezifisch: Durst, häufiges Wasserlassen, Müdigkeit und eventuell Heißhungerattacken. Man unterscheidet zwei Formen, denen lediglich gemeinsam der hohe Zuckerspiegel im Blut ist.
Der Typ- I- Diabetes, früher „jugendlicher Diabetes" genannt, kommt überwiegend, aber nicht ausschließlich, bei Kindern und Jugendlichen vor. Der Körper benötigt Insulin, ein Enzym, welches in der Bauchspeicheldrüse gebildet wird, um den Zucker aus der Nahrung zur Energiegewinnung zu verbrennen. Beim Typ- I- Diabetes produziert die Bauchspeicheldrüse nicht genug von diesem Insulin.

Beim Typ- II- Diabetes, früher „Altersdiabetes" genannt, spielen erbliche Faktoren, Übergewicht, falsche Ernährung und Bewegungsmangel eine große Rolle. Die Muskel- und Fettzellen reagieren nicht genügend auf Insulin, sie sind resistent. Gefährlich ist bei dieser Form die meist auftretende Kombination mit erhöhten Blutfetten, erhöhtem Blutdruck und Fettsucht, die das Lebensalter entscheidend verkürzen können.

Allgemeine Maßnahmen:

Bewegen Sie sich mehr! Reduzieren Sie Ihr Gewicht! Die meisten Diabetiker sind übergewichtig. Viele könnten ihre Tabletten weglassen, wenn sie 10 bis 15kg abnehmen.
Man schätzt, dass ca. 80% der Typ- II- Diabetiker auf ihre Medikamente verzichten könnten, wenn sie ihre Ernährungsgewohnheiten umstellen würden.

Diätempfehlungen:

Bei Ihrer Ernährung sollten Sie ausgewogen essen, d.h., das Verhältnis von Eiweißen zu Fetten zu Kohlenhydraten sollte 15%: 30%: 55% betragen. Eiweißreiche und fettreiche Lebensmittel haben kaum einen Einfluss auf den Blutzuckerspiegel. Im Gegensatz dazu führt die Aufnahme von Kohlenhydraten zum Anstieg des Blutzuckerspiegels.
15% der Nahrung sollte aus Eiweiß bestehen, da der Körper selbst kein Eiweiß produzieren kann. Auf die Zufuhr von Fett dagegen kann der Körper leicht verzichten. Zirka 30% der Nahrung darf der Fettanteil betragen. Bedenken Sie aber immer, dass Fett den höchsten Energiegehalt hat. Wollen Sie Ihr Gewicht reduzieren, sollte der Fettanteil maximal 15 bis 20% betragen.
1g Kohlenhydrate liefert 4 kcal oder 17kJ.
1g Eiweiß liefert ebenfalls 4 kcal oder 17kJ.
1g Fett dagegen liefert ca. 9kcal oder 39kJ.

Besorgen Sie sich entsprechende Diabetikertabellen über Lebensmittel, nach denen Sie sich strikt bei der Ernährung richten sollten.
In kcal oder kJ wird die Energiemenge gemessen, die im jeweiligen Nahrungsmittel steckt. Zum besseren Vergleich der Lebensmittel hat man eine Einheit festgelegt, die Broteinheit (BE). 1 BE entspricht 12g Kohlenhydraten. Berechnen Sie anfangs jede einzelne Mahlzeit, bis Sie sich mit den kcal/kJ und BE vertraut gemacht haben. Ernähren Sie sich nur von Produkten, auf denen der Energie- und Nährstoffgehalt detailliert aufgezeichnet sind.
Sie sollten optimaler Weise täglich umgerechnet 40 bis 50g Eiweiß, zirka 65g Fett und mehr als 250g Kohlenhydrate konsumieren. Schnell resorbierbare Kohlenhydrate, wie Zucker, Honig, Kuchen, Torten, süße Limonaden, Produkte aus Weißmehl (Nudeln etc.) sollten ganz gemieden werden, da der Blutzucker damit besonders

schnell ansteigt. Zuckerersatzstoffe wie Saccharin, Sorbitol, Natreen dürfen verwendet werden. Wenn Sie naschen möchten, kaufen Sie sich Diabetikerschokolade, Diabetikermarmelade etc. Bevorzugen Sie als Kohlenhydrate dunkles Brot und Brötchen, Obst und Gemüse. Auf Alkoholika sollten Sie außer auf Diätpils und Diätsekt vollständig verzichten.

Verteilen Sie Ihre Nahrungsmenge auf drei Haupt- und zwei Nebenmahlzeiten. Wenn Sie Gewicht reduzieren möchten, lassen Sie die Zwischenmahlzeiten und das Abendessen weg oder zumindest teilweise weg.

Lassen Sie regelmäßig Ihre Blutzucker- und Langzeitzuckerwerte beim Arzt überprüfen. Gehen Sie einmal pro Jahr zum Augenarzt. Diabetes kann Veränderungen am Augenhintergrund hervorrufen, die zu Sehstörungen führen. Sollte eine Diät nicht ausreichen, um die Blutzuckerwerte zu normalisieren, kommen Medikamente zum Einsatz!

Danksagung

Bedanken möchte ich mich
bei meinen Eltern, die mir das Studium der Medizin ermöglichten,

bei meinem ersten Arbeitgeber, Herrn Dr. Marcel Baumüller,
der mir die ersten Schritte im Praxisalltag beibrachte,

bei einem auf mich stets als Vorbild wirkenden älteren Kollegen und Freund der Familie, Herrn Dr. Fred Betz, der mir die Naturheilkunde schmackhaft machte,

bei meiner Freundin Traudl Wimmer, die mir bei der stilistischen Bearbeitung half,

bei Maria Börgermann-Kreckl, die wesentlich zur Veröffentlichung des Buches beitrug,

bei Frau Heidemarie Hohenadl für die juristische Beratung

und besonders bei meinem Mann für die Geduld in den vielen Stunden,
als ich dieses Buch geschrieben habe.

Index

Krankheitsbilder und Leitsymptome

THERAPIEMETHODEN

Weitere Bücher aus dem Verlag Via Nova:

Medizin die JEDEN angeht
Schulmedizin und alternative Heilverfahren als Partner
Dr. med. Richard Harslem

Paperback, 208 Seiten, ISBN 978-3-86616-204-4

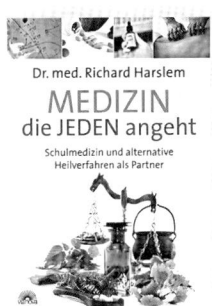

Auf der Grundlage neuester wissenschaftlicher Erkenntnisse der Physik, der Hirn- und Placeboforschung zeigt dieses Buch anhand einfacher Alltagsbeispiele den gemeinsamen Nenner aller Heilmethoden sowohl der Schulmedizin als auch alternativer Heilverfahren auf: Der Patient muss im Mittelpunkt stehen, eine optimale Kommunikation zwischen ihm und dem behandelnden Arzt/Heiler wird die beste Heilmethode finden. Dieses dargestellte „menschenwürdige" Medizinverständnis und die zahlreichen, praktisch umsetzbaren Informationen sind für alle, die mit dem Gesundheitswesen und der Gesundheitserziehung zu tun haben, von großer Bedeutung, interessant und lesenswert, aber auch für alle, die gesund werden wollen! So können die Heilungschancen der einzelnen Patienten erhöht werden. Die Erkenntnisse des Autors wollen einer besseren Volksgesundheit dienen und Kosten senken.

Fahrplan Gesundheit
Die universellen Heilprinzipien der Natur
Dr. med. Jürgen Freiherr von Rosen

Hardcover, 112 Seiten, 20 mehrfarbige Fotos, ISBN 978-3-86616-216-7

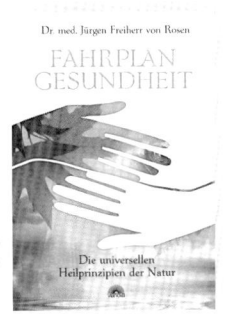

Dieses Buch regt an, sich umfassend mit den universellen Heilprinzipien der Natur zu beschäftigen und mit deren Kenntnis neue Wege zu gehen und neue Verhaltensweisen einzuhalten, um eine optimale Gesundheit zu erreichen. Der Autor ist der Überzeugung, dass nachhaltige Gesundheit und Leistungsfähigkeit bis ins hohe Alter möglich sind. Er stellt eine Vision vom optimalen Gesundsein vor, die er selbst vorlebt. Alle wichtigen Grundprinzipien einer gesunden Lebensweise werden dargestellt. Zum Beispiel: Ernährung, Ausdauersport, Schlaf und Schlafplatz, Heilung von Blockaden, Intuition, geistige Einstellung. Dieses Buch gibt dem Leser überzeugende und wirksame Ratschläge, auch wie man entsprechende Kosten sparen kann.

Ganzheitlich entgiften und entschlacken
Die 8-Kräuterkur für ein gesundes Leben
Bettina Lindner

2. Auflage

Paperback, 144 Seiten, 30 mehrfarbige Fotos, ISBN 978-3-86616-219-8

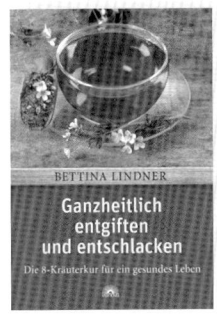

Tausende haben in den letzten Jahrzehnten hervorragende Erfahrungen mit einem speziellen 8-Kräutertee gemacht. Sogar Schwerkranke verbessern ihren Zustand meist deutlich mit dem Rezept der Ojibwa-Indianer Kanadas, auf deren Wissen diese Kräutermischung beruht. Der Tee ist in der Lage, Krankheiten vorzubeugen oder zu heilen, weil er intensiv entsäuert, entgiftet, entschlackt. Dadurch wird auch das Immunsystem gestärkt. Dieses Buch macht Hoffnung, indem es traditionelles Gesundheitswissen in die heutige Zeit bringt. Es erklärt nicht nur die Entdeckung des Tees vor mehr als 80 Jahren, sondern auch, warum diese spezielle Zusammensetzung der Kräuter so wirkungsvoll ist. Besonders berührend sind die Erfahrungsberichte der Anwender, die aufzeigen, dass die tägliche Vitalität und geistige Frische durch Entgiftung extrem verbessert werden kann.

Heilung durch Energiemedizin
Verborgene Konflikte erkennen und heilen
Dr. med. Reimar Banis

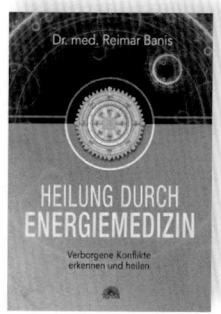

Hardcover, 336 Seiten, 180 mehrfarbige Abb., ISBN 978-3-86616-215-0

Große seelische Konflikte rauben Lebensenergie und beeinträchtigen erheblich unser Denken, Fühlen und Handeln. Der Autor, Heilpraktiker und Arzt mit Schwerpunkt Naturheilverfahren, zeigt in diesem Buch, auch an zahlreichen Fallbeispielen, wie mithilfe einer von ihm entwickelten alternativmedizinischen Methode, der Psychosomatischen Energetik (PSE), sowie homöopathischer Komplexmittel solche Konflikte, auch Traumata, erkannt und aufgelöst, Selbstheilungskräfte ausgelöst werden. Hier werden auch die Geschichte der Seelenforschung und ein neues Weltbild skizziert, das naturwissenschaftliche, schamanistische und tiefenpsychologische Erkenntnisse verbindet, die individuelle Seele als Erscheinungsmoment eines Reifeprozesses deutet.

Gesund durch das Jahr mit der
HL. HILDEGARD VON BINGEN
Almanach der Jahreszeiten
Rezepte, Brauchtum, Lebensweise, Kräuterkunde,
Naturheilmittel, Kalendarium
Peter Pukownik

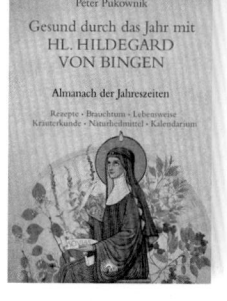

Hardcover, 240 Seiten, 125 mehrfarbige Abb., ISBN 978-3-86616-217-4

Die Heilkunde der hl. Hildegard von Bingen ist vielfach erprobt, z.T. wissenschaftlich bewiesen, hat sich bewährt und viele Heilprozesse gefördert. Sie zeigt Zusammenhänge zwischen Mensch und Kosmos auf, die unterschiedlichen Wirkungen der energetischen Schwingungen von Kräutern, Früchten, Mineralien und Metallen auf den menschlichen Körper, auf Seele und Geist. Der Hildegard-Experte Peter Pukownik gibt in diesem Handbuch aus seinem umfangreichen Wissen und seiner Erfahrung wertvolle Informationen und Anregungen – auch anhand zahlreicher Hildegard-Zitate - , sich im Rhythmus der Jahreszeiten gesund zu ernähren, Körper und Geist zu reinigen und zu heilen. Der übersichtliche monats- und sachbezogene Aufbau, anschauliche Abbildungen und klare Rezepte erleichtern die tägliche Anwendung und fördern stetig Gesundheit und Wohlbefinden der interessierten (engagierten) Leser.

Wie bewusste Ernährung Ihren Geist beeinflusst
Durch richtiges Essen zu mehr Liebe, Selbstvertrauen und Achtsamkeit
Antonie Danz

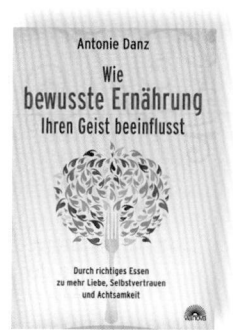

Hardcover, 96 Seiten, ISBN 978-3-86616-158-0

Achtsames Essen bringt uns ins „Jetzt" und damit in unsere Wirkungskraft, Wohlsein zu erschaffen. Liebe, Verbundenheit, Wertschätzung, Vertrauen und Achtsamkeit gegenüber der Nahrung, ihrer Zubereitung und dem Genuss daran machen deutlich, dass die Autorin auf die innere Einstellung zur Ernährung und damit auf das Leben zielt: „Wir haben im Bereich der Ernährung verlernt, uns nach diesen inneren Gesetzmäßigkeiten zu richten. Alles, woran wir unsere Liebe im Hinblick auf die Ernährung binden, muss neu ausgerichtet und wieder fühlbar erlebt werden."

Wohlfühlhormon Serotonin – Botenstoff des Glücks
Der körpereigene Aufbau durch native Ernährung
Rolf Ehlers

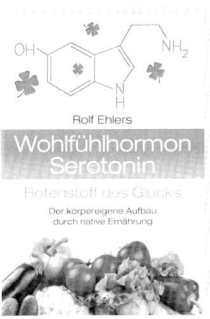

Hardcover, 288 Seiten, ISBN 978-3-86616-208-2

Das unverzichtbare Schlüssel- und Wohlfühlhormon Serotonin ist der zentrale Botenstoff, der in uns Menschen eine mental-hormonelle Balance, Gesundheit und damit Lebensglück bewirkt. Rolf Ehlers stellt in diesem Buch das Aminas-Prinzip vor, das er entdeckt und entwickelt hat, und begründet umfassend und überzeugend, dass mit dem Verzehr nativer Kost auf leeren Magen Serotonin zuverlässig auf natürliche Weise im Gehirn aufgebaut und im gesamten Körper sowie auch seelisch wirksam wird. Fachleute haben seine Erkenntnisse zu Recht als bedeutendste Entdeckung auf dem Gebiet der gesunden Ernährung in den vergangenen Jahren bezeichnet.

Die Kunst gesund zu leben
Mein Programm für Ernährung, Bewegung und Balance
Prof. Franz Decker

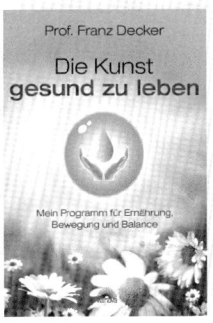

Paperback, 256 Seiten, 42 Grafiken, ISBN 978-3-86616-157-3

Ein 12-Schritte-Lebensprogramm für mehr Lebensqualität und Gesundheit. Es ist heute nicht leicht, gesund zu leben. Viele Menschen sind müde, energielos, aus-gebrannt, schlecht gelaunt, zu dick und kränkeln. Moderne „Krankheiten befallen uns nicht aus heiterem Himmel, sondern entwickeln sich aus täglichen kleinen Sünden wider die Natur" (Hippokrates). Wir brauchen deshalb die Kunst, gesund zu leben. Gesundheit und Vitalität bis ins hohe Alter sind heute mehr als je zuvor von der Entscheidung für eine gesunde Lebensweise, eine bewusste Denk- und Lebensmentalität abhängig. So kann man modernen Lebenskrankheiten vorbeu-gen und ein erfülltes Leben führen. Das Buch zeigt den Weg zu einer solchen neuen Lebenskunst mit Le-bensqualität und Lebens-Balance. Es enthält zahlreiche Tipps, Übungen, Mentaltrainings-Situationen und Erfahrungen, welche die Wirksamkeit des 12-Schritte-Lebensprogramms verstärken.

Heilgebärden
Verbindung mit dem heilenden Feld durch Bewegung
und Meditation – Vorwort von Chuck Spezzano
Barbara Schenkbier

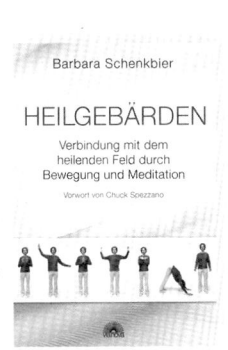

Hardcover, 160 Seiten, 42 mehrfarbige Fotos, ISBN 978-3-86616-175-7

Die Heilgebärden sind im Rahmen der Ausbildung für spirituelle Heilung inspira-tiv von der Autorin Barbara Schenkbier empfangen und ausgestaltet worden. Sie sind für jeden leicht durchzuführen. Achtsame Gebärden und Haltungen öffnen den Übenden für den Strom der Heilenergie aus dem heilenden Feld. Dynamische Bewegungen und Energiemassage aktivieren die Lebensenergie, so dass der Kör-per und die Feinstoffebenen durchströmt und geheilt werden. In der wachen Vergegenwärtigung der strömenden Heilkraft und in den Meditationen werden auch Geist und Seele angesprochen und wichtige spirituelle Grundhaltungen wie Achtsamkeit, Hingabe und Demut entfaltet.

Der Trank des Lebens
Das Heilgeheimnis aus dem Himalaja neu entdeckt
Christine Brunner

Paperback, 132 Seiten, ISBN 978-3-86616-196-2

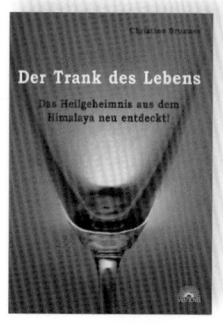

Ambrosia, Amrita und Soma galten in früheren Hochkulturen als „Trank der Unsterblichkeit". Während die erstgenannten den Himmlischen Wesen vorbehalten waren, war Soma für die Menschheit bestimmt. Ihm wurde eine gesundheitsfördernde sowie lebensverlängernde und Gedanken klärende Wirkung zugeschrieben. Das Rezept für den Soma-Trank wurde in den alten indischen Schriften verschlüsselt wiedergegeben. Noch heute rätselt man über die Wahl der Früchte und Kräuter, die zur Herstellung gebraucht wurden. Doch eines ist sicher: Es war ein fermentiertes Getränk, reich an Enzymen. Lesen Sie in diesem hochinteressanten Buch, wie ein Physiker das Ur-Geheimnis der Gär-Getränke entschlüsselt hat. Über die Kombination von altem, ayurvedischen Wissen und moderner Forschung fand er, wonach Mystiker, Alchemisten, Ärzte und Forscher aller Epochen suchten: den Trank des Lebens.

Lebensquell Jin Shin Jyutsu
Ein Gesundheitsprogramm für mehr Wohlbefinden und Vitalität
Tina Stümpfig-Rüdisser

Paperback, 184 Seiten, 186 farbige Fotos, ISBN 978-3-86616-177-1

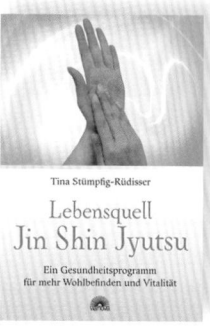

Mit diesem Buch haben Sie ein wunderbares Werkzeug, positiv und heilend auf Körper, Geist und Seele einzuwirken. Indem Sie Ihre Hände auf bestimmte Energiepunkte Ihres Körpers legen, stärken Sie Ihre Selbstheilungskräfte und fördern Ihre Gesundheit und Ihr Wohlbefinden in allen Lebensbereichen. Jin Shin Jyutsu bringt Harmonie in Körper, Geist und Seele zurück, fördert die Regeneration und Erneuerung der Zellen, verlangsamt den Alterungsprozess und erfüllt Sie mit neuer Kraft und Lebensenergie. Die Übungen sind mit vielen Fotos veranschaulicht, klar beschrieben und ohne Vorkenntnisse einfach auszuführen. Die Themen und Symptome sind übersichtlich alphabetisch geordnet.

Essenspausen
Der einzige Weg zur nachhaltigen Gewichtskontrolle
Rolf Ehlers

Taschenbuch, 96 Seiten, ISBN 978-3-86616-234-1

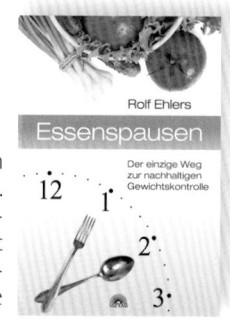

Starkes Übergewicht ist für mehr als die Hälfte der Menschen in der westlichen Welt ein großes Problem und belastet auch das öffentliche Gesundheitssystem. Die meisten Vorschläge zum Abnehmen enttäuschen. Der Ernährungswissenschaftler Rolf Ehlers begründet in diesem Buch dieses Versagen und empfiehlt aufgrund eigener Erfahrung und Erkenntnissen, Zwischenmahlzeiten zu vermeiden, Essenspausen konsequent einzuhalten, mehr native Kost und körperliche Bewegung. Das Buch gibt konkrete Anregungen und Hilfen, wie man die Nahrungsaufnahme für sich oder in Gruppenarbeit kontrollieren und in kurzer Zeit ohne Mühe und Qualen sein gesundes Normalgewicht erreichen kann.